人工呼吸に活かす！
呼吸生理が
わかる、好きになる

臨床現場でのモヤモヤも解決！

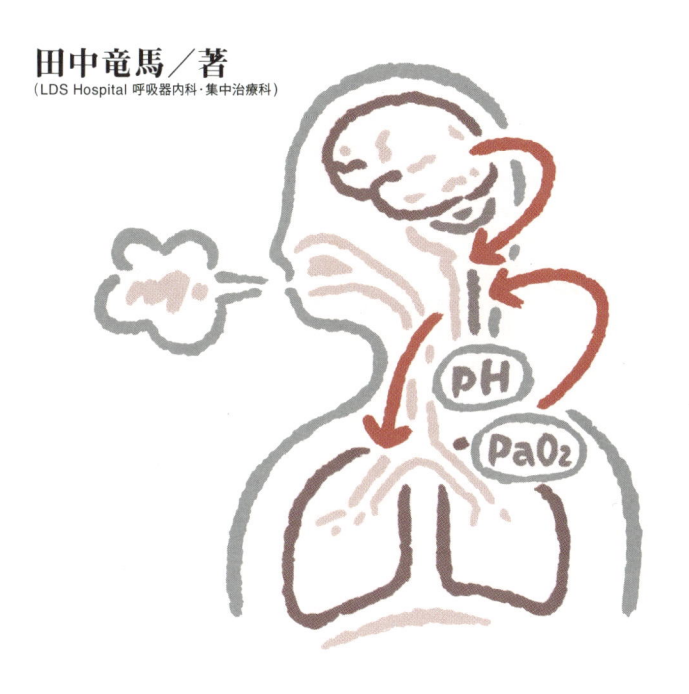

田中竜馬／著
（LDS Hospital 呼吸器内科・集中治療科）

羊土社
YODOSHA

◆ はじめに ◆

「COPD急性増悪は筋肉の問題である」
「CO_2ナルコーシスの原因は肺血流にある」
「水深1m以上では水遁の術はできない」

　こんなことを聞くとどう思いますか？
　「え，そうなの？」「そんなはずないでしょ！」「水遁の術って何？」などいろいろなコメントがありそうですが，これらはすべて呼吸生理学的に説明できるのです．
　呼吸生理と聞いて何を思い浮かべますか？ 学生時代に聞いた無味乾燥な（失礼！）講義でしょうか，それとも3回くらい開いたあと本棚でほこりをかぶっている呼吸生理の教科書でしょうか．「結局，呼吸生理ってイマイチ臨床の役に立つのかわからないんだよね」と思っている方もいるのではないでしょうか？
　本書は，そのように呼吸生理とはちょっと距離をおいて生きてきた方にこそ読んでもらいたい本です．呼吸生理を知ることで，今まで何となく見過ごしてきた呼吸の症状や徴候の意味がわかるようになればしめたものです．より深く理解できるようになることで，自信をもって呼吸器疾患のある患者さんを診療できるはずです．
　「人工呼吸に活かす！」というタイトルがついている通り，本書は人工呼吸器に関する内容に多くのページを割いています．人工呼吸器というと，なんとなく器械の取り扱いを中心に考えて，患者さんは二の次みたいになることがありますが，ここでもやはり重要なのは患者さんの呼吸生理です．そもそもなぜ人工呼吸器が必要なのか，どのように設定すればより効果的にかつ安全に呼吸を助けられるのかを理解することで，単

に血液ガスの結果の数値あわせをするような人工呼吸管理から卒業できるはずです．

　本書では，呼吸生理の考えかたを身につけるのを目的にしているので，薬剤投与量などの情報はあえて省いていますが，その代わり臨床に直結する呼吸生理についてはできるだけ詳しく説明しています．中枢神経や末梢神経，筋肉，骨格，気道，血液，肺胞といったさまざまな要素が，美しく連携して機能する呼吸生理の世界にどっぷり浸かって，「呼吸がわかる」楽しさを堪能してください．

　　2013年3月　ICU当直中の院内にて

田中竜馬

人工呼吸に活かす！呼吸生理がわかる、好きになる

臨床現場でのモヤモヤも解決！

目次

- はじめに ………………………………………………………………… 2
- 略語一覧 ………………………………………………………………… 10

第0章　呼吸のメカニズムとは　　　　　　　　　　　12

第1章　呼吸のコントロール系

1. コントロール系とは ……………………………………………… 16
2. 呼吸のコントロール　脳死と呼吸の関係 ……………………… 17
3. 2つの呼吸調節　呪われた呼吸とは ………………………… 19
4. 化学受容体　呼吸コントロールのフィードバックメカニズム
 ………………………………………………………………………… 23
5. コントロール系の障害　呼吸刺激に反応しない原因 ………… 26
6. 呼吸パターンの異常 ……………………………………………… 29

第2章　呼吸の駆動系

1. 駆動系とは …………………………………………………………… 32
2. 機能的残気量（FRC）　気胸で肺がしぼむのはなぜ？ ………… 33
3. 機能的残気量と肺疾患　肺が大きくなる病気，小さくなる病気
   ………………………………………………………………………… 38
4. 吸気のメカニズム　息を吸うのに必要なのは ……………………… 41
5. 呼気のメカニズム　息を吐くのにも筋肉が必要？ ………………… 46
6. 肺活量検査　何が測れて，何が測れないのか …………………… 49
7. 拘束性障害　肺活量が小さくなる病気 ……………………………… 54
8. 閉塞性障害　どれだけ速く息を吐けるか …………………………… 56
9. フローボリューム曲線　気道狭窄を見える化する ………………… 58
10. メタコリン誘発試験　わざと喘息発作を起こさせる検査とは …… 61
11. 強制呼気の仕組み　力を入れればいくらでも速く息が吐けるか？
    ………………………………………………………………………… 63
12. 拘束性障害，閉塞性障害のまとめ ………………………………… 68
13. 上気道閉塞　ゼーゼーするからと言って… ………………………… 70
14. 最大吸気圧（MIP）　水遁の術は可能か？ ……………………… 74
15. サーファクタント　もし肺を水洗いしたら… ………………………… 76

第3章　呼吸のガス交換系

1. ガス交換系とは …………………………………………………… 80
2. 肺の血液循環　大量喀血を止めるには …………………………… 82
3. 2つの循環：肺循環と体循環 ……………………………………… 85
4. 血管内外の水分バランス　肺水腫が起こるわけ ………………… 90
5. ヘモグロビンの働き1　貧血で息が苦しくなるわけ ……………… 94
6. ヘモグロビンの働き2　多血症が起こるわけ ……………………… 98

7. 酸素解離曲線　ヘモグロビンと酸素のいい関係……………… 100
8. 酸素解離曲線の左方移動　くっつくことと，はなれること …… 105
9. ガス交換　肺胞側の話　低酸素血症のメカニズム ……………… 108
10. 生理学的シャントとA-aDO$_2$　P$_A$O$_2$とP$_a$O$_2$の関係 ………… 114
11. 肺胞と血流の関係　A-aDO$_2$が上昇する原因 ………………… 119
12. 酸素の拡散　労作時に低酸素血症が起こるわけ ……………… 122
13. 拡散能検査　膜の通りやすさを数値にする ……………………… 126
14. 生理学的でないシャント　肺を素通りする血流 ………………… 130
15. 肺の血流分布　重力と血流の関係………………………………… 133
16. 低酸素性肺血管収縮　低酸素血症から体を守るメカニズム…… 134
17. 換気/血流比　換気と血流のバランスの良い関係とは ………… 138
18. $\dot{V}/\dot{Q}$ミスマッチ　換気と血流のバランスの良くない関係 ……… 140
19. シャントと$\dot{V}/\dot{Q}$ミスマッチ
　　　なぜ区別するか，どのように区別するか ……………………… 143
20. 血液ガスで考える低酸素血症の鑑別 …………………………… 147

第4章　人工呼吸

1. 人工呼吸とは ……………………………………………………… 150
2. 人工呼吸の適応　人工呼吸器って何をしてくれるの？ ……… 151
3. 気管挿管の適応　気管チューブって何をしてくれるの？……… 155
4. 人工呼吸器の歴史　鉄の肺と現在の人工呼吸器 ……………… 157
5. 陽圧呼吸　肺モデルで人工呼吸を考える ……………………… 161
6. 人工呼吸での呼気　人工呼吸器は呼気も助けるか …………… 165
7. 人工呼吸とガス交換1　換気に関する設定 …………………… 168
8. 人工呼吸とガス交換2　酸素化に関する設定 ………………… 173
9. 人工呼吸の合併症
　　　「血液ガスが良ければオッケー！」ではないのです ………… 178

- 10. 気道内圧　人工呼吸器の圧＝肺の中の圧？ ……………… 181
- 11. 気道抵抗とコンプライアンス　肺の状態を数値化する ……… 187
- 12. 人工呼吸器のモード1　A/C …………………………………… 192
- 13. 人工呼吸器のモード2　SIMV ………………………………… 196
- 14. 人工呼吸器のモード3　CPAP ………………………………… 198
- 15. トリガー　人工呼吸器は患者の呼吸をどのように知るのか…… 201
- 16. 吸気流量（フロー）　へこんだ波形を見たときには？ ……… 204
- 17. 従量式A/Cのまとめ　目的ごとに分けて簡単に …………… 208
- 18. 従量式 vs. 従圧式　～設定編～
  量から決める？ 圧から決める？ ……………………………… 210
- 19. 従圧式A/Cの設定　従量式との違い ………………………… 213
- 20. 従量式 vs. 従圧式　～モニター編～
  何を設定して，何をモニターするか …………………………… 215
- 21. プレッシャーサポート　自分の呼吸は自分で決める ………… 217
- 22. auto-PEEP 1　吐ききれない息 ……………………………… 220
- 23. auto-PEEP 2　auto-PEEPの見つけ方 ……………………… 223
- 24. auto-PEEP 3　auto-PEEPをなくすには …………………… 225
- 25. auto-PEEP 4　auto-PEEPとトリガーの関係 ……………… 227
- 26. 人工呼吸器離脱　いかに人工呼吸器を外すか ……………… 232
- 27. 抜管　人工呼吸器離脱と何が違うのか ……………………… 235
- 28. NPPV　チューブを使わない人工呼吸 ……………………… 237

Case Study

1. アフリカ土産で呼吸苦に ……………………………………… 240
2. 救急搬送されてきた意識障害の男性 ………………………… 244
3. 急性発症した両肺浸潤影と低酸素血症 ……………………… 247
4. 頭部外傷での人工呼吸管理中に起こった急変 ……………… 261

Contents

5. 著明な努力呼吸がみられる喘息重積発作 ………………… 265
6. COPD急性増悪による呼吸困難 …………………………… 274

● おわりに ……………………………………………………… 281
● 索引 …………………………………………………………… 282

もっと知りたい人へ

- 肺胞気酸素分圧が低下するもう1つの原因 ………………… 113
- 時定数 …………………………………………………………… 167
- 死腔と換気量 …………………………………………………… 171
- transpulmonary pressure という概念 ……………………… 185
- PEEPの役割 その2 …………………………………………… 230

Side Note

- 呼吸回数の数え方のコツ …………………………………………… 22
- 圧の単位 …………………………………………………………… 36
- 大気圧 ……………………………………………………………… 37
- 臥位で苦しくなる理由 …………………………………………… 45
- なぜ肺の大きさを肺活量で評価するの？ ……………………… 53
- 肺が大きいときの方が呼気が速いわけ ………………………… 60
- ピークフローとフローボリューム曲線の関係 ………………… 67
- 関節リウマチと挿管困難 ………………………………………… 73
- 肺塞栓が起こっても肺梗塞になりにくいわけ ………………… 84
- 分圧，酸素飽和度の表記方法 …………………………………… 97
- 高圧酸素療法とは ………………………………………………… 112
- A-aDO$_2$ の正常値 ………………………………………………… 118
- 喫煙者でDLCOを測定すると低値になりがちなのはなぜか？ … 128
- 肺胞出血がある患者でDLCOが上昇するのはなぜか？ ………… 129
- 体循環でも低酸素性血管収縮が起こるか？ …………………… 137
- PEEPとCPAPの違いは？ ………………………………………… 177
- 人工呼吸患者での酸素化の指標 ………………………………… 177
- VILIとVALI ……………………………………………………… 180
- CPAPの役割 ……………………………………………………… 200
- オートトリガーとは ……………………………………………… 203
- 奇異呼吸 …………………………………………………………… 257
- ARDSの1回換気量は6 mL/kgの方がよいわけ ………………… 258
- 酸素飽和度を100 %にしておかない理由 ……………………… 260
- 喘息発作で奇脈が起こるメカニズム …………………………… 273

Contents

◆ 略語一覧 ◆

略語	英語	日本語
A-aDO$_2$	alveolar-arterial oxygen difference	肺胞気−動脈血酸素分圧較差
ALI	acute lung injury	急性肺傷害
ARDS	acute respiratory distress syndrome	急性呼吸窮迫症候群
Bi-level PAP	bilevel positive airway pressure	二相性陽圧呼吸
COPD	chronic obstructive pulmonary disease	慢性閉塞性肺疾患
CPAP	continuous positive airway pressure	持続性陽圧呼吸
ERV	expiratory reserve volume	予備呼気量
FEV$_1$	forced expiratory volume in 1 second	1秒量
F$_I$O$_2$	fractional concentration of oxygen in inspired gas	吸入酸素濃度
FRC	functional residual capacity	機能的残気量
FVC	forced vital capacity	努力肺活量
IC	inspiratory capacity	最大吸気量
IRV	inspiratory reserve volume	予備吸気量
MIP	maximal inspiratory pressure	最大吸気圧
NPPV	non-invasive positive pressure ventilation	非侵襲的陽圧換気
PaCO$_2$	partial pressure of arterial carbon dioxide	動脈血二酸化炭素分圧
P$_A$CO$_2$	partial pressure of alveolar carbon dioxide	肺胞気二酸化炭素分圧
PaO$_2$	partial pressure of arterial oxygen	動脈血酸素分圧
P$_A$O$_2$	partial pressure of alveolar oxygen	肺胞気酸素分圧
PEEP	positive end-expiratory pressure	呼気終末陽圧
RDS	respiratory distress syndrome	呼吸促迫症候群
RV	residual volume	残気量
SaO$_2$	arterial oxygen saturation	動脈血酸素飽和度
SpO$_2$	transcutaneous oxygen saturation	経皮酸素飽和度
TLC	total lung capacity	全肺気量
VAP	ventilator-associated pneumonia	人工呼吸器関連肺炎
VC	vital capacity	肺活量
V$_T$	tidal volume	1回換気量
2, 3-DPG	2, 3-diphosphoglycerate	2, 3-ジホスホグリセレート

第 0 章

呼吸の
メカニズムとは

第0章

呼吸のメカニズムとは

救急室に意識障害のある20歳代の男性が搬送されてきた．開眼，発語はなく，痛刺激にも反応しない．呼吸回数は6回/分で，経皮酸素飽和度（SpO_2）は70％台である．酸素投与を始める前に急いで血液ガス分析を行ったところ，
pH 7.08, $PaCO_2$ 80 mmHg, PaO_2 45 mmg, HCO_3^- 26 mEq/L
という結果であった．胸部X線は正常である．この患者には呼吸不全があると言えるだろうか？

1 呼吸不全とは 〜原因は肺とは限らない！〜

　呼吸不全とは何でしょう．呼吸と言うと，とりあえず「肺」という印象がありますが，肺だけで呼吸ができるわけではありません．中枢神経，脊髄，末梢神経，筋肉，胸壁，気道，肺という多くの要素が機能してはじめて正常な呼吸ができます．呼吸をするには，まず中枢神経からの指令が必要です．中枢神経からの指令は脊髄，末梢神経を通って呼吸筋を収縮させます．呼吸筋が収縮することで胸壁が広げられ，気道を通って空気が肺の中に流れます（図）．この間のどの機能が障害されても，呼吸に異常をきたすことになります．そのため，呼吸不全とは「呼吸器系システムの1つ以上の障害によるガス交換異常」と定義されます．呼吸不全は必ずしも肺が悪くて起こるわけではなく，呼吸を司る機能のいずれか1つでも障害されれば起こるというわけです．再度強調しますが

　　「呼吸＝肺」ではない

ことを知っておいてください．本書では，神経や筋肉，胸壁，血管，ヘ

図●呼吸のメカニズム

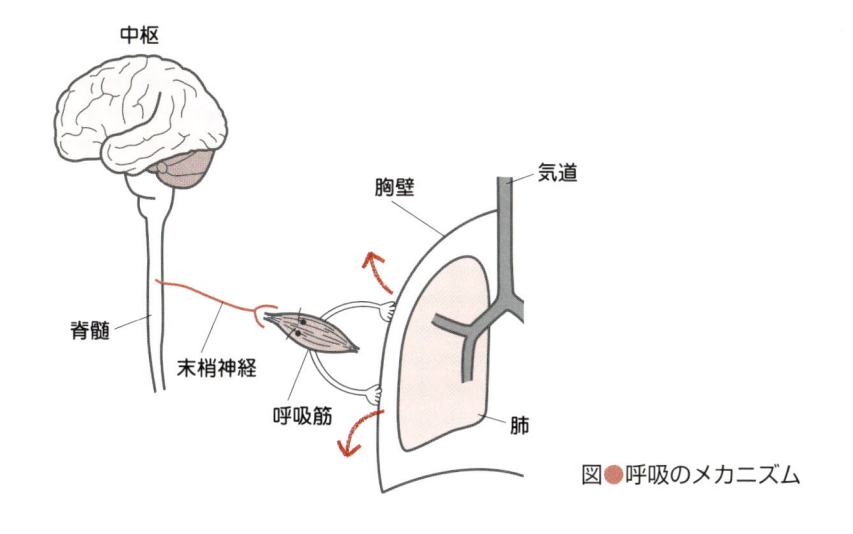

表●呼吸器系システム

	役割	部位
コントロール系	呼吸の指令を与える	中枢神経
駆動系	呼吸のための運動をする	胸壁，胸膜，気道，末梢神経，呼吸筋
ガス交換系	酸素と二酸化炭素の交換をする	肺，肺血管，間質

モグロビンなど肺以外の話がたくさん出てきます．これらはすべて，われわれの呼吸に欠かせない役割を果たしていて，呼吸疾患を考えるうえで重要な情報を与えてくれます．

2 呼吸器系の3つのシステム

　本書では，呼吸器系のそれぞれの役割を考えるため，呼吸器系システムを3つに大別して考えます（表）．1つめは**コントロール系**です．文字通り呼吸をコントロールする部分で，中枢神経に位置しています．2つめは**駆動系**です．呼吸のための運動をする部分で，胸壁，胸膜，気道，末梢神経，呼吸筋を含みます．3つめが**ガス交換系**で，私たちが呼吸と言ったときに真っ先に思い浮かべる肺胞と肺血管を含みます．

　このように役割ごとに分けて考えることは，呼吸器疾患の診断・治

第0章　呼吸のメカニズムとは

13

療を考えるときに役立ちます．例えばはじめにあげた症例では，ガス交換系である肺や肺血管には異常がなく，コントロール系または駆動系の問題があることが血液ガスの結果からわかります（「第1章5．コントロール系の障害」「第3章9．ガス交換 肺胞側の話」参照）．

　それでは，役割ごとに呼吸のメカニズムを見てみましょう．

第 1 章

呼吸のコントロール系

第1章 呼吸のコントロール系

1. コントロール系とは

■ コントロール系のメカニズムを考えてみよう

　呼吸というのは，肺が好き勝手に行っているわけではありません．体内のさまざまな受容体からのフィードバックに基づいて，中枢神経にある呼吸中枢で厳密に調整されています．この章では呼吸をコントロールするメカニズムについて考えてみます．

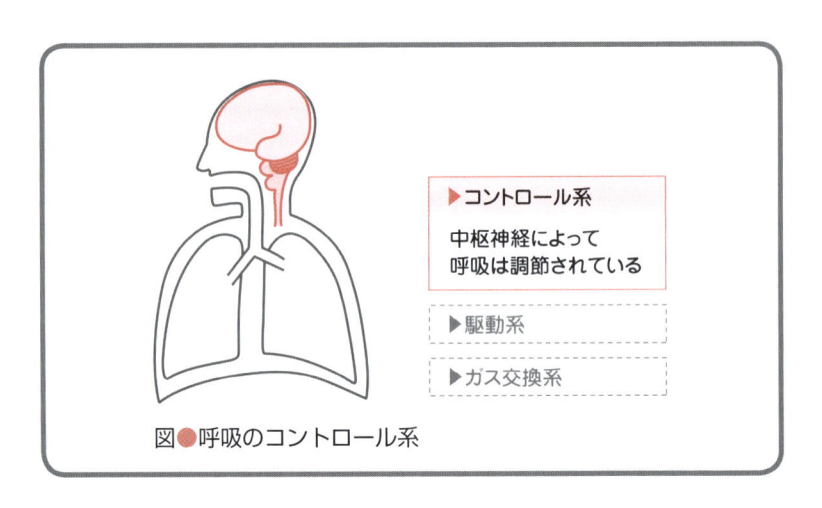

▶コントロール系
中枢神経によって呼吸は調節されている

▶駆動系

▶ガス交換系

図●呼吸のコントロール系

第1章 呼吸のコントロール系

2. 呼吸のコントロール
脳死と呼吸の関係

頭部外傷による脳死が疑われる患者を受けもっている．脳死判定の一項目として「無呼吸テスト」を行うように上級医から指示された．脳死と呼吸の関係は？ 無呼吸テストの判定方法は？

1 脳死になると呼吸はどうなる？ ～無呼吸テストの判定方法～

　呼吸のコントロールというと孤束核や疑核だの，ヘーリング–ブロイヤー反射だのと学生時代に受けた講義を思い出して，それだけで憂鬱になるかもしれません．そういう細かいことは学生時代の教科書を参照してもらうことにして，ここでは非常にざっくりとした話をしたいと思います．

　呼吸の調節は中枢神経が行います．そのため大脳と脳幹を含めた中枢神経の機能がすべて障害された状態では呼吸は行われなくなります．脳死判定では，自発呼吸の有無を評価する無呼吸テストが行われます．脳死とは「大脳と脳幹機能の不可逆的な喪失」と定義されていて，脳死になると呼吸中枢の機能も停止するため自発呼吸はなくなります．

　脳死判定を受けるような患者さんはすでに気管挿管され，人工呼吸管理を受けています．無呼吸テストは自発呼吸の有無を調べるための検査ですので，人工呼吸器による呼吸をいったん中断して，酸素だけを投与した状態で動脈血二酸化炭素分圧（$PaCO_2$）の変化を観察します．自発呼吸がない無呼吸の状態であれば，二酸化炭素が排出されないため$PaCO_2$は上昇します．$PaCO_2 > 60$ mmHgとなるか，$PaCO_2$がテスト前の値から20 mmHg以上上昇すれば陽性と判断します．

　ちなみに，無呼吸テストでは動脈血酸素分圧（PaO_2）はどのように

変化するのでしょうか？酸素を肺胞から血液に取り込むためには，肺へ空気を出し入れするという行為（換気）は必ずしも必要がないため，酸素を気管チューブへ流しておくだけでPaO_2は保たれます．酸素が血液に取り込まれる仕組みについては「第3章 呼吸のガス交換系」で説明します．

2 呼吸調節の要はどこか

　中枢神経と言うだけではあまりに大雑把すぎるので，具体的にどこが呼吸を調節する要になっているかと言うと，脳幹の中の**延髄**と呼ばれる部分です．橋と延髄の間を切断しても不規則ながらも呼吸は保たれるのに対して，延髄と脊髄の間を切断すると呼吸が止まる，というきわめてシンプルかつ明快な動物実験のおかげで，延髄に呼吸中枢があることがわかります（図）．「延髄斬り」なる恐ろしい名の蹴り技がプロレスに存在しますが，本当に斬られると呼吸が止まります．延髄が自動的に呼吸を調節してくれるおかげで，私たちは普段意識せずに呼吸を続けることができます．

　延髄の呼吸中枢の働きは，ちょうど心臓の洞結節が心調律を調節するのに相当します．洞結節が体内の需要に応じて心拍を調節するのと同様に，呼吸中枢は呼吸の大きさや頻度を調節します．

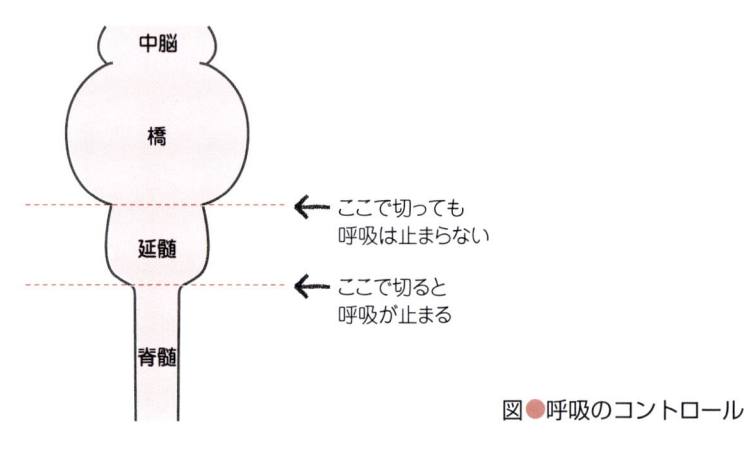

図●呼吸のコントロール

第1章 呼吸のコントロール系

3. 2つの呼吸調節
呪われた呼吸とは

30秒間呼吸を止めることはできるか？ 1分間に30回呼吸することはできるか？

1 意識する呼吸と意識しない呼吸

　普段意識して呼吸をしていますか？ していませんね．1回1回考えながら呼吸をしていると，ほかのことに手がつかなくなりそうです．すなわち，呼吸は主に不随意に調節されています．心臓の場合は洞結節が状況に合わせて心拍数を上げたり下げたりという調節を行いますが，呼吸の場合は脳幹（主に延髄，一部は橋）が不随意の調節を行います．おかげで，私たちは呼吸し忘れるのを心配せずに眠れますし，運動するときにどれだけ呼吸しなければいけないか考える必要もありません．

　一方で，呼吸の回数やパターンを意識して変えようと思えば変えられます．短時間であれば1分間に30回呼吸しようと思えばできますし，水の中に潜るために息を止めることも，緊張をほぐすために深呼吸をすることも可能です．このような随意的な呼吸の調節は大脳皮質で行っています．しゃべったり，食べ物を飲み込んだりという何気なく行っている動作も，大脳皮質が一時的に呼吸パターンを変えることで可能になります．

　呼吸の調節はこのように2段階で行われています（図1）．

ポイント
- 呼吸のコントロール
  不随意：脳幹（主に延髄，一部は橋）
  随意　：大脳皮質

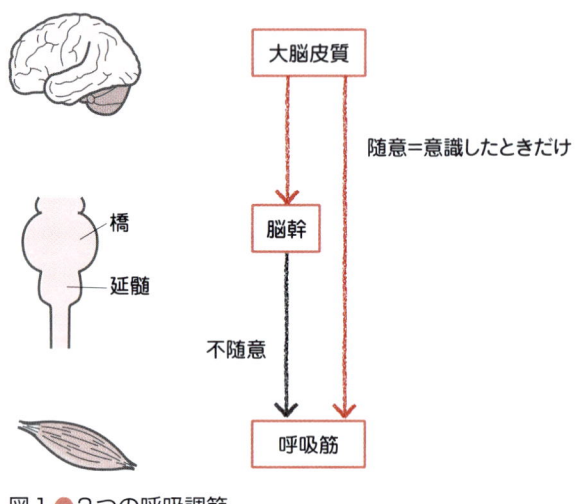

図1 ● 2つの呼吸調節

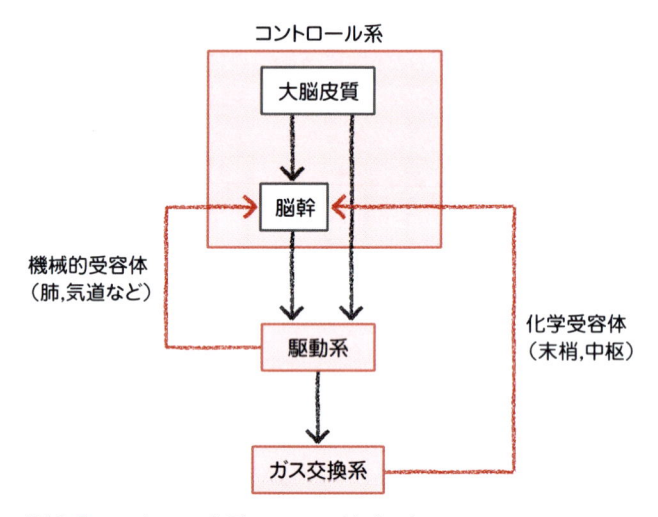

図2 ● コントロール系のフィードバック

　脳幹は自動的な呼吸調節を司っており，大脳皮質は一時的に随意的に呼吸パターンを変える指令を呼吸筋に送ります．呼吸状態は化学受容体や機械的受容体でモニターされており，その情報が脳幹にフィードバックされています（図2）．

2 眠ると呼吸を忘れる病気 〜オンディーヌの呪い〜

　呼吸調節の中心を担う不随意調節が機能しなくなる「オンディーヌの呪い」という恐ろしい病態があります．随意調節しか機能しないので常に意識して呼吸をしなければならず，眠っているときには呼吸することを忘れてしまうという状態です．この病態の名の元になったオンディーヌは水の妖精で，人間の青年ハンスと恋に落ち人間世界で結婚します．しかしハンスが浮気をしたため，「眠ると息をすることを忘れてしまう」という呪いをかけたという話からこの名が付いたとされています．

　オンディーヌの呪いにかかった患者では，大脳による調節があるので日中の$PaCO_2$は正常に保たれるかまたは軽度上昇するのみですが，眠ると低換気となって$PaCO_2$が著しく上昇するという特徴があります．治療は夜間の人工呼吸です．この恐ろしい病気は幸いにして非常に稀で，主な原因は先天性中枢性肺胞低換気症候群（congenital central hypoventilation syndrome：CCHS）という先天性疾患です．稀に脳幹の腫瘍，梗塞によって後天的に起こることもあります．

Side Note 呼吸回数の数え方のコツ

　1分間普通に呼吸をしてみてください．あくまでも普通にです．どうです，できましたか？ 意識すればするほど普通の呼吸をしにくくありませんでしたか？呼吸の調節は基本的に不随意に行われますが，随意的に呼吸パターンを変えることもできます．そのため，意識してしまうとどうしても普通の呼吸をしにくくなります．このように呼吸回数はバイタルサイン（血圧，心拍数，体温，呼吸回数）のなかで唯一随意に調節できます．そのため患者さんの呼吸回数を正確に測定するにはコツがいります．それは

呼吸回数を測っていることを相手に悟られない

ことです．先ほど試してもらったように，意識するとどうしても普通の呼吸パターンは保てません．ですから，間違っても「今から呼吸回数を測りますので普通に息をしてください」などとあっけらかんと言ってしまってはいけません．呼吸回数を測るときには相手の気をそらして呼吸を意識させないようにします．私は，橈骨動脈に触れて脈拍を測った後，そのままの姿勢でまだ脈を数えているような顔をしながら胸の動きを見て呼吸回数を数えるようにしています．

　ちなみに呼吸回数というのは非常に重要なバイタルサインで，呼吸器疾患以外の病態の早期発見にも役立ちますので，きっちり測るようにしてください．例えば急性の出血がある場合，血圧低下よりも先に呼吸回数が上昇します．

第1章 呼吸のコントロール系

4. 化学受容体
呼吸コントロールのフィードバックメカニズム

> 両側頸動脈小体切除術を受けた患者が,「手術の前よりもプールで水に潜っていられる時間が延びた」と言っている. 外来主治医であるあなたはこの報告を聞いて, さらに潜水時間を延ばす練習をするよう奨励すべきか?

1 化学受容体とは

1) 役割と種類

　脳幹による不随意の呼吸コントロールは, 体の需要によって呼吸を調節します. 例えば, 運動をして酸素需要量と二酸化炭素産生量が増加した状態や, 高地で吸入酸素分圧が低下した場合には, 換気量が増えるように1回換気量と呼吸回数を増加させます. また, 代謝性アシドーシスやアルカローシスのような代謝性の酸–塩基平衡異常がある場合にも, 呼吸を調節して代償するように働きます.

　このようなメカニズムが正確に機能するために, 体内の酸素と二酸化炭素, 酸–塩基のバランスを見張る**化学受容体**が存在します. 化学受容体には2種類あり, 1つは頸動脈小体と大動脈小体にある**末梢化学受容体**で, もう1つは脳幹の延髄にある**中枢化学受容体**です.

2) 末梢化学受容体

　血圧調節に関与する圧受容体は頸動脈洞と大動脈弓にありますが, 頸動脈や大動脈には血流が豊富なことを考えると理にかなっています. 同様に, 血液中の酸素と二酸化炭素, 酸–塩基バランスを見張る末梢化学受容体も頸動脈小体と大動脈小体にあります (図1). 化学受容体は

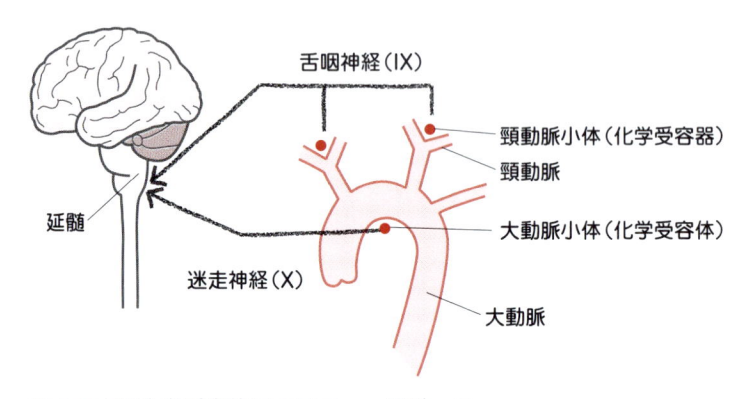

図1 ● 末梢化学受容体によるフィードバック

　PaO_2低下または$PaCO_2$上昇，pH低下に反応して，脳幹の呼吸中枢へ情報を送ります．

　今では行われていませんが，その昔は，気管支喘息や慢性閉塞性肺疾患（chronic obstructive pulmonary disease：COPD）の治療に化学受容体である頸動脈小体を切除する手術（頸動脈小体切除術）を行うことがありました．この手術を受けた患者さんは，呼吸苦を感じるのが減る一方で，低酸素血症や高二酸化炭素血症に対する反応が鈍くなり，特に運動をしているときに低酸素血症や高二酸化炭素血症を起こす危険性があります．はじめにあげた患者さんの場合も，頸動脈小体がないために生命を脅かすような低酸素血症や高二酸化炭素血症に対して鈍感になっていて，そのために長く水の中に潜っていられるのであれば危険です．呼吸器疾患に対する頸動脈小体切除術は現在では行われていませんが，頸動脈の狭窄に対して両側の頸動脈内膜切除術を受けた患者は，頸動脈小体の損傷から同様の症状を示すことがあります．

3）中枢化学受容体

　中枢化学受容体の方は延髄にあります．詳しいことは割愛しますが，呼吸中枢とはまた別の場所にあります．中枢化学受容体は末梢化学受容体とは違ってPaO_2には反応せず，$PaCO_2$またはpHの変化にのみ反応します（表）．

表●化学受容体の部位と反応する対象

	部位	何に反応するか
末梢化学受容体	頸動脈小体，大動脈小体	PaO_2, $PaCO_2$, pH
中枢化学受容体	延髄	$PaCO_2$, pH

呼吸を減らす刺激
$PaO_2 \uparrow$
$PaCO_2 \downarrow$
$pH \uparrow$

呼吸を増やす刺激
$PaO_2 \downarrow$
$PaCO_2 \uparrow$
$pH \downarrow$

コントロール系 → 駆動系 → ガス交換系

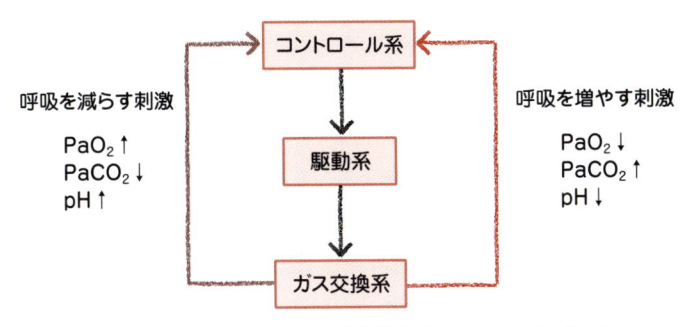

図2●コントロール系への化学受容体からのフィードバック

2 呼吸を増やす刺激，減らす刺激

　PaO_2の低下，$PaCO_2$の上昇またはpHの低下があると，化学受容体からのフィードバックにより，呼吸中枢が刺激されて換気量が増えます．逆に，PaO_2の上昇，$PaCO_2$の低下またはpHの上昇があると，化学受容体からのフィードバックにより，呼吸中枢が抑制されて換気量が減ります（図2）．

第1章 呼吸のコントロール系

5. コントロール系の障害
呼吸刺激に反応しない原因

呼吸中枢を抑制する要因と，そのときの血液ガスの所見は？

1 $PaCO_2$ が上昇するのはなぜ？

　　呼吸はフィードバックメカニズムにより厳密にコントロールされており，$PaCO_2$ が上昇すれば肺を出入りする空気の量（換気量）を増やして正常に保つように調節します．それではp.12「第0章 呼吸のメカニズムとは」のはじめにあげた症例のように $PaCO_2$ が上昇することがあるのはなぜでしょうか？

　　まず，この症例の病態を考えてみましょう．この男性の呼吸回数は6回/分と低下しています．身体所見では針先瞳孔（pinpoint pupil）があり，上肢に多数の針刺し跡がみられました．ヘロイン中毒が疑われる状況です．ヘロインをはじめとするオピオイド系薬剤や，ベンゾジアゼピン系薬剤には中枢神経の機能を抑制する働きがあるため呼吸中枢も抑制します（図1）．人工呼吸器装着患者への鎮静薬として使うことの多いプロポフォールにも呼吸抑制作用があります．呼吸中枢が抑制されると，PaO_2 の低下や $PaCO_2$ の上昇といった，本来呼吸を増やすべき刺激が来ても正常に反応しなくなるので $PaCO_2$ が上昇します（図2）．このように換気量が正常に調整されないために $PaCO_2$ が上昇する状態のことを「(肺胞) 低換気」と呼びます．

2 中枢性低換気の原因

　　中枢性低換気の頻度としてもっとも多い原因は薬剤ですが，そのほ

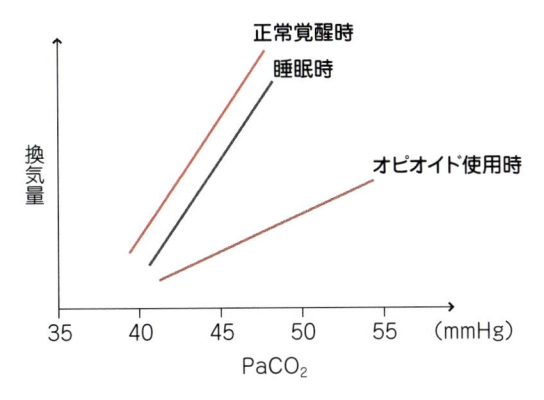

図1 ● PaCO₂と換気量の関係

本来ならPaCO₂が上昇すれば換気量が増えるが，オピオイドなどの呼吸抑制作用のある薬剤を使用しているときには反応が鈍くなる

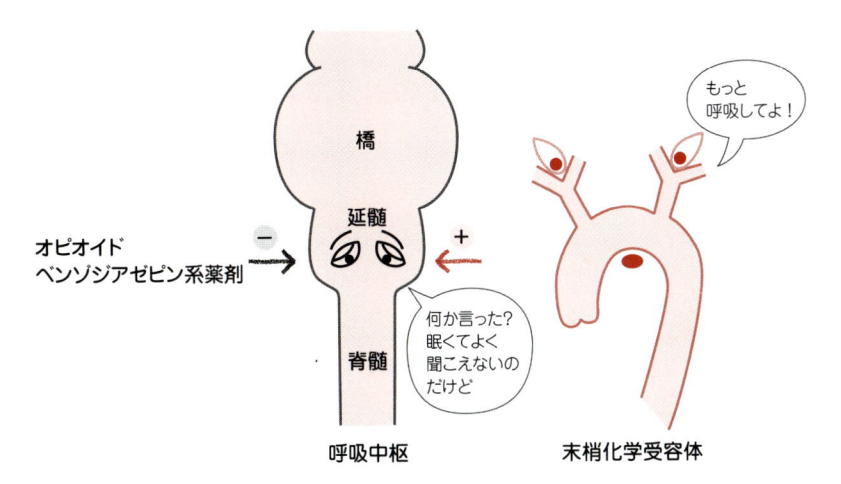

図2 ● 呼吸中枢の抑制

薬剤によって呼吸中枢が抑制されているため，PaCO₂上昇のような本来は呼吸を増やすべき刺激が来ても，正常に反応しない

かに内分泌疾患の粘液水腫でも呼吸中枢の抑制から肺胞低換気が起こります（表）．肥満-低換気症候群は，重度の肥満（BMI＞30）のある患者にみられる中枢性の低換気で，閉塞性睡眠時無呼吸症候群を合併することも多い症候群です．Charles Dickensの小説「ピックウィック・ペーパーズ」の登場人物にちなんでピックウィック症候群と呼ば

表●コントロール系の障害による呼吸不全の原因

- 薬剤（オピオイド系，ベンゾジアゼピン系，バルビツレート）：もっとも頻度が多い
- 粘液水腫
- 肥満-低換気症候群
- 先天性中枢性低換気症候群：非常に稀

れることもあります．また先天性中枢性低換気症候群とはオンディーヌの呪いを起こす症候群でしたね．不随意の呼吸コントロールが失われることで主に夜間の低換気を起こします．コントロール系の障害による呼吸不全には以上4つの原因が考えられます．

3 コントロール系の障害での血液ガスの特徴

上述のように呼吸コントロールが障害されて呼吸不全になる場合は$PaCO_2$が上昇します．$PaCO_2$が上昇するとPaO_2が低下して低酸素血症も起こるのですが，肺胞気-動脈血酸素分圧較差（$A-aDO_2$）は正常に保たれるのが特徴です．$A-aDO_2$については「第3章 呼吸のガス交換系」で詳しく説明します．

> **ポイント**
> - コントロール系の障害では$PaCO_2$が上昇する（$A-aDO_2$は正常）

第1章 呼吸のコントロール系

6. 呼吸パターンの異常

入院中の心不全患者の呼吸の様子がおかしいとコールされた．観察してみると，まずは呼吸がだんだんと大きくなり，それから今度は次第に小さくなり，続いて無呼吸の時間があって，まただんだんと大きくなるというのをくり返しているように見えた．このような呼吸パターンを何と呼ぶか？

■ 異常呼吸パターンの種類

呼吸パターンの異常にはいろいろあり，持続性吸息（apneusis），ビオー（biot）呼吸，クスマウル（kussmaul）呼吸などさまざまな名前がついています．今回の患者さんの呼吸パターンはチェイン・ストークス（Cheyne-Stokes）呼吸と呼ばれるものです．

1）心不全で呼吸パターンが異常になるのはなぜ？

チェイン・ストークス呼吸のメカニズムは完全に解明されているわけではありませんが，次のような仮説で説明されています．中枢化学受容体は動脈血の$PaCO_2$とpHの変化を感知して，延髄の呼吸中枢にフィードバックを送り，呼吸の量を調節するのでしたね．通常であればこのフィードバックメカニズムが即座に呼吸を調節するので，安静時や睡眠時に呼吸の大きさや早さが著しく変わることはありません．しかし，心不全があるために循環に時間がかかると，動脈血の$PaCO_2$の変化が中枢化学受容体に伝わるのに時間がかかるようになります．したがって，$PaCO_2$の低下を調節しようとして呼吸の量を減らすと，次に$PaCO_2$が上昇し過ぎているという変化が受容体に伝わるのに時間が

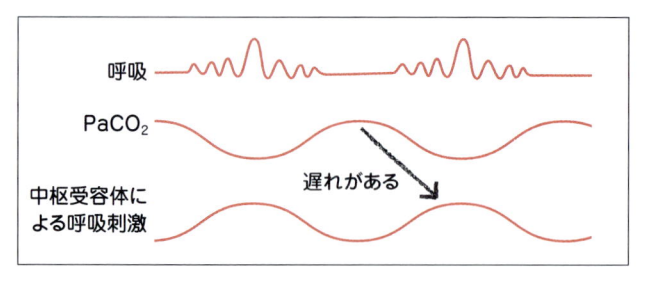

図1●チェイン・ストークス呼吸のメカニズム

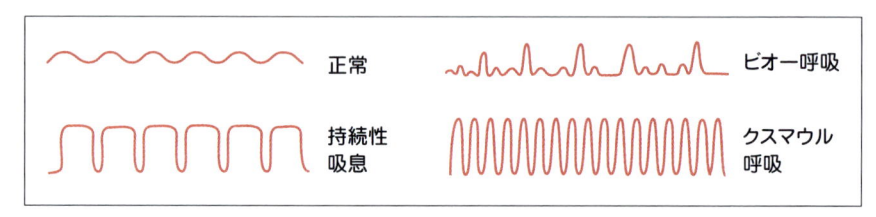

図2●異常な呼吸パターン

かかるため，行きすぎて$PaCO_2$が高くなり，今度は反対に高くなった$PaCO_2$を下げようと呼吸の量を増やすと，$PaCO_2$の低下が受容体に伝わるのが遅れるため$PaCO_2$が低下し過ぎる，というのをくり返します（図1）．心不全の患者にチェイン・ストークス呼吸があると，そうでない場合に比べて死亡率が高くなります．治療は心不全に対する治療で循環を改善することです．

2）そのほかの異常呼吸パターン

そのほかの呼吸パターンの異常には次のようなものがあります（図2）．
持続性吸息　：橋の病変によって起こる吸気の長い呼吸パターン．
ビオー呼吸　：延髄の病変によって起こる完全に不規則な呼吸パターン．呼吸における心房細動といった感じ．失調性呼吸とも呼ぶ．
クスマウル呼吸：深くて速い呼吸パターン．糖尿病性ケトアシドーシスなど代謝性アシドーシスの代償として起こる．

第 2 章

呼吸の駆動系

第2章 呼吸の駆動系

1. 駆動系とは

■ 駆動系のはたらきを知ろう

　コントロール系の次は駆動系です．コントロール系は中枢神経にあって呼吸の指令を出すところでした．駆動系とは，中枢神経からの指令を受けて実際に**呼吸のための運動**を行う部分で，肺へ空気を出入りさせます．駆動系には，中枢神経からの指令を伝える末梢神経，末梢神経からの刺激を受ける呼吸筋とそれを含む胸壁，肺と胸壁を縁取る胸膜，空気の通り道である気道が含まれていて，正常に機能しなければ，肺が正常であっても呼吸はできません．この章では駆動系の働きについて見てみましょう．

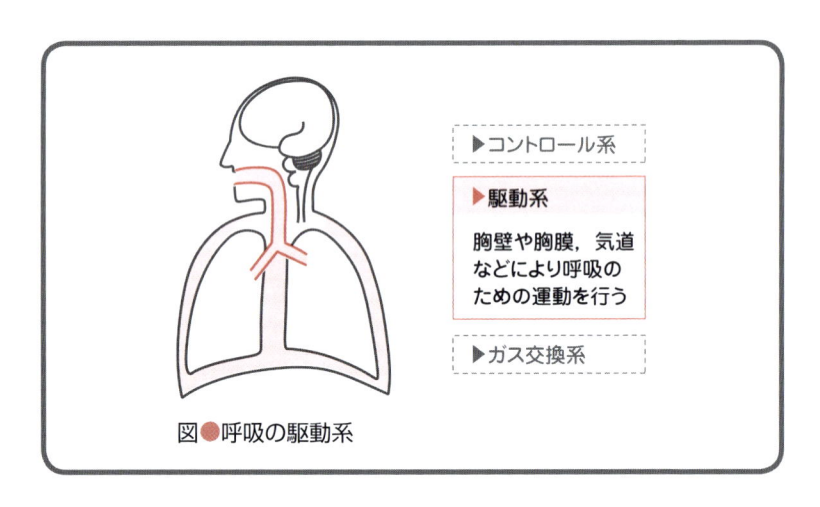

▶コントロール系

▶駆動系
胸壁や胸膜，気道などにより呼吸のための運動を行う

▶ガス交換系

図●呼吸の駆動系

第2章 呼吸の駆動系

2. 機能的残気量（FRC）
気胸で肺がしぼむのはなぜ？

気胸を起こすと肺が縮んで小さくなるのはなぜか？（図1）

1 肺の大きさはどのように決まる？ 〜FRCとは〜

「もれた空気が肺の外にたまるのだから当たり前でしょ？」と考えるかもしれませんが，ちょっと別の見方をしてみましょう．

そもそも皆さんの肺の大きさはどのように決まるのでしょうか？ 口を少し開けて楽に息を吐いてください．この吐き終わったときに肺に残っている空気の量が**機能的残気量**（functional residual capacity：FRC）で，皆さんの肺の基本となる大きさです．この用語は大事なのでしっかり覚えてください．私たちはこの機能的残気量を基準にして呼吸をしています．

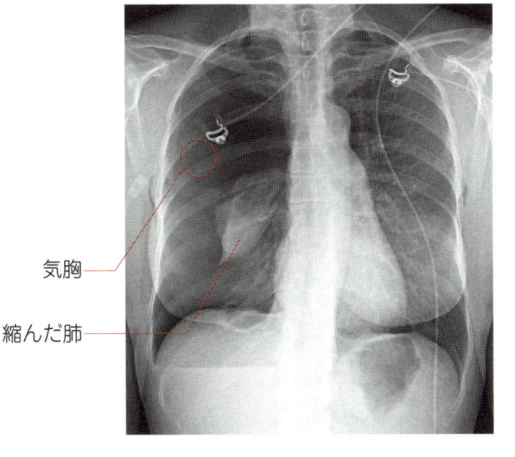

図1 ●気胸の胸部X線
患側（右側）の肺が縮んでいる

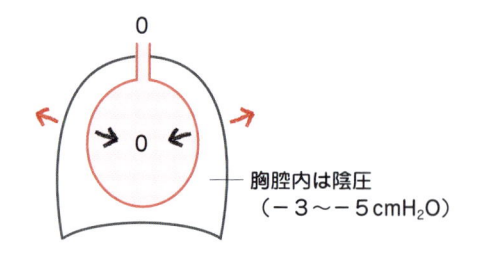

図2● 呼気終末の肺と胸壁
呼気終末では肺が縮まろうとする内向きの力と，胸壁が広がろうとする外向きの力がつり合う．この状態の肺気量がFRCである

　肺と胸壁は臓側胸膜と壁側胸膜を間に挟んで密着しています．2つの胸膜の間には15〜25 mLの少量の胸水が存在する以外は密封されています．肺と胸壁が密着していて離れないというのが大事です．肺と胸壁にはそれぞれ特性があります．**ゴムでできた風船と同様に，肺には常に縮もうとする内向きの力が働いています．**一方で，**胸壁には外向きに広がろうとする力が働いています．**その証拠に開胸手術などで肺と胸壁を分けてしまうと，肺は縮んで，逆に胸壁は広がります．安静呼吸で息を吐き終わったところ（呼気終末）では，ちょうど肺が内向きに縮もうとする力と，胸壁が外向きに広がろうとする力が釣り合っています．これがFRCです（図2）．皆さんの肺にはそれぞれ固有のFRCがあります．

　肺と胸壁の両方から引っ張られているため，間にある密封された空間である胸腔の圧は**陰圧**になります．安静呼吸下では胸腔内圧はおよそ-3〜-5 cmH$_2$Oくらいです．

　呼気終末では肺内の圧は大気圧と同じく0 cmH$_2$O（正確には760 mmHg，p.37「side Note：大気圧」参照）ですが，-5 cmH$_2$Oという胸腔陰圧の中にあるため，その差である$0-(-5)=5$ cmH$_2$Oの圧で肺が押し広げられていると言うことができます．肺を広げる圧のことを肺内外圧差（transpulmonary pressure：TPP）と呼びます（図3）．ちなみに体重70 kgくらいの人でFRCは3L程度です．息を吐き終わった後でも肺の中は空っぽになるのではなく，3Lの空気が残っているというわけです．

ポイント ● 安静呼吸では胸腔内圧は陰圧

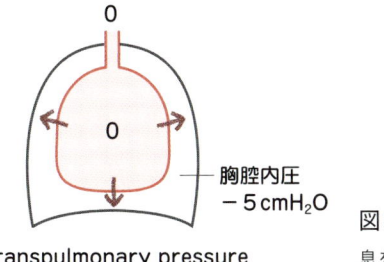

図3 ●肺内外圧差
息を吐いたあとでも 3L 程度の空気が肺に残っている

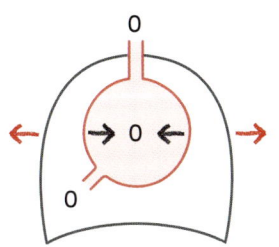

図4 ●気胸の場合の肺と胸壁
気胸では，肺は縮んで，胸壁は広がる

2 肺に穴があいたら…

　それでは，ここで肺に穴をあけて気胸にしてみます．すると陰圧だった胸腔と肺の中がつながるので，胸腔内圧は肺の中および大気と同じ 0 cmH$_2$O（くどいですが正確には大気圧と同じ760 mmHg）になります．この状態では胸腔は密封されていないため，肺が内向きに引っ張る力と胸壁が外向きに引っ張る力は釣り合いをとれなくなり，肺と胸壁が別々に動くようになってしまいます．そのため，本来の特性にしたがって肺は縮み，反対に胸壁は外側へ広がります（図4）．気胸で肺が縮んで，患側の胸腔が大きくなるのにはこのようなメカニズムがあります．中から肺に穴があいたときの例をあげましたが，胸部外傷などで胸壁に穴があいた場合も同様です．治療には胸腔ドレーンを入れて陰圧をかけます．臓側胸膜と壁側胸膜を密着させて，肺と胸壁がまた一緒に動けるようにするというのが治療の目的です．

> **ポイント** ● 肺は縮もうとして，胸壁は広がろうとする

第2章 呼吸の駆動系

Side Note　圧の単位

呼吸生理では圧の単位にcmH₂Oを使います．1 cmH₂Oというのは高さ1 cmの水の柱の底にかかる圧力という意味です．水深1 cmでの水圧と同じです．人工呼吸器の設定で使う圧の単位もcmH₂Oです．それに対して，血圧や気体の分圧などに使われる圧の単位はmmHgで，1 mmHgは高さ1 mmの水銀柱の底にかかる圧力を指します．水銀は水の13.6倍重いので，

　1 mmHg ＝ 13.6 mmH₂O
　　　　 ＝ 1.36 cmH₂O

となります（図）．

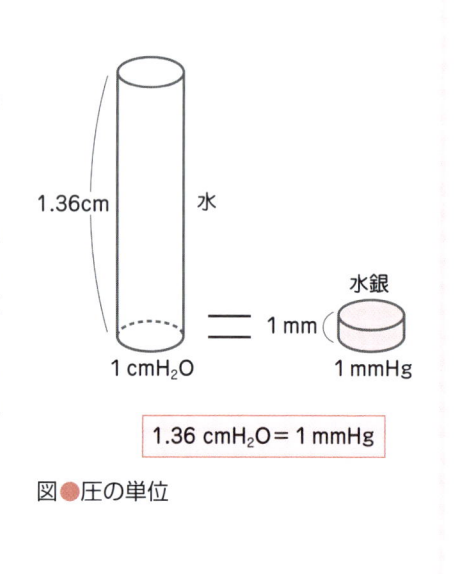

1.36 cmH₂O＝1 mmHg

図●圧の単位

Side Note 大気圧

　意識することはありませんが，空気にも重さがあるので常に私たちの体にはその分の圧がかかっています．それが水銀柱760 mm分に相当します（図Ⅰ）．したがって，大気圧は正確にはゼロではなく，海抜0 mでは760 mmHgです．このように考えると，胸腔内の圧は厳密には「陰圧」ではなく，大気圧より3〜5 cmH$_2$O低い圧となっています．本文では「肺内の圧0 cmH$_2$Oと胸腔内圧－5 cmH$_2$Oの差で肺が押し広げられている」と書きましたが，マイナスの数が出てくると「押し広げられている」というイメージがわきにくいという方は，肺の中には大気圧760 mmHg，胸腔には"760 mmHg－5 cmH$_2$O"の圧がかかっていると考えてみてください．肺の中の方が5 cmH$_2$O分だけ圧が高いため，肺が押し広げられます（図Ⅱ）．

　簡単にするため，この本では特に断りのない限り大気圧を0 cmH$_2$Oとして話を進めますが，本来はこのような意味です．

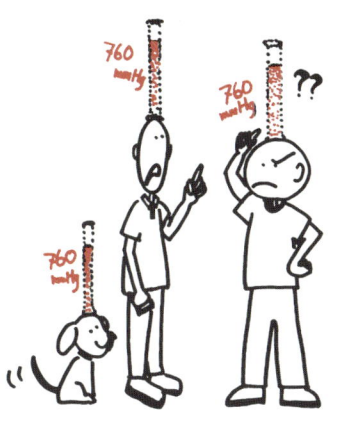

図Ⅰ●大気圧の意味

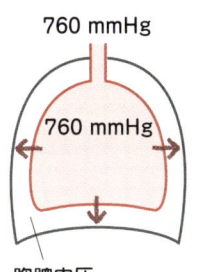

図Ⅱ●大気圧を考えたときの肺内外圧差
肺の中の圧（760 mmHg）と胸腔内圧（760 mmHg－5 cmH$_2$O）の差で肺を広げている

第2章　呼吸の駆動系

第2章 呼吸の駆動系

3. 機能的残気量と肺疾患
肺が大きくなる病気，小さくなる病気

肺線維症の肺と肺気腫の肺ではどちらの方が機能的残気量（FRC）が大きいか？

1 FRCに影響を与えるもの

1）肺の広がりやすさ

　疾患ごとにどのようにFRCが変わるのかを考えてみましょう．肺線維症のような間質性肺疾患は肺の中の間質が増えます．となると肺が広がりにくく（縮みやすく）なるため，肺にかかる内向きの力が大きくなります．一方で肺気腫では肺胞壁が破壊され，「気腫」の名の通り空気の袋となり支持組織が減ってしまいます．そのため肺気腫の肺は広がりやすく（縮みにくく）なります．例えると，間質性肺疾患の肺はゴムの分厚い風船，肺気腫の肺はゴムがユルユルになった風船と言えます（図）．ちなみに，肺の**広がりやすさ**のことを**コンプライアンス**と呼びます．

　FRCは，肺が縮もうとする内向きの力と，胸壁が広がろうとする外向きの力のバランスで決まるのでした．肺線維症の場合は，内向きの力が強くなるためFRCは小さくなり，逆に肺気腫では内向きの力が弱くなるのでFRCは大きくなります．というわけで，肺の大きさをFRCで比べると，

　肺気腫 ＞ 正常の肺 ＞ 肺線維症

となります．

a）間質性肺疾患
　　＝ゴムが分厚い

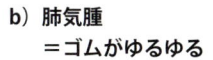

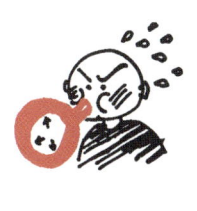

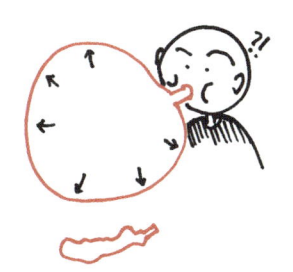

b）肺気腫
　　＝ゴムがゆるゆる

図●肺をゴム風船に例えると

2）胸壁の広がりやすさ

　肺の縮まりやすさで肺の大きさが決まるのだったら，胸壁の広がりやすさもFRCに影響するはずですよね？　その通りなのです．胸壁が広がりやすくなる状態というのはあまりありませんが，広がりにくくなる状態はいくつかあります．胸壁が広がりにくくなると，外向きの力が減るので結果としてFRCは小さくなります．例えば，脊椎の後側弯症があると胸壁は広がりにくいので，FRCは小さくなります．このため重度の後側弯症は慢性呼吸不全の原因となります．重度の肥満でも胸壁が広がりにくくなるのでFRCは小さくなります．

ポイント　●FRCは肺と胸壁の広がりやすさで決まる

2 呼吸機能検査で測る肺の大きさとは

　呼吸機能検査を見たことがある人なら，ここまでを読んで「ちょっと待てよ．肺の大きさはFRCではなくて**肺活量**で評価するんじゃなかったっけ？」と疑問に思っているのではないかと思いますが，全くその通りです．機能的残気量（FRC）というのは考えかたとしては非常に重要なのですが，簡単には測定できないので，臨床では肺の大きさの指標として肺活量（vital capacity：VC）または努力肺活量（forced

第2章　呼吸の駆動系

vital capacity：FVC）という値をよく用います．「じゃあ，これまでの話はなんだったんだ！」と怒らないでください．FRCは呼吸生理を考えるうえで重要な概念で，本書のなかでもしばしば出てきますので，怒らず騒がず先に進みましょう．

ポイント ● 呼吸機能検査でよく測るのはFRCではなく，FVC

第2章 呼吸の駆動系

4. 吸気のメカニズム
息を吸うのに必要なのは

*Campylobacter*腸炎の後に筋力低下を発症した40代男性．筋力低下は下肢から始まり，次第に体幹，上肢，頸部へと広がっている．患者は呼吸苦を訴えている．室内気でSpO$_2$は92％．立位をとれないため胸部X線をポータブル撮影したところ，肺野が小さく見えるものの明らかな陰影はない．臥位になると呼吸苦が増悪するため患者は半坐位をとっている．呼吸苦の原因は？

1 空気が肺に流れるためには

　答えはおわかりでしょうか？ もう人工呼吸器の準備をはじめる方もいるかもしれませんね．答えの前に呼吸という動作について考えてみましょう．皆さんはどのように息を吸っていますか？普段あまり意識して呼吸しているわけではないので，いきなりそんなこと言われても困りますね．それでは1つ息を吸ってみましょう．空気が外から鼻または口を通って肺に流れていきましたね．ではちょっとメカニズムを考えてみます．

　水でも空気でも血液でも，流れるためには圧較差が必要です．高きから低きへ流れるわけです（図1）．ここで登場するのが**オームの法則**です．理科で習いましたね．オームの法則は電気工学では

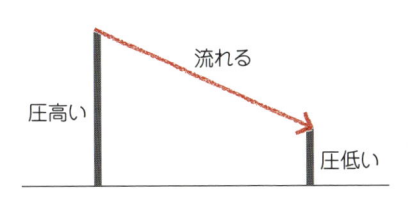

図1●空気（水，血液）が流れるしくみ

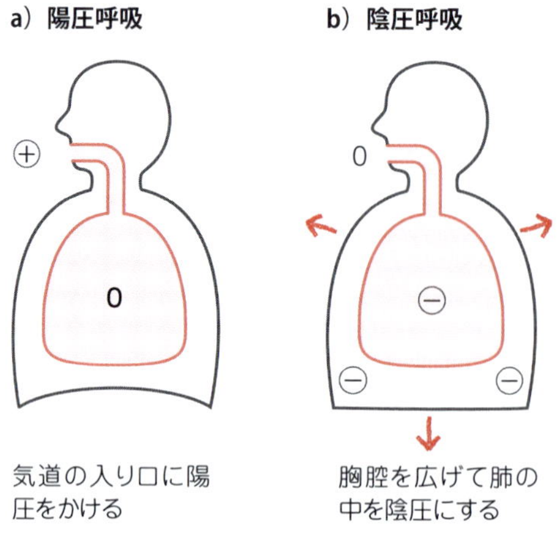

a）陽圧呼吸　　　b）陰圧呼吸

気道の入り口に陽圧をかける

胸腔を広げて肺の中を陰圧にする

図2 ● 肺に空気を送る2種類の方法

電圧＝電流×電気抵抗

ですが，生理学の分野では

圧較差＝流量×抵抗

と表します．電気を流すには電圧が，空気を流すには圧較差が必要なわけです．オームの法則の式は呼吸だけでなく循環生理にも使います．この式は，流れを生み出すには圧較差が必要であり，圧較差が大きければ大きいほど，（抵抗が一定であれば）流量が大きくなることを示しています．

ポイント
● オームの法則
圧較差＝流量×抵抗

　息を吸うという動作においては，気道の入り口（すなわち大気）と肺の中の間に圧較差をつくる必要があります．1つの方法は，気道の入り口に圧をかけて肺に空気を送り込むやり方で，マウスツーマウスでの人工呼吸や人工呼吸器を使った**陽圧呼吸**はこの考えかたに基づいています．もう1つの方法は**陰圧呼吸**で，われわれが普段行っている自発呼吸はこちらに相当します（図2）．ここでいう陽圧とは大気圧よりも高い圧のことで，陰圧は逆に大気圧よりも低い圧です．

a）呼気終末　　b）吸気

肺が縮もうとする力　胸壁が広がろうとする力　吸気筋が胸壁を広げる力

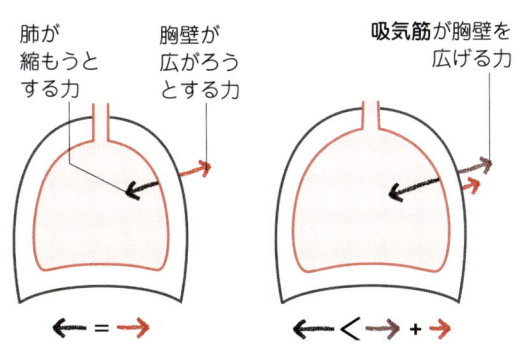

←＝→　　←＜→＋→　　図3●陰圧呼吸の仕組み

　陰圧呼吸の仕組みを考えてみましょう．息を吐いた後は，肺が縮もうとする内向きの力と，胸壁が広がろうとする外向きの力がちょうど釣り合っているのでした（図3a）．このときの肺の大きさを機能的残気量（FRC）と呼ぶというのはもういいですね．FRCから息を吸って肺をふくらませるためには，大気圧0（正確には760 mmHgですが，これももうくり返さなくてよいですね）に対して肺内の圧を陰圧にしなければなりません．ここで登場するのが吸気筋です．**吸気筋の働きは簡単に言うと胸腔を広げることです**（図3b）．

　左右の肺と心臓が収まっている胸腔は，骨でできた強固な胸壁と横隔膜に囲まれた空間ですが，この容積は呼吸筋の働きによって変化します．息を吸うときには吸気筋の働きにより胸腔が広がり，そのため胸腔内圧はさらに陰圧になります．胸腔内の陰圧によって肺が広げられると，肺の中の圧は大気圧よりも低くなります．大気圧＞肺の中の圧という圧較差ができるため空気が口・鼻から肺に流れます．これが陰圧呼吸のメカニズムです．

　　吸気筋収縮 ⇒ 胸腔拡大 ⇒ 胸腔内の陰圧↑ ⇒ 肺の拡大 ⇒ 肺の中
　　が陰圧 ⇒ 肺への空気の流入

2 吸気筋にはどのようなものがある？

　最も強力な吸気筋は，胸腔の底部でドーム状を形成する横隔膜で，収縮すると尾側（腹腔側）へ下がります．安静呼吸では1〜2 cm程度下

第2章　呼吸の駆動系

がるだけですが，深吸気では 10 cm も下がります．また外肋間筋はその名の通り肋骨の間にあり，収縮することによりちょうどバケツの持ち手のように肋骨を持ち上げることで，胸腔断面積を広げます（図4）．吸気筋だけでは十分に吸気を行えない場合には呼吸補助筋を使いますが，その代表である胸鎖乳突筋は収縮することで，胸骨を上に持ち上げて胸腔を広げます．このように，吸気筋はいずれも胸腔を広げる働きをします．胸腔が広がることで胸腔内が陰圧になると，肺の中と大気との圧較差により，空気が肺へ流れ込むわけです．肺が勝手に伸び縮みしているわけではないのはわかりましたか？ 肺を囲む胸壁が大きさを変えることで胸腔内の圧を変えて，間接的に肺を伸び縮みさせているのです．そのため，**肺自体の機能がいくら正常でも，それを動かす駆動系の機能に問題が起こると呼吸不全が起こります．**

症例に戻りましょう．この症例は *Campylobacter* 感染後の上行性麻痺という，ギラン・バレー症候群の症状を呈しています．吸気筋が麻痺して十分に収縮せず，吸気が行えないために呼吸苦をきたしています．血液ガスの結果はどのようになると予想できますか？「コントロール系の障害による呼吸不全」では，中枢神経にある呼吸のコントロール系が抑制されると $PaCO_2$ が上昇すると言いました．コントロール系

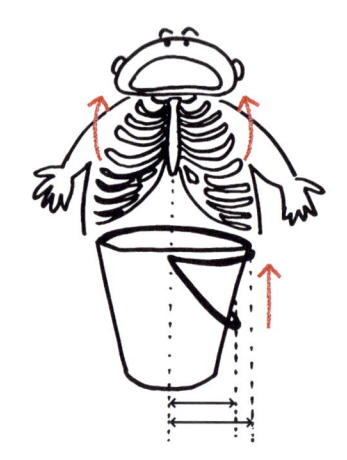

図4●外肋骨筋の働き
外肋間筋が収縮すると，バケツの持ち手が上がるのと同じ要領で肋骨が上がるため，胸腔断面積が広がって胸腔が拡大する

が正常に機能していても，その指令を受けて筋肉を動かすことができなければ肺への空気の出し入れ（換気）ができないため，やはり$PaCO_2$が上昇します．ギラン・バレー症候群では呼吸不全は稀ではなく，15〜30％で人工呼吸管理が必要になります．そのほかにも重症筋無力症や筋萎縮性側索硬化症などの神経筋疾患でも呼吸不全が起こります．人工呼吸器については「第4章 人工呼吸」で詳しく話をします．

> **ポイント**
> ● 吸気は吸気筋が胸腔を広げて起こる
> ● 駆動系の障害でも$PaCO_2$が上昇する

第2章 呼吸の駆動系

Side Note　　臥位で苦しくなる理由

臥位になると息苦しくなることを，起坐呼吸（orthopnea）と呼びます．原因としては，まっ先に心不全を思い浮かべますね．重力の影響で，臥位になると静脈還流が増えるというのがそのメカニズムです．

重力の影響を受けるのは血流だけではありません．横隔膜の働きも重力に影響されます．吸気では横隔膜が収縮して尾側に下がります．横隔膜の下側には腹腔がありますが，立位または坐位では腹腔内臓器が重力によって下がるので，横隔膜が収縮して胸腔を広げるのに有利な状況になります（図）．反対に，臥位では腹腔内臓器は下がらないので，横隔膜は収縮しにくくなります．通常私たちは，臥位になったときに息苦しく感じることはありませんが，神経筋疾患のように横隔膜の収縮力が低下しているときには，重力の影響が大きくなるため，臥位で呼吸苦が出現します．

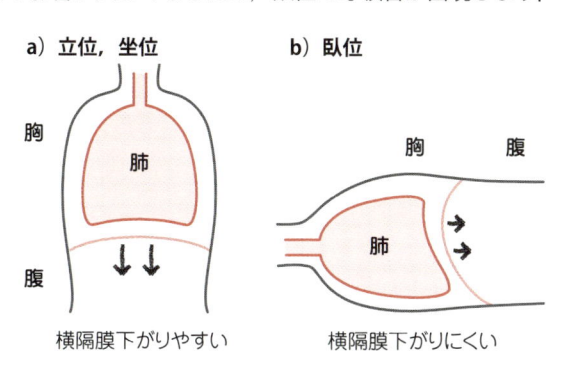

a）立位，坐位　　　b）臥位

胸　　　　　　　　　胸　　　腹
肺　　　　　　　　　　肺
腹
横隔膜下がりやすい　　横隔膜下がりにくい

図●横隔膜の収縮のしやすさと重力の関係

45

第2章 呼吸の駆動系

5. 呼気のメカニズム
息を吐くのにも筋肉が必要？

吸気には毎回吸気筋を収縮させる必要があることはわかったが，呼気はどうだろうか？ 筋力が低下すると，吸気だけでなく息を吐くのにも苦労するだろうか？

1 筋力を使わなくても息を吐くことはできる

　安静呼吸では，呼気は肺と胸壁の弾性で受動的に行われます．呼気終末には，肺が縮もうとする力と胸壁が広がろうとする力が釣り合っているのはすでに述べたとおりです（「第2章2.機能的残気量（FRC）」参照）．吸気が始まって，胸腔が広がっていくと，肺が縮もうとする力はさらに大きくなる一方で，胸壁が広がろうとする力は弱まってきます（図1）．この状態で吸気筋の収縮が終わると，肺と胸壁のバランス

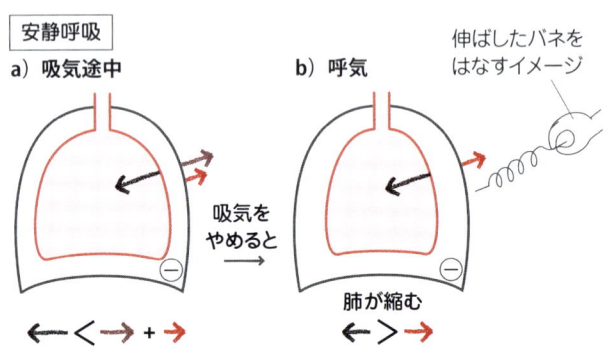

図1 ● 呼気のメカニズム
→：肺が縮もうとする力
→：胸壁が広がろうとする力
→：呼吸筋が胸壁を広げる力

46 ● 人工呼吸に活かす！呼吸生理がわかる、好きになる

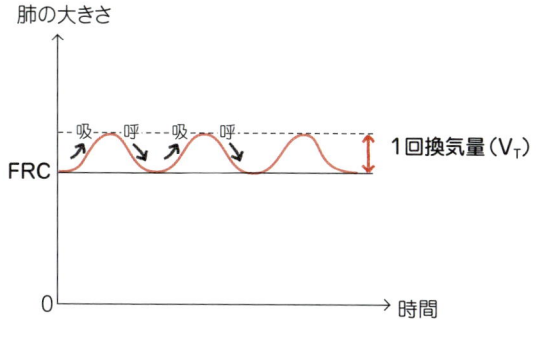

図2 ● FRCと1回換気量の関係

から，胸腔が小さくなる方向へ力が働くため，呼気が起こります．伸ばしたバネかゴムを放した様子をイメージしてください．したがって安静呼吸では，呼気は弾性により**受動的**に行われることになります．これは自発呼吸のときだけでなく，人工呼吸器で陽圧呼吸をしている場合でも同じです．

呼吸はFRCを基線にして行われます（図2）．吸気筋が収縮することで吸気を行って，肺はFRCより大きくなり，肺の弾性で受動的に縮むことで息を吐いてFRCに戻ります．神経筋疾患で呼吸不全になるのは吸気を行えないためで，安静呼気には筋力は必要ありません．1回ごとに肺に出入りする空気の量のことを**1回換気量**（tidal volume：V_T）と呼びます．

> **ポイント**
> ● 安静呼気は受動的に行われる

2 息を吐くのに筋力が必要なとき

運動をしているときなど，1回換気量が大きく，呼吸回数が多くなっている状態では，速く息を吐き出す必要が生じます．速く息を吐く，すなわち呼気流量を上げるためには，オームの法則に従って圧較差を増やさなければなりません．そのためには，肺の弾性による力だけではなく，さらに圧を加える必要があります．これを手助けするのが**呼気筋**の働きです．**吸気筋**の働きは，胸腔を広げることであるのはすでに

述べました(「第2章4.吸気のメカニズム」参照).**呼**気筋は逆に,胸腔を狭めることで胸腔内圧を高めて肺内と気道の出口の圧較差を増やし,呼気流速を高めます.代表的な呼気筋は腹筋と内肋間筋です.腹筋が収縮すると腹腔内圧が高まり,腹腔内臓器を頭側へ押し上げることにより胸腔を狭めます.内肋間筋は外肋間筋と交差するような位置にあり(図3),収縮することによりバケツの持ち手のように肋骨を下げて,胸腔を狭めます(p.44,図4参照).外肋間筋と反対の働きです.呼気筋は咳嗽でも重要な働きをします.咳嗽のように,勢いよく空気を肺から流出させるためには,呼気筋の働きが必要になります.

> **ポイント**
> - 呼気筋は胸腔を狭めるように働く
> - 強制呼気には呼気筋を使う

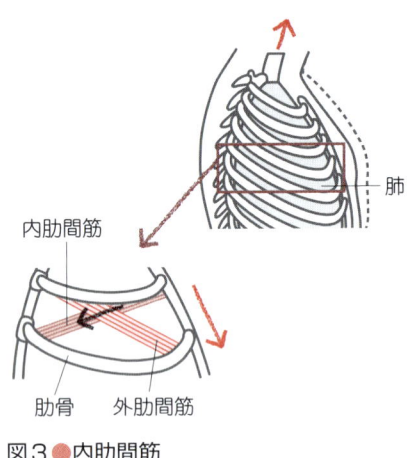

図3●内肋間筋

第2章 呼吸の駆動系

6. 肺活量検査
何が測れて，何が測れないのか

喫煙歴のない60歳男性が呼吸苦を主訴に外来を受診．2年前にはじめて労作時呼吸苦を自覚し，年齢のせいかと思っていたが，その後次第に症状が進行し，最近では自宅の2階まで階段で上がることができなくなった．呼吸回数は24回/分．胸部聴診では両側下肺で吸気終末に断続性ラ音が聴取される．胸部X線では下肺野に網状顆粒状陰影がみられる．肺線維症を疑ったあなたは呼吸機能検査を行うことにした．どのような検査結果が予想されるか？

1 肺活量検査では何を測っている？

　吸気・呼気のメカニズムがわかったところで，肺活量についてみてみましょう．私が中学生の頃，なぜか学校検診で肺活量検査がありました．水の中に底を上にしたバケツのような物があって，管を通してその中に息を吹き込むという簡単な検査装置を使っていました（図1）．思いっきり息を吸ってからめいいっぱい吐き出す，というこの検査を

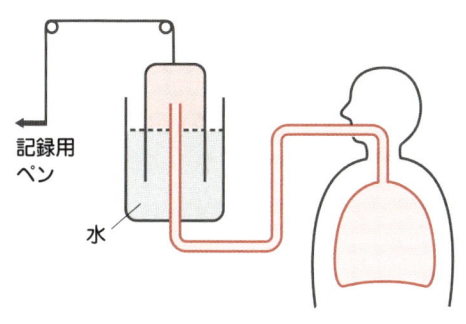

図1●肺活量検査のしくみ

もちろんムキになってやりましたが，そもそもこの検査では何がわかるのでしょうか？　肺の中にある空気の量について考えてみることにしましょう．

2 肺の中の空気量の変化

　安静呼気終末に肺に残っている空気の量は機能的残気量（FRC）です．ちょうど肺の内向きの力と，胸壁の外向きの力が釣り合っているところでしたね．皆さんの呼吸の基準となる位置です．この位置より肺を大きくするのにも，小さくするのにも筋肉の働きが必要になります．

1）息を吸うと…

　では，普通に息を吸ってみましょう．肺の中には「FRC＋吸った分の空気」が入っていることになります．通常の呼吸で吸う空気の量を1回換気量（V_T）と呼ぶのでしたね．皆さんは，吸おうと思えばもっと息を吸うことができますよね？　では，次は思いっきり吸ってみてください．今回は1回換気量を通り越して，さらに肺の中に空気を吸い込みました．このとき肺にある空気の量を**全肺気量**（total lung capacity：**TLC**）と言います．正常の肺ではTLCはおよそFRCの倍くらいです．1回換気量より多く吸った息の量を**予備吸気量**（inspiratory reserve volume：**IRV**）と呼びます．

2）息を吐くと…

　では今度は一生懸命息を吐いてみることにしましょう．普通に息を吐いた最後に残っている空気の量をFRCと呼ぶのでした．でも，一生懸命息を吐くと，もっと吐けることがわかるはずです．余分に吐いた息の量を**予備呼気量**（expiratory reserve volume：**ERV**）と呼びます．息を吐ききっても，肺の中が空っぽになるわけではありません．このときに残っている空気の量が**残気量**（residual volume：**RV**）です．正常では残気量はおよそFRCの半分くらいです．

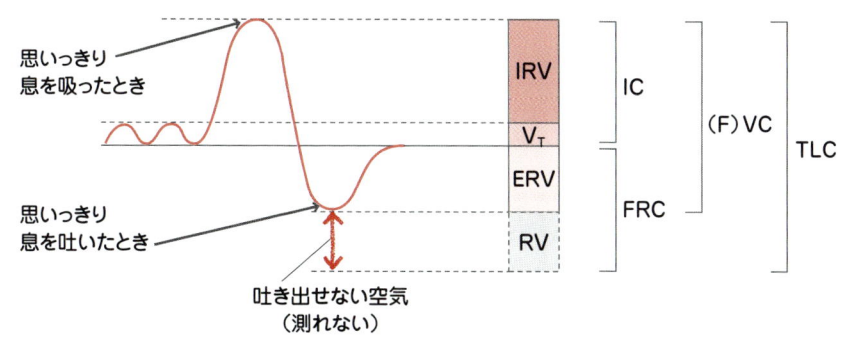

図2 ● 肺の中の空気量の呼び方

思いっきり息を吸ったとき
思いっきり息を吐いたとき
吐き出せない空気（測れない）

IRV / V_T / ERV / RV
IC / FRC
(F)VC
TLC

　以上をグラフにしたのが図2です．肺の中にある空気は，IRV，V_T，ERV，RVの4つの区分にわかれます．英語ではすべて「〜volume」と言う名がついていますね．これらのうち2つ以上を組み合わせたものは，「〜capacity」と呼びます．日本語では「〜volume」も「〜capacity」も両方とも「〜量」と呼んで違いがわかりにくいので，英語の方が覚えやすいかもしれません．略語の最後がCなら複数以上の区分を組み合わせたものです．volumeのほうはIRVもERVもRVも最後にVが来るのに，1回換気量（V_T）だけ異なりますが慣習的なものでそれほど大きな意味はありません．

　安静呼気終末の空気の量は，すでに述べたようにFRCと呼ばれ，ERVとRVを合わせた量です．安静呼気終末から，力一杯息を吸って得られる空気の量を**最大吸気量**（inspiratory capacity：IC）と呼びますが，これはV_TとIRVを合わせた量です．4つのvolumeすべて合わせたのが全肺気量（TLC）で，力一杯息を吸ったときに肺の中にある空気の総量を示します．

3 肺活量検査で測れるものと測れないもの

　肺活量検査では，思いっきり息を吸ったところからめいいっぱい息を吐きだしたときに出てくる空気の量を測定します．図で見ると，ERV，

V_T, IRVを合わせた量です．この量が肺活量（vital capacity：VC）です．呼吸機能検査においては，呼気筋を使った**強制呼気**で肺活量を測定するため，**努力肺活量**（forced vital capacity：**FVC**）という名を用います．肺活量は肺の大きさの指標ですが，肺の中の空気の量をすべて含むわけではないのはわかったでしょうか？ このように，肺の中の空気の量を測定する検査のことをスパイロメトリーと呼びます．先ほど，「ムキになって肺活量検査をした」と言いましたが，結果が被験者の努力にも影響されるのがこの検査の弱点でもあります．

さて，はじめの症例に戻ると，この患者さんは肺線維症のような間質性肺疾患が疑われる状態です．肺が縮まろうとする内向きの力が強いためFRCは小さくなるのでしたが，同じ理由で息を吸っても肺が広がりにくいためTLCも小さくなります．肺線維症ではIRV，V_T，ERV，RVのすべてが低下して，肺活量は低下します（図3）．

ポイント ● 肺活量は肺の大きさの拍標となるが，肺の中の空気の量を全て測っているわけではない

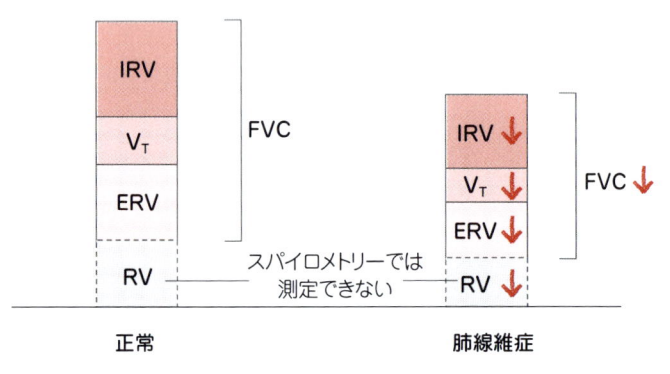

図3 ● 肺線維症患者の肺活量

Side Note　なぜ肺の大きさを肺活量で評価するの？

　肺の空気の量をすべて含まないとわかっていて，なぜ肺活量で肺の大きさを評価するのでしょうか？ それは測定が簡単だからです．現在使われている呼吸機能検査の測定装置はすべてコンピューター化されていますが，やっていることは水とバケツを使ったものと大きく変わりありません．

　肺の大きさを調べるのに肺活量（VC）だけでなく，全肺気量（TLC）や機能的残気量（FRC）を測定できれば，肺の状態をもっとよく把握するのに役に立ちそうですね．しかし，スパイロメトリーによる呼吸機能検査ではTLCやFRCは測定できません．理由は**残気量（RV）がわからない**からなのです．RVとは完全に息を吐ききったときに肺に残っている空気の量でした．スパイロメトリーでは肺から出てくる空気，または肺に入っていく空気の量を測定しているので，出入りしない空気の量は測れないのです．したがって肺の大きさの指標として肺活量を用います．

　RVを正確に測る方法はないのでしょうか？ それにはプレチスモグラフィ（plethysmography）という装置を使います．これは，人が入れる密閉された大きな箱で，箱の中の圧変化をもとにボイルの法則※に基づいて肺の中の空気の量を調べることができます．

※ボイルの法則：温度が一定なら"圧×容積＝一定"となるという物理の法則

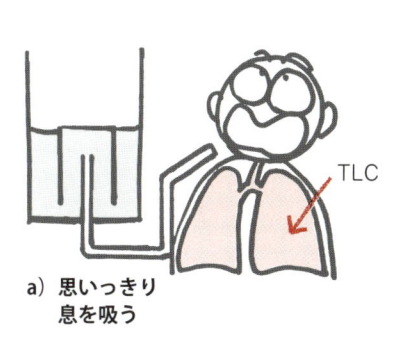

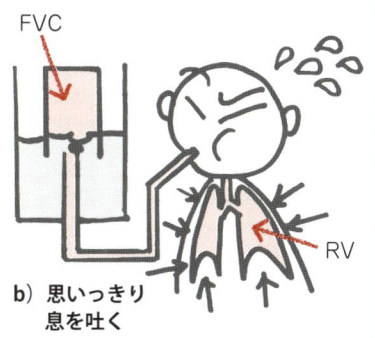

a) 思いっきり息を吸う　　　　b) 思いっきり息を吐く

図●肺活量検査時の肺の空気量

第2章　呼吸の駆動系

第2章 呼吸の駆動系

7. 拘束性障害
肺活量が小さくなる病気

> 健康診断の呼吸機能検査で，FVCの低下を指摘された患者が外来に紹介されてきた．考慮すべき疾患は何か？

■ FVCが低下する原因とは

　肺がふくらみにくい疾患の場合，肺の内向きの力が強くなるためFRCは小さくなることはすでに話しました（「第2章3．機能的残気量と肺疾患」参照）．典型的な例としては肺線維症のような間質性肺疾患があります．肺線維症では，肺がふくらみにくいため胸腔に同じ陰圧をかけても，正常の肺と比べて肺は広がりません．結果として肺活量は低下します．肺の広がりやすさのことを**コンプライアンス**と呼ぶのでしたね．間質性肺疾患では「コンプライアンスが低下」しているわけです．肺活量が小さくなる状態のことを一般に**拘束性障害**と呼びますが，肺線維症はその典型的な例です．一般的に，**正常予測値の80%未満**であれば，FVCの有意な低下があると見なします．

> **ポイント**　● 拘束性肺障害では肺活量が低下する

　肺活量が低下するのは肺の疾患に限りません．「第2章3．機能的残気量と肺疾患」にも出てきましたが，胸壁が広がりにくい場合も肺活量は小さくなります．例としては後側弯症があります．重度の肥満でも肺活量が低下することがあります．

　肺活量が小さくなっているときにもう1つ忘れてはいけないのが神経筋疾患です．例としてはギラン・バレー症候群，重症筋無力症，ポ

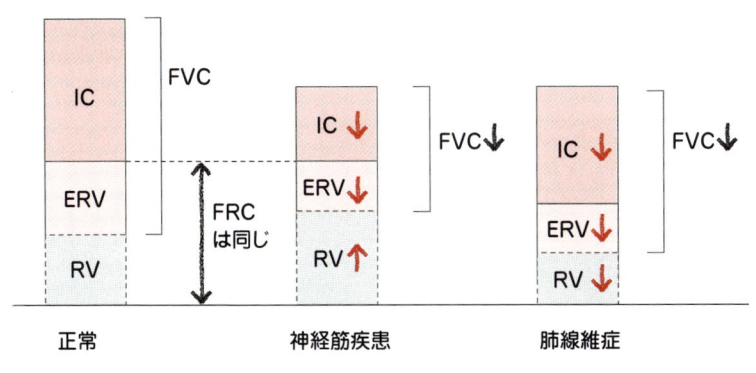

図●拘束性障害の肺活量

表●肺活量が低下する原因と疾患

肺活量が低下する原因	例
肺が広がりにくい	間質性肺疾患（肺線維症）
胸壁が広がりにくい	後側弯症，重度肥満
呼吸筋力が弱い	神経筋疾患

リオ，筋萎縮性側索硬化症（ALS），横隔神経麻痺などがあります．通常，神経筋疾患では肺と胸壁の弾性が正常なので，肺と胸壁の釣り合うところであるFRCは正常です．FRCよりも肺を大きくするのにも，小さくするのにも呼吸筋の働きが必要ですが，神経筋疾患では呼吸筋力が低下しているため，肺活量が低下します（図）．「第4章4．吸気のメカニズム」にもありましたが，自力で十分に息が吸えなくなると人工呼吸の適応となります．ギラン・バレー症候群や筋無力症クリーゼのような神経筋疾患で呼吸筋に障害が出た場合には，FVCが体重1 kgあたり20 mL未満になれば人工呼吸を導入すべき，と一般に推奨されています．

FVCの低下がある場合には表のような3つの原因に基づいて鑑別疾患を考えます．

第2章 呼吸の駆動系

8. 閉塞性障害
どれだけ速く息を吐けるか

気管支喘息の既往のある18歳女性が外来を受診した．サルブタモール（サルタノール®）を1日に4～5回吸入する以外は吸入薬を使っていない．呼吸苦のため週に2～3回は明け方に目が覚めるとのこと．聴診では両側肺野に喘鳴が聴取される．胸部X線では肺野に明らかな異常はない．スパイロメトリーではどのような所見が予想されるか？

■ 吸気と呼気どちらをみる？

　気管支喘息では，気管支平滑筋の攣縮，気道粘膜の浮腫，気道内分泌物により気道が細くなっています．気道が細くなるということは，細い管を通して息を吸ったり吐いたりしなければならなくなるため，肺への空気の出入りにかかる時間が長くなります．気道が細いことは，吸気と呼気の両方に影響しますが，吸気では胸腔内の陰圧により呼気時に比べて気道は広がるため，狭窄の程度は軽減します．したがって，気管支喘息のような気道狭窄の程度を評価するには**呼気**時の空気の流れを見ます．

　スパイロメトリーではまず思いっきり息を吸います．肺が一番大きくなった状態で肺の中にある空気の量のことを全肺気量（TLC）と呼ぶのでした．ここから力いっぱい息を吐き出してみてください．数秒以内に吐き終わるのがわかります．全部息を吐ききっても，肺の中の空気が全部なくなるわけではなかったですよね．吐ききったときに残っている空気の量を残気量（RV）と呼ぶのでした．これをグラフにすると図aのようになります．

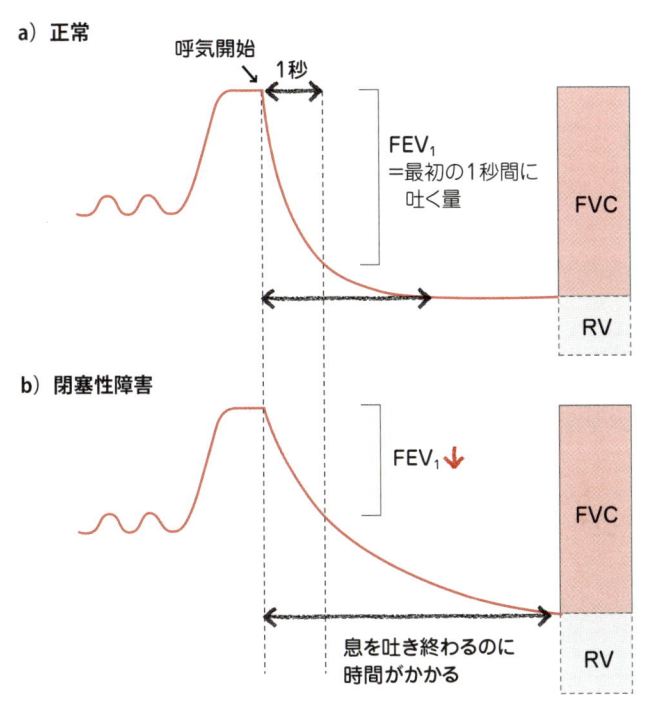

a）正常

b）閉塞性障害

図●閉塞性障害での呼気時の空気の流れ

　それでは，気管支喘息のように気道が狭くなっている場合はどうでしょうか？　気道が細くなっていると息を吐くのにより時間がかかるようになります．そのためスパイロメトリーは図bのように変わります．気道が細くなっていると，TLCから1秒間に吐き出す空気の量を表す1秒量（FEV_1）は小さくなり，FEV_1とFVCの比率（FEV_1/FVC）を示す1秒率は低下します．気管支喘息のような気道が細くなるパターンのことを**閉塞性障害**と呼びます．スパイロメトリーで，**1秒率＜70％**であれば有意な閉塞があると解釈します．

ポイント
- 閉塞性肺疾患の特徴
  ・息を吐くのに時間がかかる
  ・1秒量と1秒率が低下する

第2章 呼吸の駆動系

9. フローボリューム曲線
気道狭窄を見える化する

p.56であげた喘息患者のフローボリューム曲線では，どのような所見が予想されるか？

■ フローボリューム曲線からわかること

　スパイロメトリーでは前項のp.57図のようなグラフではなく，輪になった曲線が描かれていることが多いです（図1）．これをフローボリューム曲線と呼びます．呼吸機能検査というと真っ先にこの曲線を頭に浮かべる方も多いのではないでしょうか．その名の通りフローボリューム曲線は，フロー（気流）とボリューム（肺気量）の関係を表した曲線です．先ほどまでのグラフでは横軸に時間，縦軸に肺気量が示されていましたが，フローボリューム曲線では時間は表示されていません．その代わりに呼気と吸気の**気流**を見ることができます．気管支喘息のような気流が低下する病態があれば，グラフで直接見ることができるわけです．

　フローボリューム曲線では，横軸が肺気量で，縦軸が気流です．全肺気量（TLC，図1のA点）から呼気が始まり，息を吐くにつれて上側の曲線をたどって右側に行き，残気量（RV，図1のB点）で呼気が終わります．気流は，肺気量の一番大きい呼気のはじめ（A点）から急速に速くなり，ピークのあと肺気量が小さくなるにしたがって次第に下がります．呼気のピークは左寄り（TLCに近い側）にあるのが特徴です．息を吐ききったあと（B点），TLC（A点）まで再度息を吸ってできるのが下側の吸気の曲線です．吸気の方はちょうど真ん中あたりで最も速くなります．

気管支喘息では，フローボリューム曲線はどのような形になるのでしょうか？ 前項のp.57図では，息を吐くのに時間が長くかかる様子を示しました．フローボリューム曲線では時間の代わりに気流が表示されるので，気流の低下を反映して呼気部分の背が低くなります．気流の低下は呼気の終わりに近づくにつれて顕著になるので，特に後半部分がくぼんだようになるのも特徴です（図2）．これが典型的な閉塞性肺疾患のフローボリューム曲線です．

ポイント
- 閉塞性肺疾患のフローボリューム曲線
  ・下向きにへこんだ形になる
  ・へこみの程度が閉塞の程度に相関する

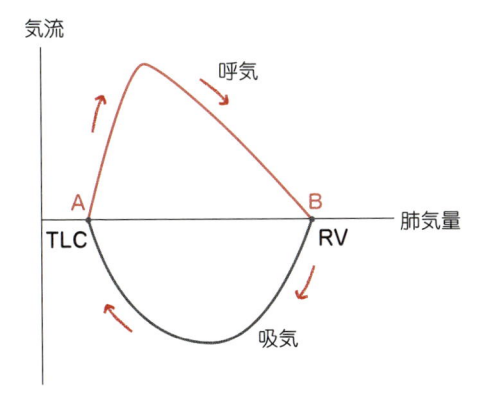

図1 ● フローボリューム曲線の見かた

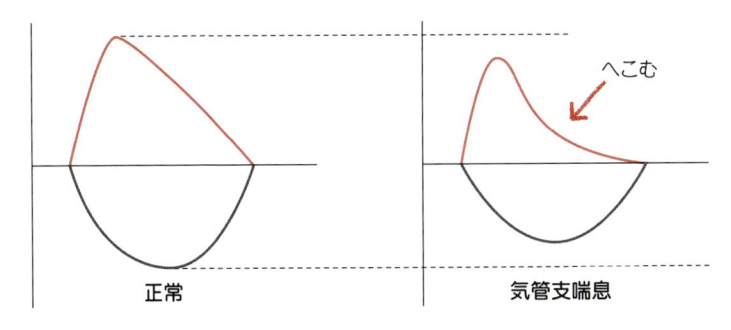

図2 ● 気管支喘息のフローボリューム曲線

Side Note　肺が大きいときの方が呼気が速いわけ

　肺が大きくふくらんでいるときの方が息を吐くスピードが速い，という話が出てきましたが，これにはいくつかの理由があります．
　まず第一に，肺が最も引き延ばされている位置にあるために，縮もうとする内向きの力が最も大きくなっていることがあげられます．2つめに，呼気筋も最も伸ばされた状態になっているため，筋肉が縮まる力も最大になっています．筋肉は引き延ばされればそれだけ収縮力が強くなるのでした．3つめに肺が引き延ばされることで気道の直径が最も大きくなっていることがあげられます．4つめはちょっとわかりにくいかもしれませんが，肺サーファクタントが薄くなっていることが関与しています．サーファクタントは表面張力を低下させる物質ですが，肺胞が広がってサーファクタントが薄まることで表面張力が増加し，肺を縮める圧が大きくなります（「第2章15.サーファクタント」参照）．この4つの作用によって，肺が大きいときの方が呼気のスピードは速くなります．

第2章 呼吸の駆動系

10. メタコリン誘発試験
わざと喘息発作を起こさせる検査とは

フローボリューム曲線が正常であれば気管支喘息は除外してよいか？

■喘息患者を見逃さないメタコリン

　病歴からは喘息っぽいのだけど，外来に来た日はえらく調子が良くてあまり症状がなく，スパイロメトリーも全く正常だったということがあります．どういうわけか，病院に行こうと思った日に限って症状が良くなってしまう患者さんがいらっしゃいますね．気管支喘息は可逆性の気道狭窄を起こす疾患なので，症状がないときにはスパイロメトリーは全く異常がないことがあります．さてどのように診断しますか？「悪くなったらまた来てくださいね」といったん帰ってもらうこともできますが，夜中から明け方に悪くなることの多い病気なので，悪くなったときにすぐ検査というのは難しいかもしれません．

　このような場合に，あえて気管支を刺激して喘息発作を誘発しておいて，スパイロメトリーを行うことがあります．これを**メタコリン誘発試験**といいます．メタコリンというのは検査に使われる薬剤の名前で，気管支を刺激して発作を起こさせる働きがあります．メタコリンを吸入してもらったあとのスパイロメトリーで閉塞性の所見が出れば（正確にはFEV_1が20％以上低下），検査陽性となります．メタコリン誘発試験の優れているところは感度が非常に高い点で，メタコリンを吸入してもスパイロメトリーに変化がない人では，まず気管支喘息は除外できます．逆に気管支喘息のない正常な人でも，メタコリンを吸入すると閉塞様のスパイロメトリー所見になることがあります．ですから，本当は喘息じゃない人も喘息と診断されてしまいかねません．何

の検査でもそうですが，100％正しいことはありませんので解釈には注意しないといけません．

　検査の後は，サルブタモール（サルタノール®）などの短時間作用型β_2アドレナリン受容体刺激薬で治療するのを忘れないようにしてください．発作を起こさせておいてほったらかしにしてはいけません．また検査前の患者さんの状態も大事ですね．すでに喘息発作でゼーゼーと息をしている人に，メタコリンを投与してさらに悪くするようなことはしてはいけません．

ポイント　● メタコリンは喘息発作を誘発する

第2章 呼吸の駆動系

11. 強制呼気の仕組み
力を入れればいくらでも速く息が吐けるか?

> p.56であげた喘息の18歳女性が1カ月後に外来を再受診した.やはり吸入薬を使いたくないので,そのかわりに筋トレをして腹筋を鍛えたと言う.腹筋は主な呼気筋なので,喘息のように息を吐くのが難しい病気では手助けになるのではないかと考えたわけである.喘息そのもののコントロールが変化していないとすると,この患者のスパイロメトリーの結果は改善するか?

1 呼気は努力してもムダ!?

息を吐くという動作は,安静呼吸の場合には受動的に行われ,強制呼気の場合は腹筋や内肋間筋といった呼気筋が収縮することで行われるのでした(「第2章4.吸気のメカニズム」「第2章5.呼気のメカニズム」参照).それでは呼気筋を鍛えれば息を早く吐けるようになるのでしょうか? そうすると,腹筋モリモリのボディービルダーなんかは喘息を克服できそうですね.

ところがそうはうまくいきません.呼吸機能検査でのフローボリューム曲線の呼気(曲線の上側)の左側30%くらいは努力に依存して,力を入れれば入れるほど呼気は早くなるのですが,右側70%ではどんなに努力しても呼気を速くすることはできません(図1).すなわち,どれだけ一生懸命呼気筋を使っても,フローボリューム曲線は同じになるのです.不思議ですね.努力するのが損な気がします.

でも,このように努力に依存しない部分があるから,スパイロメトリーは**再現性がある**とも言えます.それに対して,ピークフローは努力に依存する部分を測定しているため,値にばらつきが出てしまいます.

気流

肺気量

←努力に依存 | 努力にかかわらず一定→

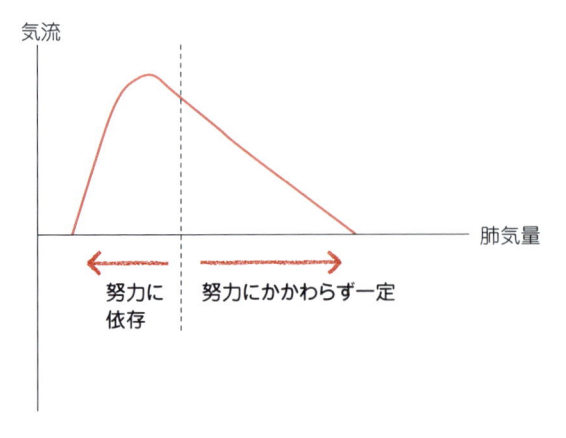

図1 ●呼気での気流と努力の関係

2 努力しても呼気が速くならない理由

　では，スパイロメトリーでどれだけ一生懸命息を吐いても速く息を吐けないのはなぜでしょうか？

　これを説明するのが次の仮説です．私たちが普段安静に呼吸しているときの呼気は，肺がしぼむ力によって受動的に行われるのでした（図2 a）．吸気で伸ばされた肺が縮もうとする圧を＋10 cmH$_2$O，吸気終末の胸腔内圧を−8 cmH$_2$Oとすると，肺の中の圧は＋2 cmH$_2$Oとなります．口または鼻の外の大気圧は0 cmH$_2$Oですので，＋2 cmH$_2$Oと0 cmH$_2$Oの圧較差で肺から体外へと空気が出ていくことになります．安静呼気では胸腔内圧は**陰圧**のままですので，気道の中の圧は常に胸腔内圧よりも高くなります．

　次に，息を吸った状態から思いっきり力を入れて息を吐いてみます（図2 b）．安静呼吸と違って，腹筋や内肋間筋と言った呼気筋を使って積極的に胸腔を狭めますので，胸腔内圧は陽圧となります．ここで，肺が縮もうとする圧を＋10 cmH$_2$O，胸腔内圧を＋25 cmH$_2$Oとすると，肺の中の圧は＋35 cmH$_2$Oになります．口または鼻の外の大気圧は0 cmH$_2$Oですので，圧較差によって空気は肺から体外へ流れ出て，気道の圧は口または鼻に近づくにつれて低下します．安静呼気では胸腔内圧が陰圧なので，気道の中の圧は常に胸腔内圧よりも高いのですが，強

a）安静呼気　　　　　　　b）強制呼気

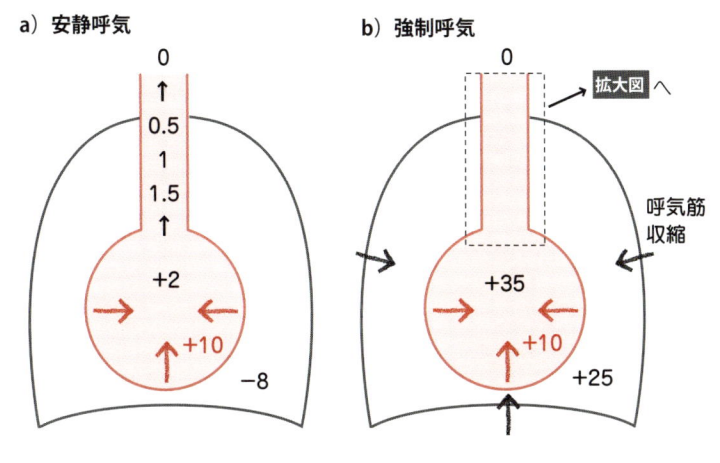

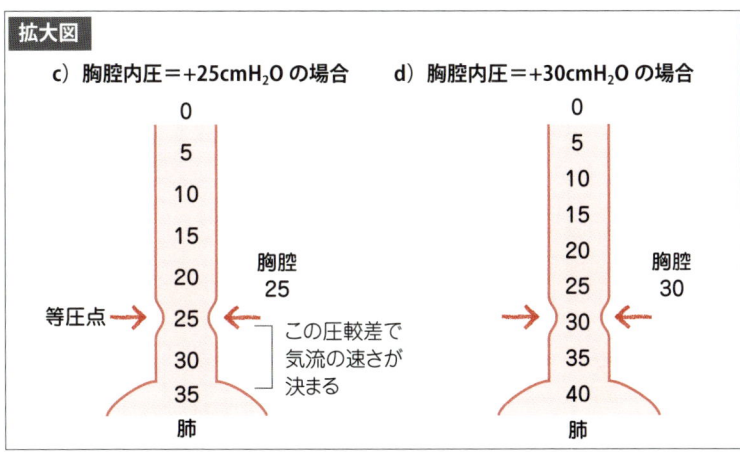

拡大図へ

呼気筋収縮

拡大図

c）胸腔内圧＝＋25cmH₂Oの場合　　d）胸腔内圧＝＋30cmH₂Oの場合

等圧点→

胸腔 25

この圧較差で気流の速さが決まる

胸腔 30

肺

図2 ● 強制呼気でも気流が速くならないしくみ

制呼気では気道の中の圧が下がっていくと，気道の圧が胸腔内圧とちょうど等しくなる部分ができます．ここを**等圧点**（equal pressure point）と呼びます．等圧点が比較的柔らかい細い気道で起こると，気道は圧に押されて虚脱してしまうため，空気の流れは"肺の中の圧－大気圧"の圧較差でなく，"肺の中の圧－胸腔内圧"の差によって起こることになります．この場合は10 cmH₂Oの圧較差ですね（図2c）．

呼気筋を鍛えて，胸腔内圧をさらに上げられるようにした場合を考

えてみましょう．先ほどは＋25 cmH₂Oでしたが，今回は＋30 cmH₂Oとしてみます．肺の中の圧は＋40 cmH₂Oとなります．やはり気道の途中で等圧点が出現して，結局は"肺の中の圧－胸腔内圧"の10 cmH₂Oで空気を送り出すことになります（図2 d）．もうおわかりかもしれませんが，いくら力を入れて息を吐いても，肺から外へ空気を送り出すのは，けっきょく肺が縮もうとする圧で決まることになりますね．そのため，いくらがんばって息を吐いても強制呼気は早くならなくなります．ちょうど空気が入った風船を早くしぼませようとして風船を握るのだけど，風船の出口も同じ力で握っているようなイメージです（図3）．

ポイント ● いくら努力してもフローボリューム曲線の右側は変わらない

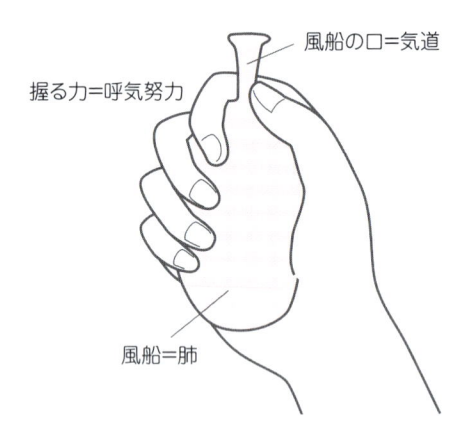

図3●強制呼気のイメージ
風船と風船の口を同じ力で握るので空気が出ていく速度は変わらない

Side Note ピークフローとフローボリューム曲線の関係

　ピークフローという用語を聞いたことがありますか？ 喘息の患者さんに外来や自宅で測ってもらうあれです．ピークフローはスパイロメトリーとどのように違うのでしょうか？ピークフローは呼気流量の一番早いところを測定しています．ちょうどフローボリューム曲線のてっぺんです（図）．ピークフローは簡単な器具で測定することができ，自宅でも行えるという利点がありますが，測定値が呼気努力に左右させるという欠点もあります．また呼吸機能検査では患者さんの性別，年齢，身長によって正常値が決まりますが，ピークフローは絶対的な正常値よりは，患者さんの自己ベストを基準にして評価するという点が異なります．

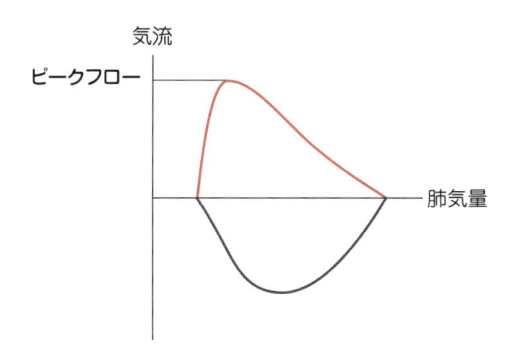

図●ピークフローとフローボリューム曲線の関係

第2章 呼吸の駆動系

12. 拘束性障害, 閉塞性障害のまとめ

■ 拘束性？閉塞性？ 〜検査結果の特徴〜

　呼吸機能検査についてみてきましたので，ここで拘束性障害と閉塞性障害をまとめてみます（図）．

　拘束性障害とは「肺が小さくなる病気」でした．主な原因としては，

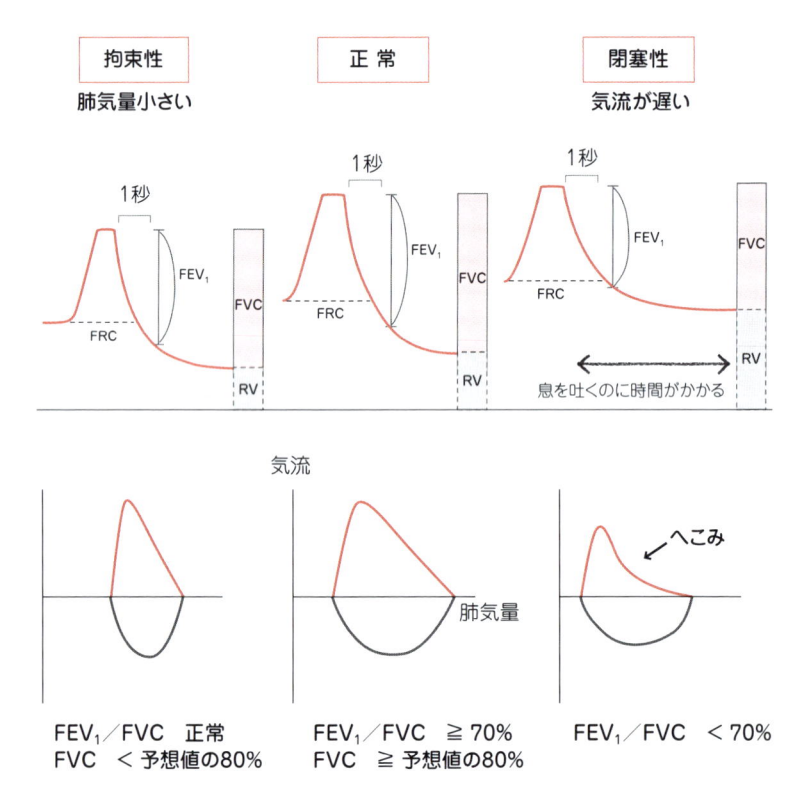

拘束性	正常	閉塞性
肺気量小さい		気流が遅い
FEV₁/FVC　正常 FVC　＜ 予想値の80%	FEV₁/FVC　≧ 70% FVC　≧ 予想値の80%	FEV₁/FVC　＜ 70%

図●拘束性障害と閉塞性障害のスパイロメトリーの特徴

肺線維症のような肺が固くなる病気があります．肺線維症では肺は小さくなるためFVCが低下します．しかし気道には問題はないので，FEV_1/FVCは正常か，線維化した間質が気道の壁を引っ張って広げることで，むしろ高くなります．FVCが低下するその他の原因に，胸壁疾患や神経筋疾患もありました．

閉塞性肺疾患は気道狭窄によって起こる「息が吐けない病気」です．呼気の流れが遅くなるのを反映して，呼吸機能検査では，FEV_1やFEV_1/FVCの低下がみられます．閉塞が高度になると，息を吐ききれない（肺から空気が出てこない）ため，スパイロメトリーでは**見かけ上**FVCが小さくなることがあります．

第2章 呼吸の駆動系

13. 上気道閉塞
ゼーゼーするからと言って…

関節リウマチの既往のある65歳女性が，呼吸苦と嗄声を訴えて受診した．呼吸苦は労作時に増強し，息をするときに「ゼーゼー」という音がするという．呼吸機能検査の解釈に自信をつけたあなたが早速スパイロメトリーを行ってみたところ，結果は図1のようになった．診断としては何を考えるか？ 次に行う検査は？

1 平らなフローボリューム曲線 〜閉塞はどこで起きている？〜

　息が苦しくてゼーゼーする病気ということで，さっそくスパイロメトリーをやってみました．フローボリューム曲線には，気流の制限を直接目でみられるという利点があります．この患者さんのフローボリューム曲線は，先ほど見た気管支喘息の人のとはかなり違って見えますね．今回の曲線では，吸気の途中で曲線が平らになっています．正常と比べると明らかに異なります．一生懸命息を吸っているにもかかわらずこのような吸気波形になった場合，気流を制限するような要因，

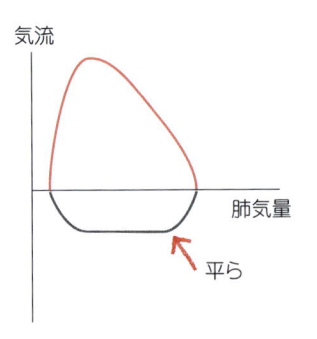

図1 ● 呼吸苦を訴える65歳女性のスパイロメトリー

すなわち閉塞があると考えます．では閉塞の部位はどこでしょうか？注目すべき点は気流制限が起こっているタイミングです．呼気の方ではあまり閉塞らしい変化がなくて，吸気の方だけに変化がありますね．これは閉塞部位が**胸腔外**にあることを示唆します．そのメカニズムを説明します．

2 閉塞部位と気流制限のタイミング

　息を吸うときには，胸腔および肺は大気に比べて陰圧になっています．そのため，気道内も陰圧となり大気圧より低くなるので，胸腔外の閉塞は悪化します（図2）．逆に，強制的に息を吐くときには，胸腔および肺の中は大気に比べて陽圧になります．気道内も陽圧となり大気圧より高くなるので，閉塞の程度は軽減します．結果として，先のような吸気側で気流制限のあるフローボリューム曲線になるのです．

　それでは，閉塞が**胸腔内**になる場合はどうでしょうか？　この場合は息を吸うときに，閉塞部位の外側の胸腔が陰圧になるために，閉塞の程度が軽減します（図3）．強制呼気では，逆に胸腔内が陽圧となるために，気道は押されて閉塞が悪化します．結果として，胸腔内に閉塞部位がある場合は，**呼気側**に気流制限のあるフローボリューム曲線となります（図4b）．

　巨大甲状腺が気管を圧迫していたり，長期の気管チューブ留置によって気管狭窄を起こしたような症例では，閉塞の程度が吸気でも呼気でも

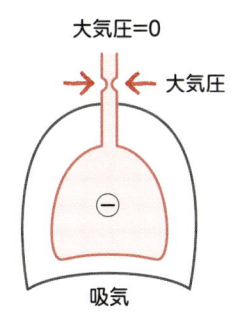

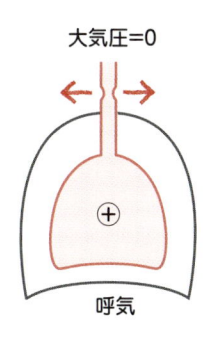

第2章　呼吸の駆動系

図2 ● 胸腔外に閉塞部位がある場合
閉塞は吸気時に悪化し，呼気時に軽減する

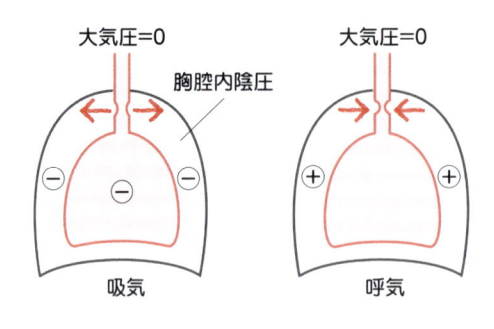

図3 ●胸腔内に閉塞部位がある場合
閉塞は吸気時に軽減し，呼気時に悪化する

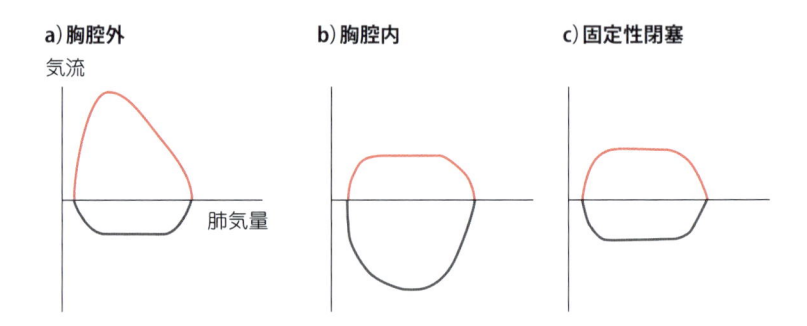

図4 ●上気道閉塞の部位とフローボリューム曲線のパターン

　変化しない**固定性閉塞**のパターンを取ることがあります．この場合は，フローボリューム曲線で吸気にも呼気にも平らな部分ができます（図4c）．
　このような，口・鼻〜気管下部の間にある気道の閉塞のことを，**上気道閉塞**と総称します．それに対して，先ほど見たような気管支喘息で起こるのは下気道の閉塞で，フローボリューム曲線のパターンが異なるのがわかります．これもスパイロメトリーから読みとることのできる重要な所見です．上気道閉塞の所見を見つけた場合は，喉頭鏡または気管支鏡による気道の観察が必要です．

> **ポイント** ● フローボリューム曲線が平らになっていれば，上気道閉塞を探す

3 上気道閉塞の簡単な覚え方

　「こんなまだるっこしい説明をいちいち考えていられない．手っ取り

早く病変を知りたい」という方もいらっしゃるかもしれないので，上気道閉塞の簡単な覚え方を最後に付け加えておきます．胸腔外に閉塞がある場合のフローボリューム曲線は，下側の吸気が平らになっていて呼気は正常なので，上を指している矢印のようにも見えますね．フローボリューム曲線が上を指していると，上の方すなわち胸腔外の閉塞と覚えます．胸腔内の閉塞の場合は，フローボリューム曲線の上側の呼気が平らになるので，下を指しているように見えます．この場合は，下の方すなわち胸腔内の閉塞と覚えます．文字通り，フローボリューム曲線が病変部位を指し示しています．

さて，症例の患者さんに戻りますが，この方は関節リウマチによる輪状披裂関節の強直があるため，声帯が正中近くで固定されていました．「ゼーゼー」と聞こえていたのは，上気道性の喘鳴（stridor）だったのですね．呼吸器内科の古典的な教えに，"All that wheezes is not asthma"（ゼーゼーするからといって喘息とは限らない）というのがありますが，まさしくその通りだった症例です．

ポイント
- 上気道閉塞の見分け方
  胸腔外：フローボリューム曲線の吸気側が平ら
  　　　　（上向き矢印パターン）
  胸腔内：フローボリューム曲線の呼気側が平ら
  　　　　（下向き矢印パターン）

Side Note　関節リウマチと挿管困難

　関節リウマチは，四肢の関節の病気と思っていらっしゃるかもしれませんが，輪状披裂関節の強直から声門が狭くなったり，顎関節の疾患から開口障害を起こしたりと，気道に関係した関節にも症状が出ますので，気管挿管を難しくする疾患として覚えておくことも重要です．さらに，環軸椎関節亜脱臼という頸椎の疾患が起こることもあるため，気管挿管を行う際には頸椎の過伸展を避けなければなりません．このように，関節リウマチの患者さんは挿管困難の可能性がありますので，うまくいかないときのための準備は怠らないようにしたいものです．

第2章 呼吸の駆動系

14. 最大吸気圧（MIP）
水遁の術は可能か？

神経筋疾患を疑ったときに努力肺活量（FVC）以外に測定できることはあるか？

■ 吸気筋力を測る

　肺線維症のように肺が硬くなる病気でも，ギラン・バレー症候群のように呼吸筋力が低下する神経筋疾患でも，スパイロメトリーでは肺活量が小さくなる拘束性障害のパターンを示すのでした．それでは神経筋疾患を疑ったときに，診断を補助するような呼吸機能の検査はあるでしょうか？

　吸気筋の力を客観的に測る方法として，最大吸気圧（maximal inspiratory pressure：MIP）があります．息を完全に吐いた後（肺の大きさがRVのとき）に，力いっぱい吸ってもらい，そのときの気道内の陰圧を測定するというものです．性別，年齢によっても違いがありますが，正常はおおよそ－80～－100 cmH$_2$Oとなります．MIPは神経筋疾患などによる吸気筋力低下を**除外**したいときに特に有用で，**MIPが正常であれば吸気筋力の低下はないと言えます**．残念ながら，この検査は患者さんの努力に大きく依存します．手抜きをしようと思えばできるわけです．ですから，MIPが低いからといって常に筋力低下があるとは言えず，解釈には注意が必要になります．

　「第2章4．吸気のメカニズム」に出てきたギラン・バレー症候群では，人工呼吸を開始する判断基準としてFVCに加えてMIPを使うこともあります．MIPが－30 cmH$_2$Oに達しない場合は重度の筋力低下があると考え，人工呼吸器による換気補助の適応となります．MIPには

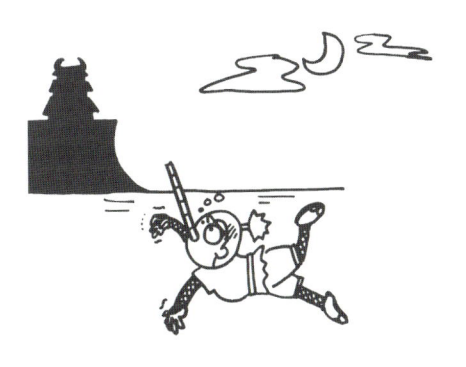

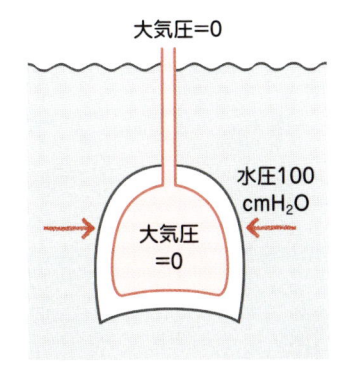

図1●水遁の術は可能か？　　　　　図2●水深1mで胸腔にかかる水圧

ベッドサイドで簡単に測定できるという利点もあります．

　唐突ですが，忍者が長い筒の一端をくわえて，もう一端を水面に出して呼吸しながら水中に潜んでいる，というようなマンガを見たことはないですか（図1）？ ちょっとやってみたくなりますよね．仮に水深1mのところに潜んでいる場合を考えてみましょう．たいした深さじゃなさそうですよね．簡単にするために，ここでは筒自体の抵抗は無視できるものとします．水中では水深に応じた圧がかかります．水深1mの水圧は100 cmH_2Oです．この圧が水中に潜む忍者の胸壁にかかっています．一方で，息を吸いはじめる前の肺の中の圧は，くわえている筒の先，すなわち水面の大気圧と同じなので0 cmH_2Oです（図2）．忍者がこの状態で息を吸おうとすると，100 cmH_2Oの水圧に打ち勝って胸腔を広げて，肺内を陰圧にする必要があります．MIPの正常が－80〜－100 cmH_2Oであることを考えると，これは不可能です．忍者が吸気筋を鍛える訓練をしていたのかは定かではありませんが，私たちは忍者のまねごとをしない方がよさそうです．

ポイント　● MIPで吸気筋力を測ることができる

第2章　呼吸の駆動系

第2章 呼吸の駆動系

15. サーファクタント
もし肺を水洗いしたら…

もし，肺を丸洗いして肺胞のサーファクタントを水で洗い流してしまったとすると，呼吸にどのような影響があるか？

1 肺胞を表面張力から守る

　表面張力ってご存じですか？　水滴が球状になったり，コップになみなみとついだ水がすぐにはこぼれなかったりするあれですね．液体が気体と接するときには，表面積を最も小さくするような力が働きます．それが表面張力です．

　表面張力がどのように肺に影響するか考えてみます．肺胞を図1のように，気道に接続した球と考えると，肺胞内圧（P）と表面張力（T），肺胞半径（r）の関係は

$$P = 2T/r$$

となります（図1）．これをラプラスの法則といいます．式自体は覚えてもらわなくてもよいのですが，ちょっとこの式の意味を考えてみましょう．肺胞が水で裏打ちされているとします．水は，表面張力によって表面積を小さくしようとするため，肺胞を開いておくためには中から圧をかけなければなりません．水の表面張力は表面積にかかわらず一定なので，半径が小さくなるほど，ラプラスの法則の式から肺胞を縮めようとする圧は高くなります．これはすなわち，息を吐いて肺胞が小さくなればなるほど，肺胞を開いておくためにより大きな圧が必要になることを意味します．また，大きな肺胞と，小さな肺胞が同じ回路でつながっていると，より高い圧が必要な小さい肺胞から先

76　●　人工呼吸に活かす！呼吸生理がわかる、好きになる

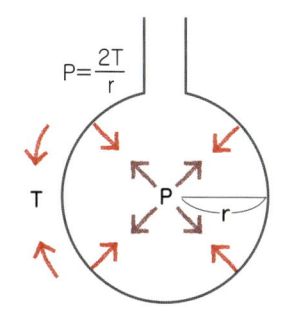

図1 ● 表面張力と肺胞内圧

表面張力が肺胞を縮めようとするため肺胞を広げておくためには圧（肺内外圧差）が必要
P：肺胞内圧
T：表面張力
r：肺胞半径

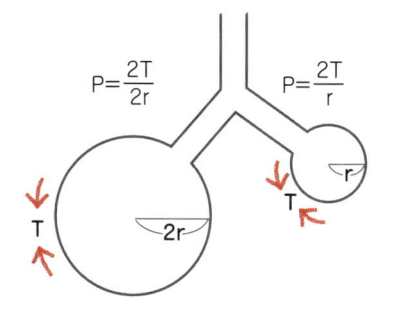

図2 ● 肺胞の大きさと肺胞内圧

肺胞の表面が水で裏打ちされているとすると、表面張力は肺胞の大きさに関わらず一定なので，肺胞が小さいほど，肺胞を広げておくのに必要な圧は高くなる．
図の場合，ラプラスの法則から小さい肺胞（右側）を広げておくのに必要な圧は大きい肺胞（左側）の2倍になる．

に虚脱してしまうことになります（図2）．

　人間の肺がこのように簡単に虚脱してしまっては不都合ですね．幸いなことに，私たちの肺には，虚脱しにくくする仕組みがあります．それがサーファクタントの役割です．肺胞の内側は，水ではなくこのサーファクタントで覆われています．サーファクタントは，脂質85〜90%とタンパク質10〜15%からなる液体ですが，水と比べるとはるかに表面張力が小さいという特徴があります．また水と違って，サーファクタントは表面積が小さくなると表面張力も低くなるという特徴があります．このため，肺胞が小さくなっても，水に比べると肺胞内圧は高くならないため，肺胞が虚脱しにくくなります．すなわちサーファクタントには

　1．肺胞を広がりやすくする（コンプライアンスを上げる）
　2．肺胞を虚脱しにくくする

という2つの働きがあります．

第2章　呼吸の駆動系

2 サーファクタントがないと…

　それでは，サーファクタントがなくなるとどうなるのでしょうか？肺を丸洗いしたわけではありませんが，実際にこのような病気があります．それは呼吸窮迫症候群（respiratory distress syndrome：RDS）です．サーファクタント産生が十分でない状態で生まれた未熟児に起こる肺の病態で，肺コンプライアンスの低下と肺胞の虚脱から，低酸素血症と呼吸仕事量の増大をきたします．治療はサーファクタントの投与と人工呼吸です．

　同じような名前の症候群に，急性呼吸窮迫症候群（acute respiratory distress syndrome：ARDS）があります．ARDSの病態の1つがサーファクタントの不活化であるため，ARDSの動物モデルをつくるのに，肺を生理食塩水で洗浄してサーファクタントを洗い流すという方法を使うこともあります．しかしRDSと異なり，ARDSの治療ではサーファクタント投与の有効性は示されていません．

ポイント　● RDSの治療はサーファクタント投与と人工呼吸管理

ar
第3章

呼吸の
ガス交換系

第3章 呼吸のガス交換系

1. ガス交換系とは

■ ようやく肺の話

　これまでは，いかに中枢神経が呼吸の指令を出し（コントロール系），末梢神経と筋肉が胸腔を動かして肺へ空気を出し入れする（駆動系）かという話をしてきました．この章ではガス交換系について説明します．ガス交換というのは肺に入った空気から酸素を取り込んで，同時に二酸化炭素を放出するという体にとって必須のメカニズムです．これまでは，中枢神経，末梢神経，筋肉など呼吸にかかわる肺以外の部分の話でしたが，ガス交換が行われるのは肺の中です．というわけで，呼吸の本なのにここまで来てようやく肺の話になります．

　そもそも肺の中には何がありますか？　まずは空気の通り道である気道がありますね．気道に続いて肺胞があります．肺胞と血管が接してガス交換を行うのですが，その間には間質があります．このように肺

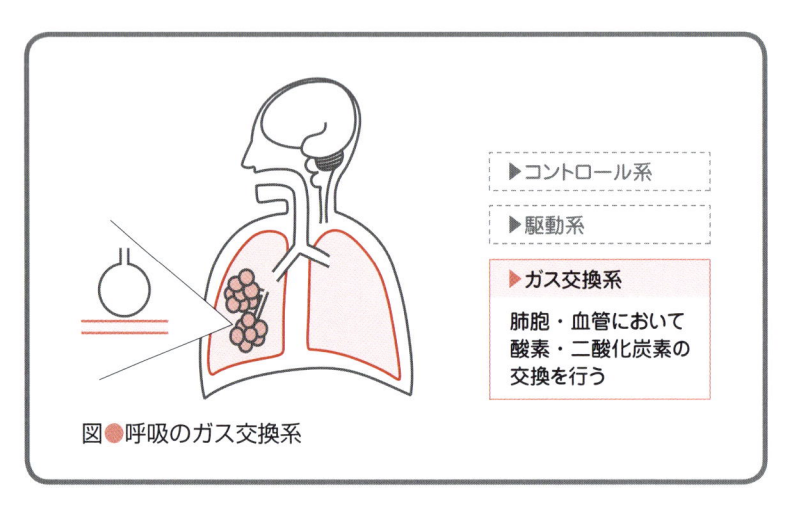

図●呼吸のガス交換系

▶コントロール系

▶駆動系

▶ガス交換系
肺胞・血管において酸素・二酸化炭素の交換を行う

には気道，肺胞，間質，血管があるのですが，気道については前章の駆動系で扱ったので，この章では肺胞と間質，血管を中心に話します．この3つがガス交換に関与しています．

　この章では，まず肺の血液循環と血管の中にある赤血球とヘモグロビンについて説明します．その後で肺胞の話，最後に肺胞と血管の間の関係（間質も含む）と続きます．

第3章　呼吸のガス交換系

第3章 呼吸のガス交換系

2. 肺の血液循環
大量喀血を止めるには

大量喀血の患者が救急外来に搬送されてきた．鑑別診断，出血源の同定のための検査を考えながら，同時に出血を止めるための処置を準備しなければならないが，出血部位へのアプローチとしてどのような方法を考えるか？

1 大量喀血が起きたら…

　大量喀血は緊急事態なので，慌てずかつ急いで対処したいところです．肺がんのような腫瘍，結核のような感染症，グッドパスチャー症候群のようなびまん性肺胞出血，僧帽弁狭窄症による肺水腫など，診断として考える病気はたくさんあります．出血部位の同定には，胸部X線やCT，気管支鏡が役に立ちます．大量喀血の場合で恐ろしいのは，失血ではなく窒息なので，必要であれば気管挿管をして気道を確保します．どちらの肺から出血しているかわかっていれば，その反対側の主気管支（右肺の出血なら左の主気管支）に挿管して，出血していない方の肺を守るという手技も行います．

2 どの血管にアプローチする？

　さて，出血部位が確認できたとします．残念ながら消化管の内視鏡とは異なり，気管支鏡ではできることが限られているため，多くの場合に大量出血を止めることはできません．そこで診断・治療に有用なのが血管造影です．血管造影で血管外への造影剤の漏出があれば，出血部位の確認になり，また塞栓術により治療も可能になります．

ここで皆さんにちょっと考えてもらいたいのは，どの血管から出血にアプローチするかです．目標臓器が肺なので，大腿静脈から下大静脈，右房，右室を通って肺動脈の造影を行いますか？ それとも大腿動脈を穿刺して大動脈にアプローチしますか？

　肺の血液循環を考えてみましょう．肺には2つ経路の循環が通っています．1つは**肺循環**で，

右室 ⇒ 肺動脈 ⇒ 肺毛細血管 ⇒ 肺静脈 ⇒ 左房

と循環し，肺毛細血管において血液を酸素化して同時に二酸化炭素を放出します．酸素化された血液は左室から体循環へと送られ，組織に酸素を供給します．もう1つは**体循環の気管支動脈**です．気管支動脈は大動脈（ときに肋間動脈）から分岐し，気管，気管支，臓側胸膜などに酸素を供給して，肺静脈を経由して**左房**へと流れます（「待てよ，それでいいのか？」と考えた方，するどいです．このあたりは後ほどまた説明します）．

　大量喀血の責任血管は多くの場合，気管支動脈です．**気管支動脈は大動脈から分岐する体循環であるため肺動脈と比べて圧が高く，深刻な出血になりやすい**のです．したがって，大量喀血の治療で先に行うのは大動脈を経由した**気管支動脈造影**です．

　肺は肺循環系の肺動脈と，体循環系の気管支動脈から血流を受けることがわかりました．ここからはさらに体循環と肺循環という2つの血管系について考えていきます．

> **ポイント** ● 肺には体循環と肺循環の2系統の循環が流れている

Side Note　肺塞栓が起こっても肺梗塞になりにくいわけ

　冠動脈が詰まれば心筋梗塞，脳動脈に塞栓が起これば脳梗塞となりますが，肺動脈に塞栓が詰まる肺塞栓が起こっても，肺梗塞になることが少ないのはなぜでしょうか？

　通常は，動脈の閉塞が起こるとそれより遠位への血流と酸素供給が閉ざされるため，梗塞（虚血による組織の壊死）が起こります．冠動脈，脳動脈の閉塞で心筋梗塞，脳梗塞が起こるのは皆さんもご存じの通りです．

　前述のように，肺には2系統の循環が通っています．肺塞栓で肺動脈が閉塞されたとしても，気管支動脈からの血流があるため，肺組織への酸素供給は完全には閉ざされにくくなっています．また，肺組織は肺胞の中にある空気から直接酸素を取り込むこともできます．このような二重，三重の酸素供給システムがあるため，肺塞栓が起きても肺梗塞になるのは全体の10〜15％に過ぎません．

第3章 呼吸のガス交換系

3. 2つの循環：肺循環と体循環

肺塞栓が広範囲に及ぶ（massive pulmonary embolism）とショックを起こすことがあるが，その原因は何か？

1 循環の仕組み

　肺循環と体循環は，右心と左心という2つのポンプを挟んで直列につながっています．直列回路ですので，体循環と肺循環では流量は同じになります（図1）．したがって左室の心拍出量が6 L/分であれば，肺の中を6 L/分で血液が通過していきます．結構な血流量ですね．肺は空気を含んだ風船みたいな臓器の印象がありますが，結構血流が豊富な臓器であることがわかります．安静時では，右室を出た血液が肺循環を通って左房に到達するまでにかかる時間は4〜5秒で，そのうちの肺胞に接して流れる0.75秒間でガス交換が行われます．

　同じだけの血流をもつ肺循環と体循環ですが，肺循環は体循環と比べて圧力が低いという特徴があります．これは肺血管抵抗が体血管抵抗のおよそ10分の1と低いことによります．オームの法則を覚えていますか？

　　●オームの法則
　　　圧較差＝流量×抵抗

でしたね．流れをつくるには圧較差が必要という式でした．この式は呼吸だけでなく循環の生理学にも利用します．循環の場合，流量とは心拍出量のことなので，

$$圧較差＝心拍出量×血管抵抗$$

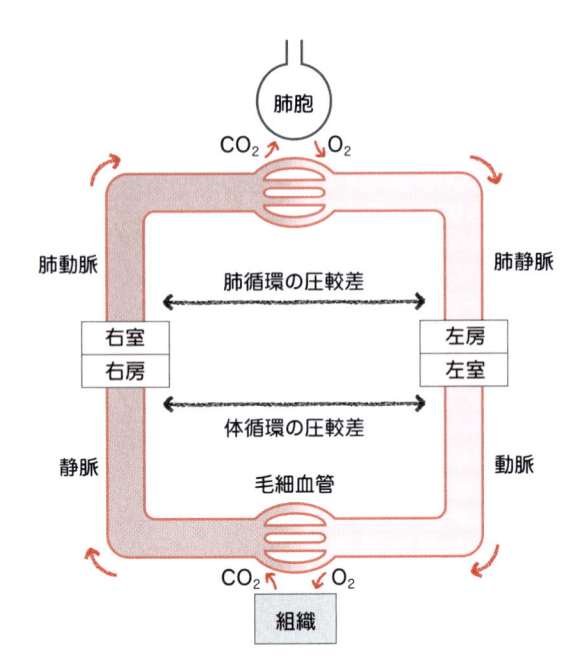

図1●肺循環と体循環

となります．圧較差というのは循環の上流と下流の圧の差のことなので，肺循環の場合，（平均）肺動脈圧と左房圧の差となります．体循環では（平均）動脈圧と右房圧の差です．圧較差があるために血液が流れます．血管抵抗が10分の1ということは，同じ量の血液を流すのに必要な圧較差も10分の1になります．肺動脈の血管壁は体循環の血管壁と比べてはるかに薄くなっているため，血液を駆出するポンプである右室も左室に比べると壁の薄い構造になっています．いかにも「筋肉！」という感じの左室に比べると，右室はかなり貧弱な感じです（図2）．

ポイント ● 肺循環は低圧系

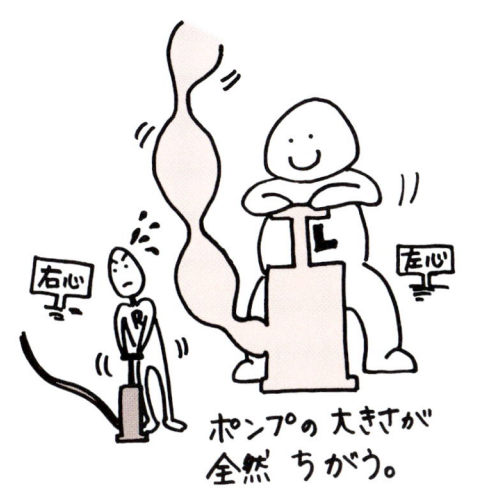

図2●右心と左心のイメージ

2 血流量を増やすには 〜右室が貧弱でも大丈夫！〜

　私たちの体を流れる循環は常に一定ではありません．運動をすると体内の酸素需要量が増えるのを補うため心拍出量が増大し，最大で安静時の7倍にもなります．心拍出量が7倍に増加するということは，肺循環を通る血流量も7倍に増えますので，単純に先ほどのオームの法則の式にあてはめると圧較差も7倍になってしまいますね．安静時の平均肺動脈圧は15 mmHg，左房圧は5 mmHgぐらいなので，左房圧が変化しなければ平均肺動脈圧は75 mmHgにまで上昇することになります．動脈の圧みたいに高いです．しかし先ほど述べたように，右室というのは筋肉が少ない構造なので，急にはこのような高圧に耐えられません．正常では，右室が耐えられるのはせいぜい平均肺動脈圧40 mmHgくらいまでです．これでは私たちの体は運動に耐えられないことになりますが，どのように対処しているのでしょう？

　肺の血管は常にすべて開いているわけではありません．図3のように肺毛細血管には安静時には閉じているものもあります．開いている血管も完全に拡張しているわけではないので，余力があります．ここで運動時のように肺を流れる血流量が増加したとします．そうすると

第3章　呼吸のガス交換系

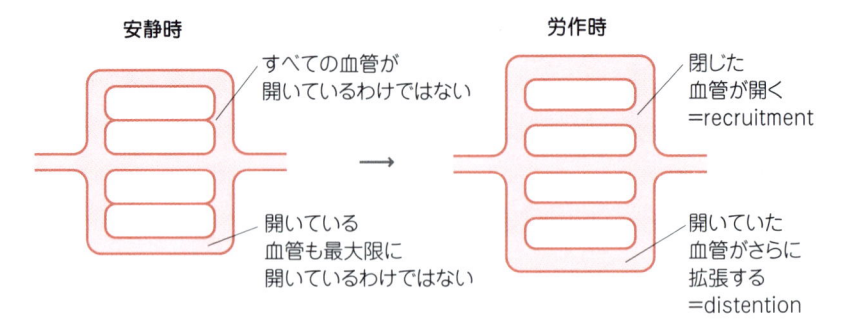

図3●安静時と労作時の肺血管

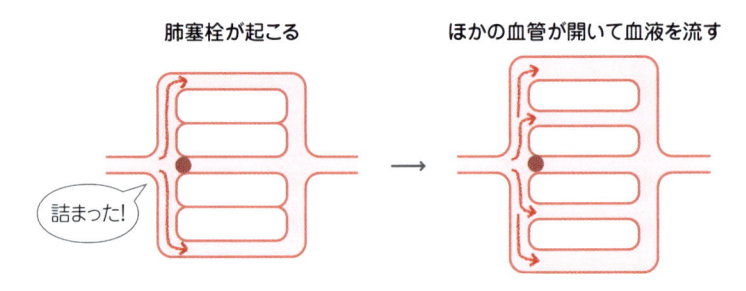

安静時：すべての血管が開いているわけではない／開いている血管も最大限に開いているわけではない

労作時：閉じた血管が開く＝recruitment／開いていた血管がさらに拡張する＝distention

図4●肺塞栓時の肺血管

塞栓の範囲が小さければ，ほかの血管が開いたり（recruitment），拡張したり（distention）することで肺動脈圧の上昇は起こらない．塞栓が広範囲に及ぶと血管が足りなくなるため肺動脈圧が上昇する．

それまで閉じていた血管が開き（recruitment），すでに開いていた血管はさらに拡張します（distention）．このように，必要に応じて血管を開いたり閉じたりすることで血管抵抗を調節して，肺動脈圧がそれほど上昇しないようにしているのです．というわけで，正常では運動時でもほとんど肺動脈圧は上昇しません．

> **ポイント** ● 正常では，血流が増えても肺循環の圧は大きく変わらない

3 肺塞栓が起きると…

　肺塞栓の話に戻りましょう．塞栓が流れてきて肺動脈に詰まるのが肺塞栓のメカニズムです．塞栓は多くの場合，下肢にできた深部静脈血栓症（deep vein thrombosis：DVT）から流れてきたものです．塞栓が起こる範囲が小さい場合，先ほど述べたrecruitmentやdistentionというメカニズムでほかの部分を流れる血液を増やすため，すぐに肺動脈圧が上昇することはありません（図4）．しかし，肺塞栓が広範囲に及ぶ場合，血液を流すための血管が足りなくなります．少ない血管を使う結果，血管抵抗が上昇して肺動脈圧が上昇します．肺動脈圧が上昇したときには，右室はそれを上回る圧をつくり出すように収縮しなければならなくなります．右心には筋肉が少ないので，急性の場合に右室が代償できるのは平均肺動脈圧がせいぜい40 mmHgまでという話をしましたが，肺動脈圧がこれより高くなると右室は血液を拍出できなくなり，右心不全からショックになります．これが肺塞栓からショックになるメカニズムです．肺血管の50〜70％が血栓で詰まったときに起こります．

ポイント ● 右心は急な圧の上昇に対応できない

第3章 呼吸のガス交換系

4. 血管内外の水分バランス
肺水腫が起こるわけ

> 左心室の収縮機能低下のある患者が呼吸苦を訴えて来院した．胸部X線では両側肺野に肺門部を中心にした浸潤影がある．疑うべき病態は何か？ そのメカニズムは？

1 肺血管では水が出入りしている

　ここまでの話では，肺血管というのは血液が通過するだけの管のようでした．しかし実際にはそれだけではなく，血管の内外では常に水分の出入りが行われています．この水分の出入りに異常が起こるのが肺水腫のメカニズムです．肺水腫と言われてぱっと浮かぶのは，おそらく心原性肺水腫でしょう．いわゆる「うっ血性心不全」と呼ばれているもので，心機能が悪い人の肺が白くなるアレです．しかし肺水腫は心原性に限りません．心機能が良くても起こる非心原性肺水腫というものもあります．ここでは両者のメカニズムを見てみることにします．

2 肺水腫の原因はどこにある？

　今回は，オームさんではなくスターリンさんにご登場いただきます．血管というのはただの管ではなく，けっこう水分が出入りできるようになっています．血管から水分が出て行くだけでなく，血管の周りから水分が血管に入ります．このような水分の出入りを考えたのが**スターリンの平衡**です．スターリンの平衡の式は

$$\dot{Q}_f = K_f \{(P_c - P_i) - \sigma(\pi_c - \pi_i)\}$$

と表されます．ここでそれぞれの記号の意味は

- $\dot{Q}_f$：水の漏出量
- K_f：毛細血管濾過係数（膜の液体に対する透過性）
- P_c：毛細血管静水圧
- P_i：間質静水圧
- σ：反射係数（膜の溶質に対する通りにくさ．$\sigma = 0$では溶質が膜を自由に通過でき，$\sigma = 1$では全く通過できない）
- π_c：血漿膠質浸透圧
- π_i：間質膠質浸透圧

ですが，かなりとっつきにくそうな式ですね．「やっぱり，呼吸生理はよくわからないや」と投げ出す前にちょっとだけガマンしてついてきてください．この式のキモをざっくり説明します．

1）スターリンの平衡のキモとは？

静水圧というのは，私たちがふだん「圧」と呼んでいるもので，血圧とか中心静脈圧とか言うときに使っています．血管の中の方が，血管の外側の間質よりも圧が高いので（$P_c > P_i$），静水圧は血管の中から外へ水を押し出そうとします．スターリンの平衡の式の

$$P_c - P_i$$

の部分です．浸透圧も血管内の方が間質よりも高いのですが（$\pi_c > \pi_i$），こちらは逆に水分を血管の外から中へ引っ張り込むように働きます．これが

$$\pi_c - \pi_i$$

の部分です．アルブミンが浸透圧の中心的な役割を果たします．σというのは，毛細血管壁がどれだけ浸透圧物質を血管内へ引き留めておけるかを示します．σが高ければアルブミンなどの浸透圧物質がより血管内に残ります．式の1番前にあるK_fは，毛細血管壁がどれほど液

体を通しやすいかを示します．高ければより水分が血管から外へ流れ出やすくなります．

2）スターリンの平衡の式が意味するものは…

全体としては，静水圧が水を血管内から外へ押し出そうとして，浸透圧は逆に血管外から水分を血管内へ引き込もうとしています（図a）．そこに血管の通りやすさという要素が影響してきます．正常では，血管から間質へわずかずつ水がもれ出ていますが，リンパから吸収されるので間質や肺胞が水浸しになることはありません．血管からもれ出ていく水の量が，リンパで吸収できるよりも多くなると間質に水がたまり，さらに多くなると肺胞にも水がたまることになります．

スターリンの平衡の式を文字にすると，

 血管からもれる水の量
 ＝血管のもれやすさ×（静水圧差－血管からの膠質のもれにくさ×膠質浸透圧差）

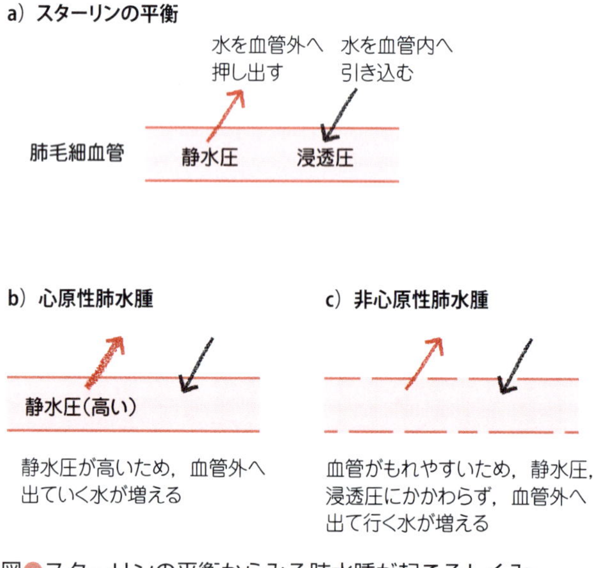

a）スターリンの平衡

肺毛細血管　静水圧　浸透圧
水を血管外へ押し出す　水を血管内へ引き込む

b）心原性肺水腫

静水圧（高い）

静水圧が高いため，血管外へ出ていく水が増える

c）非心原性肺水腫

血管がもれやすいため，静水圧，浸透圧にかかわらず，血管外へ出て行く水が増える

図●スターリンの平衡からみる肺水腫が起こるしくみ

になります．血管内外の水分の出入りには，静水圧，浸透圧，血管のもれやすさ（血管透過性）という3つの要素がかかわっているわけです．臨床的には，低アルブミン血症など浸透圧の低下だけで肺水腫になることはないので，①静水圧の上昇，または②血管透過性の上昇，の2つが肺水腫の原因になります（図b, c）．①による肺水腫を心原性肺水腫，②による場合を非心原性肺水腫と呼びます．

3 心原性肺水腫と非心原性肺水腫の違い

　はじめにあげた症例に戻ると，左心機能低下によって肺水腫を起こしていることが疑われますね．肺循環は肺静脈から左房・左室へと流れていくので，左心がうまく機能していなければ血流が滞ってしまいます．そのため肺循環の圧が上がり，静水圧P_cが上昇することになります．高い静水圧によって血管外へと押し出された水分量がリンパによって吸収できる限界を超えると，心原性肺水腫となります．前にあげた原因のうち①のパターンですね．治療には左心へ流れていく血流量（前負荷）を減らすための利尿薬や，左心の収縮が打ち勝たないといけない圧（後負荷）を減らすための血管拡張薬を使います．後負荷の軽減にはNPPVを使うこともあります（「第4章28.NPPV」参照）．

　一方で，非心原性肺水腫は心機能が正常でも起こる肺水腫で，毛細血管の静水圧は必ずしも上昇していません．血管がもれやすくなることで，静水圧にかかわらず血管の中から外への流れが増える，というのが非心原性肺水腫メカニズムです．前にあげた原因のうちの②のパターンです．より詳しく言うと，スターリンの平衡の式でK_fが高くなり，σが低くなっています．非心原性肺水腫の典型的な例に急性呼吸窮迫症候群（ARDS）があります．ARDSでは，血管の炎症によって血管がもれやすくなるために肺水腫が起こるのです．静水圧の上昇が原因ではないので，やたらと利尿薬を投与すればよいわけではないのはわかりますね．

ポイント ● 肺水腫には2通りの機序がある

第3章 呼吸のガス交換系

第3章 呼吸のガス交換系

5. ヘモグロビンの働き 1
貧血で息が苦しくなるわけ

息切れを主訴とする60歳女性が外来を受診した．さっそく呼吸器系の検索をはじめようと思ったが，女性の顔色がひどく悪いことに気がついた．バイタルサインでは頻脈があり，身体所見上では眼瞼結膜が蒼白であった．貧血が疑われる状態であるが，貧血と息切れの関係は？

■ ヘモグロビンと呼吸の関係とは

　血管の話に続いて，血管の中身すなわち血液の中でも，特に赤血球の働きについてみてみましょう．肺胞に入った空気から酸素が血液に取り込まれ，心臓の拍出で全身の組織に供給されてはじめて呼吸が完結します．肺への空気の出し入れの部分を**外呼吸**と呼ぶのに対して，血液に取り込まれた酸素が組織で利用されるまでを**内呼吸**と呼びます．酸素を血液に取り込む働きを担うのが，赤血球と赤血球に含まれるヘモグロビンです．

1）血液中の酸素量とは？

　肺胞まで来た酸素は，肺胞上皮，間質，肺毛細血管内皮を超えて血液に入ることになりますが，酸素は決して血液に溶けやすい気体ではありません．血液1 dLあたりに溶ける酸素の量は酸素分圧に比例して

$$血液に溶ける酸素 = 0.003 \times 酸素分圧$$

となります．酸素分圧が高ければ高いほど血液に溶ける酸素の量が増えるわけですが，仮に動脈血酸素分圧（PaO_2）を100 mmHgとしても

血液に溶ける酸素の量は0.3 mL/dLとあまり多くはありません．

このように酸素は血液に溶けにくいので，血液が酸素を能率よく運搬するためには別の方法が必要になります．そこで登場するのがヘモグロビンです．ヘモグロビンは酸素との親和性が高く，血液中に含まれる酸素の大部分は赤血球のヘモグロビンに結合しています．ヘモグロビンと酸素が結合している割合を示す用語に**酸素飽和度**がありますが，これは全ヘモグロビンのうち酸素が結合したヘモグロビンの割合を示す数値です．例えば酸素飽和度90％と言えば，動脈血中にヘモグロビンが100個あるうち，90個が酸素に結合していることを表します．酸素飽和度はパルスオキシメーターで経皮的に測定するか，血液ガス分析から測定します．ヘモグロビン1 gに結合できる酸素の量は1.35 mLなので，

$$\text{ヘモグロビンに結合している酸素の量} = 1.35 \times \text{ヘモグロビン量} \times \text{酸素飽和度}/100 \text{ (mL/dL)}$$

となります．ヘモグロビンを14 g/dL，酸素飽和度を98％とすると，酸素の量は18.5 mL/dLです．先ほど計算した血液に溶けている酸素に比べると，はるかに多いのがわかりますね．ですから通常は，血液中に含まれる酸素の量を計算するときには，溶けている分は少ないので無視して，ヘモグロビンに結合している量だけ考えて大丈夫です．血液1 dLあたりに含まれる酸素の量のことを**酸素含有量**と呼びます．まとめると

$$\begin{aligned}\text{酸素含有量} &= \text{ヘモグロビンに結合している酸素の量} + \text{血液に溶けている酸素の量} \\ &\fallingdotseq \text{ヘモグロビンに結合している酸素の量} \\ &= 1.35 \times \text{ヘモグロビン量} \times \text{酸素飽和度}/100 \quad ―①\end{aligned}$$

となります．

2）全身へ届く酸素量は何で決まる？

組織に供給される酸素の量には，血液に含まれる酸素の量だけでな

く心機能が影響します．いくら血液に酸素が含まれていても，心機能が低下していると組織にまで酸素が十分に到達しません．組織に送られる酸素の量のことを酸素運搬量と呼び，

$$酸素運搬量 = 酸素含有量 \times 心拍出量 \quad -②$$

と表されます．ここでいう組織には脳や心臓など，体内のすべての重要な臓器が含まれます．

> **ポイント**
> - 酸素含有量＝1.35×ヘモグロビン量×酸素飽和度/100
> - 酸素運搬量＝酸素含有量×心拍出量

　外来の患者さんの話に戻ると，ヘモグロビンは7g/dLでした．酸素飽和度を98％のままとすると酸素含有量は①の式から

$$酸素含有量 = 1.35 \times 7 \times 0.98 = 9.3 \, mL/dL$$

となります．ヘモグロビンが14 g/dLのときの18.5 mL/dLに比べると半分になっています．心拍出量が変わらないままだと，②の式からわかるように組織に供給される酸素の量は半分になってしまいます．そ

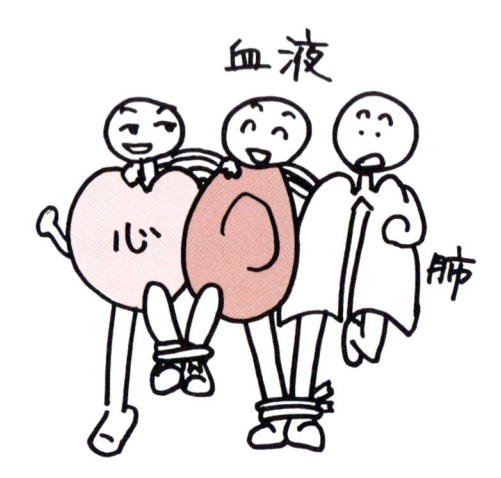

図●酸素供給に欠かせない肺，心臓，血液のイメージ

こで貧血のある患者さんは心拍出量を増加させて，酸素運搬量を上げようとします．貧血で頻脈になるのはこのような代償機転のためです．貧血の患者さんの息切れは，酸素需要が増えて代償がきかなくなる労作時にまず出現し，貧血の程度が進行すると安静時にも症状が出るようになります．もともと心機能が悪い人は，心臓による代償が効きにくいので軽度の貧血でも症状が出ます．

ポイント
● 体内への酸素供給には肺，心臓，血液が関与しており，いずれかの機能が低下すると酸素供給量が低下する（図）

Side Note　分圧，酸素飽和度の表記方法

　分圧や酸素飽和度の表記方法には一定のしきたりがあります．まず大文字のPで始まっているのが分圧です．Pのあとの小さな文字は分圧を測る場所を示します．Aなら肺胞，aなら動脈です．最後にくるのは気体の種類で，O_2（酸素），CO_2（二酸化炭素）などがここにきます．例えば，PaO_2とは動脈血酸素分圧のことですし，P_ACO_2とは肺胞気二酸化炭素分圧になります．

　酸素飽和度も似たような表記をします．最初の大文字のSは飽和度を意味し，最後のO_2とは酸素のことです．間にある小さな文字が酸素飽和度を測る場所です．例えば，SaO_2とは動脈血酸素飽和度，$ScvO_2$は中心静脈血酸素飽和度，SpO_2はパルスオキシメーターで測定した酸素飽和度となります．

〈分圧の表記〉

$$P \circ \bigcirc$$

分圧　場所　気体

A：肺胞	O_2：酸素
a：動脈血	CO_2：二酸化炭素
v：静脈血	

例：PaO_2　動脈血酸素分圧
　　P_ACO_2　肺胞気二酸化炭素分圧

〈酸素飽和度の表記〉

$$S \circ O_2$$

飽和度　場所　酸素

- a：動脈血
- v：静脈血
- cv：中心静脈血
- $\bar{v}$：混合静脈血
- p：パルスオキシメーター

例：SaO_2　動脈血酸素飽和度
　　$ScvO_2$　中心静脈血酸素飽和度

第 3 章 呼吸のガス交換系

6. ヘモグロビンの働き 2
多血症が起こるわけ

50歳男性が，日中の倦怠感と過度の眠気を主訴に外来受診した．配偶者の話によると，睡眠時のいびきがひどく，ときどき息をしていないことがあるとのこと．最近の健康診断では，コレステロール高値とともにヘモグロビンが上昇していると指摘されている．ヘモグロビン上昇の理由は？

■ ヘモグロビンは多いほどよい？

　　貧血とは逆に，ヘモグロビンが増える状態を多血症と呼びます．ヘモグロビンは肺で酸素を受け取り，全身へ供給するという働きをするのでした．ということは，ヘモグロビンが上昇すると血液が運ぶことのできる酸素量は増えることになります．

$$酸素含有量 = 1.35 \times ヘモグロビン量 \times 酸素飽和度/100$$

酸素含有量が増えるのならよいことのように見えます．しかし，ヘモグロビンが増えると血液の粘稠度が高くなることで心筋梗塞などの原因にもなるので，必ずしもそうではありません．そもそも，この患者さんではなぜヘモグロビンが増えているのでしょうか？

　　この患者さんの主訴と家族の話からは，閉塞性睡眠時無呼吸症候群が疑われます．閉塞性睡眠時無呼吸症候群とは，眠っているときに上気道を支える筋肉が弛緩することで，上気道が閉塞するために無呼吸になる症候群です．無呼吸の状態が続くと動脈血の酸素分圧が低下し，二酸化炭素分圧が上昇します．すると，「第1章 呼吸のコントロール系」で見たようにフィードバック機構が働き，呼吸中枢に強い呼吸刺

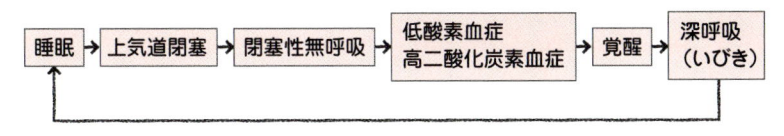

睡眠 → 上気道閉塞 → 閉塞性無呼吸 → 低酸素血症 高二酸化炭素血症 → 覚醒 → 深呼吸（いびき）

図●睡眠時無呼吸症候群のメカニズム

激を送ります．強い呼吸刺激によって患者は覚醒して息を吸うのですが，眠ってしまうとまた上気道の閉塞が起こります．これを睡眠中に何度もくり返すのが睡眠時無呼吸症候群です（図）．

重度の睡眠時無呼吸症候群があると，低酸素血症のために眠っている間には体に十分な酸素が供給されないことになります．これを代償するため，体はヘモグロビンを増やすという行動に出ます．そうすると，酸素飽和度が低くても酸素含有量を保ちやすくなりますね．このような状態を**2次性多血症**と呼びます．「2次性」とついているのは，低酸素血症のような何らかの原因によって骨髄が刺激されることで多血症になっているためで，明らかな原因がなく骨髄が過形成になる真性多血症（polycythemia vera）と区別します．呼吸器疾患以外に2次性多血症を起こす原因としてチアノーゼ性心疾患もありますが，こちらも低酸素血症が多血の原因です．**多血症の患者さんを見たら，まず低酸素血症がないか確かめます．**

- 2次性多血症が起こるメカニズム
  低酸素血症 ⇒ 酸素含有量↓ ⇒ 酸素運搬量↓ ⇒ 組織の低酸素
  ⇒ 代償性の骨髄過形成 ⇒ 多血症

2次性多血症は低酸素血症を補うための代償機転ですが，ヘモグロビンが多すぎると血液の流れが悪くなってしまいます．多血症を治療するには，原因である低酸素血症を治療します．

ポイント ● 多血症を見たら，低酸素血症がないか調べる

第3章 呼吸のガス交換系

第3章 呼吸のガス交換系

7. 酸素解離曲線
ヘモグロビンと酸素のいい関係

ヘモグロビンの酸素解離曲線の右方移動が起こる原因と，その生理学的利点は？

1 酸素解離曲線 〜S字が特徴！〜

　酸素は血液に溶けにくいため，酸素運搬の中心的役割を担うのは赤血球にあるヘモグロビンです．ヘモグロビンは肺毛細血管を流れるときに肺胞から酸素を受け取り，末梢では酸素を放して組織に供給します．ヘモグロビンによる酸素運搬を詳しく見るため，酸素解離曲線を見てみます．

　ヘモグロビンの酸素解離曲線というのは，血液の酸素分圧とヘモグロビンの酸素飽和度の関係を示す曲線です（図1）．酸素分圧が高いほどヘモグロビンが酸素と結合する割合が高くなり，酸素分圧が低いとヘモグロビンと酸素の結合も低くなるという関係を示していますが，その関係は直線ではなくS字状になっているのが特徴です．重要なのでもう一度言います．**酸素分圧と酸素飽和度の関係は直線的ではありません**．このために赤血球はより効率的に酸素の積みおろしができるのです．また，酸素解離曲線が常に一定ではなく，体の状態により「右方移動」や「左方移動」をすることも酸素運搬に影響します．

1）動脈血でのヘモグロビンと酸素の関係

　まず，動脈血を見てみましょう．動脈血というのは肺で酸素を受け取って帰ってきたばかりなので，体の中で最も酸素を多く含む血液です．動脈血の酸素飽和度は，末梢組織に向かう前の血液がどれほど酸

図1 ● ヘモグロビンの酸素解離曲線

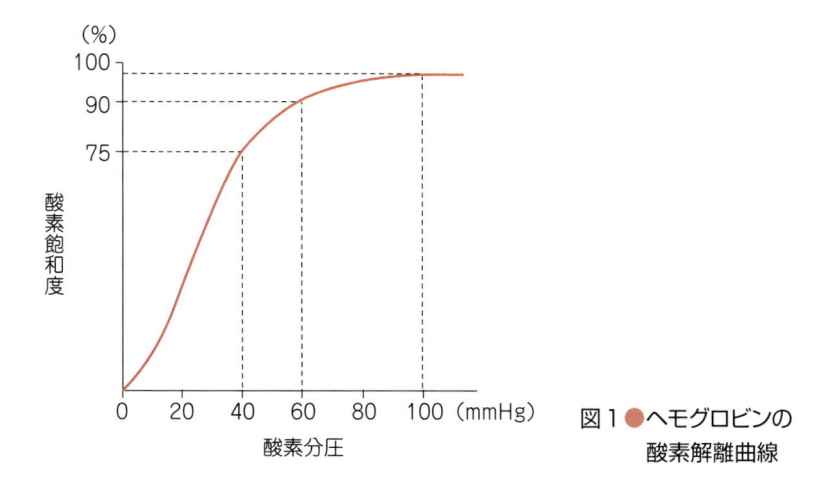

素を積み込んでいるかの指標になります．酸素解離曲線で見ると，酸素分圧60 mmHgのときの酸素飽和度はおよそ90％です．これよりも酸素分圧を上げていくと，酸素飽和度は上がりはしますが，酸素解離曲線は右側に行くにつれて平坦になっていくために，ヘモグロビンに積み込まれる酸素はそれほど増加しません．酸素分圧を100 mmHgまで上げると酸素飽和度は98％程度になります．逆に，酸素分圧が55〜60 mmHgよりも下がると，曲線の傾きが急になっているため酸素飽和度が急激に下がり，末梢組織まで十分な酸素を運搬できない危険な状態になります（図2）．一般に在宅酸素療法を導入する指標がPaO_2 55〜60 mmHg，酸素飽和度88〜90％となっているのはこのためです．

2）組織でのヘモグロビンと酸素の関係

　次に，組織での酸素供給について見てみましょう．酸素を積み込んだ血液は，組織まで流れてきて酸素を放出します．組織を通過したあとの静脈血の酸素分圧はおよそ40 mmHg，酸素飽和度は75％くらいに下がります．動脈血に含まれる酸素と，組織を通過したあとの静脈血に含まれる酸素の差の分が，組織に供給されたわけです（図3）．酸素解離曲線を見ると40 mmHgあたりでは傾きが非常に急になっていますね．これは，酸素分圧が少し下がっただけで酸素飽和度は大きく下がる，すなわちヘモグロビンが酸素を放しやすいことを意味します．

第3章　呼吸のガス交換系

図2 ● 動脈血でのヘモグロビンと酸素の関係

図3 ● 組織でのヘモグロビンと酸素の関係

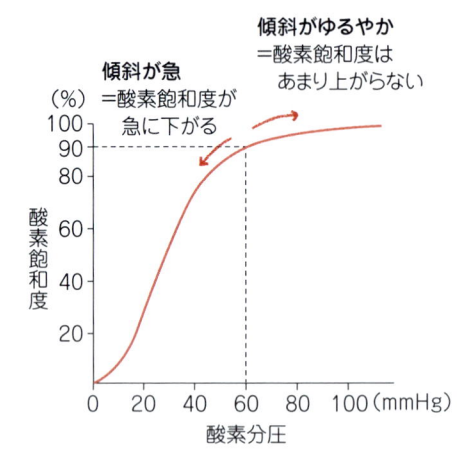

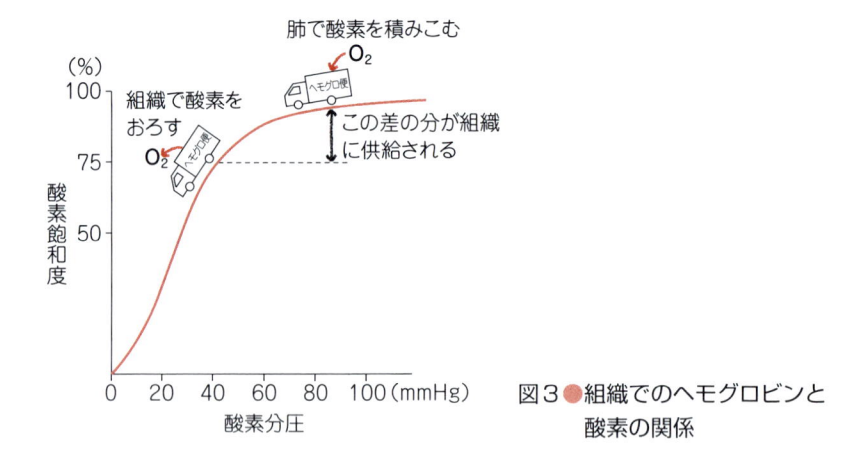

　ヘモグロビンの役割は肺で積み込んだ酸素を組織に供給することなので，酸素に結合しやすいだけではなく，放しやすいことも重要です．
　組織を通過したあとの静脈血の酸素飽和度が75%もあるということは，ヘモグロビンは積んできた酸素の4分の1程度しか下ろして行かないことになります．しかし，ヘモグロビンがけちなわけではありません．ゆとりをもって，体への酸素供給を行っているために，酸素需要が増えても対応できるための余力を残しているのです．組織での酸素需要が増えたり，心機能が低下したりすると，酸素を下ろす割合が増えるため静脈血酸素飽和度は低下します．

> **ポイント** ● ヘモグロビンは酸素に結合しやすく放しやすい

2 酸素解離曲線の右方移動

1）右方移動は体に悪い？

　酸素解離曲線は一定ではないと言いましたが，**右方移動**について考えてみましょう．体温だとかpHだとか2,3-DPGとか，酸素解離曲線が右方移動する理由を試験前に一生懸命暗記した方もいるかもしれませんね．しかし，右方移動の生理学的な意味を考えれば，丸暗記の必要はなくなります．

　酸素解離曲線が右側へ移ると，同じ酸素分圧での酸素飽和度が下がりますので，「下方」移動でもあるわけです（図4）．でも"右方移動→酸素飽和度下がる→良くない"と短絡的に考えないようにしてください．実は右方移動は組織の酸素供給にとってはむしろよいことなのです．

　運動するときの例を考えてみましょう．筋肉を使うので，筋肉の酸素消費量が増えますね．そうすると，筋肉としてはもっと酸素を供給してもらいたくなります．ヘモグロビンは積んできた酸素をすべて組織で下ろしていくわけではなく，75％ほどは積んだまま帰ってしまうのでした．しかし酸素解離曲線が右方へ移動すると，同じ酸素分圧40

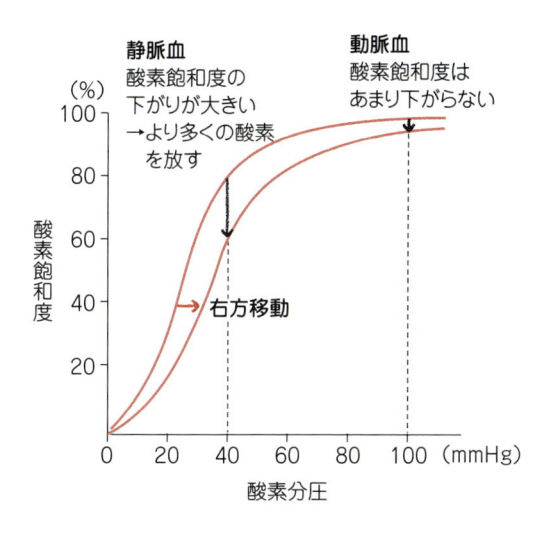

図4 ● 酸素解離曲線の右方移動

mmHgであっても酸素飽和度はより低くなります．すなわち，より多くの酸素が末梢でヘモグロビンから離れるので，組織への酸素供給が増えます．

「でも，右方移動すると動脈血での酸素結合も減るのでは？」と考えるかもしれませんが，ここがS字状カーブのエライところです．確かに同じ酸素分圧であれば動脈血での酸素飽和度も下がるのですが，動脈血は酸素解離曲線のかなり平坦になっているところなので，その下がり方は末梢と比べるとはるかに小さいのです．というわけで，

　　動脈血酸素飽和度をあまり下げずに，組織での酸素飽和度を下げる
　　⇒ 酸素供給が増える

という図式になります．

2）右方移動が起こるワケ

　右方移動させる要因として，体温上昇，pH低下，PCO_2上昇，2,3-DPG上昇があります．運動して筋肉を使うと体温は上昇します．酸素を消費して二酸化炭素を産生するのでPCO_2が上昇し，pHが下がります．赤血球による解糖系が亢進し，解糖系の中間産生物である2,3-DPGは上昇します．したがってこれらはすべて代謝が亢進していて，酸素需要が増えていることの指標になっています．酸素解離曲線を右方移動させて，組織への酸素供給を増やすのは理にかなってますね（図5）．

ポイント ● 酸素解離曲線の右方移動によって組織への酸素供給が増える

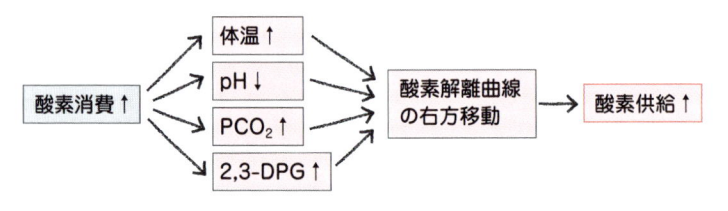

図5 ● 右方移動の要因

第3章 呼吸のガス交換系

8. 酸素解離曲線の左方移動
くっつくことと，はなれること

> 冬のある日，頭痛，悪心，めまいを訴える患者が救急室へ搬送された．ストーブをつけたまま就寝し，目覚めたときにはすでに症状があったとのこと．同じ部屋にいた家人も同様の症状を示している．救急隊到着時には意識があったが，救急車内で痙攣を起こした．パルスオキシメーターで測定した酸素飽和度は98％であった．まず行うべき治療は？

1 一酸化炭素の怖い作用

「冬，ストーブ，非特異的症状と意識障害，同室にいた人も同じ症状」とくると，一酸化炭素中毒が疑われますね．治療としては何はともあれ高濃度の酸素投与です．「酸素飽和度が98％もあるんだから，酸素はいらないでしょ」と考えてはいけません．すみやかに治療を行わなければ，重篤な神経学的後遺症を残し，重症の場合は死に至ることもあります．

一酸化炭素（CO）は通常，大気中に0.001％未満しか存在しません．事故または意図的に高濃度の一酸化炭素に暴露されると一酸化炭素中毒が起こります．一酸化炭素中毒では吸入されたCOが肺胞から血液に入ります．COはヘモグロビンに対する親和性が酸素の200〜250倍も高いため，肺毛細血管において酸素を押しのけてヘモグロビンと結合してしまいます．本来酸素を運搬するはずであるヘモグロビンに，一酸化炭素が固く結合してしまうので，酸素運搬量は低下します．「酸素飽和度が98％もあるのだから，酸素はちゃんとヘモグロビンに結合している」と考えるかもしれませんが，実はそうではありません．パル

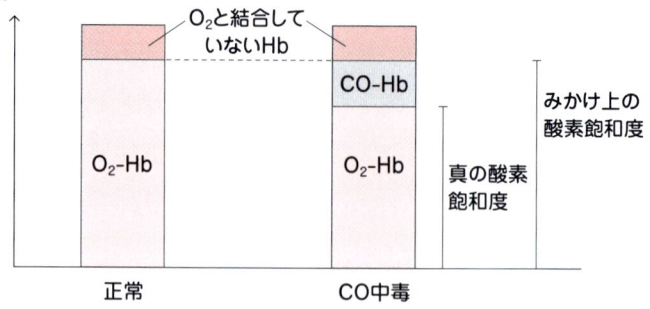

図1 ● CO中毒と酸素飽和度
O₂-Hb：酸素が結合したヘモグロビン
CO-Hb：一酸化炭素が結合したヘモグロビン

　パスオキシメーターは，酸素の結合したヘモグロビンと一酸化炭素の結合したヘモグロビンを区別できないので，両方を合わせたものを酸素飽和度として表示してしまい，本当の値よりも高い数値を示します（図1）．一酸化炭素が結合したヘモグロビン（カルボキシヘモグロビン：CO-Hb）を正確に測定するには血液ガス分析が必要になります．

2 左方移動と酸素供給

　これだけでも十分怖い一酸化炭素ですが，ヘモグロビンに対する作用がもう1つあります．それは酸素解離曲線の**左方移動**です．前項「第3章 7.酸素解離曲線」で説明したとおり，右方移動は末梢での酸素飽和度を下げて，ヘモグロビンが組織に放す酸素の量を増やすのでした．左方移動では逆に同じ酸素分圧でも酸素飽和度が上がり，ヘモグロビンが酸素を放しにくくなってしまいます（図2）．ということは，一酸化炭素中毒では，ヘモグロビンにくっつく酸素の量が減るだけでなく，くっついた酸素が末梢で離れにくくなり，組織への酸素供給が二重に減ってしまいます．一酸化炭素は無色・無味・無臭のため，暴露されていても気づきにくいのも恐ろしいところです．治療には酸素を投与して，一酸化炭素がヘモグロビンへ結合するのを少しでも減らすようにします．高圧酸素療法を行うこともあります．ちなみにCO-Hbは喫

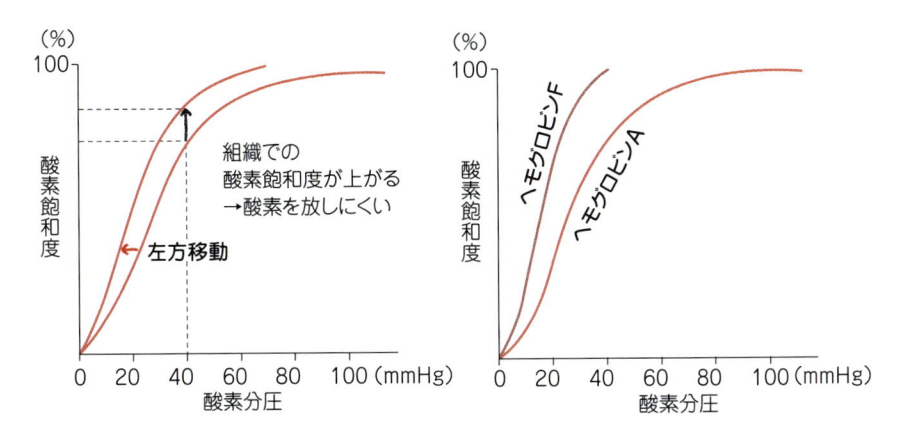

図2 ● 酸素解離曲線の
　　　左方移動と酸素供給

図3 ● 胎児ヘモグロビンの酸素解離曲線
大人：ヘモグロビンA
胎児：ヘモグロビンF

煙によっても上昇しますので，たばこを吸う人は将来の心血管疾患や肺がんのリスクだけでなく，今現在の酸素供給にも影響を及ぼしていることを知っておいた方がよいですよ．

ポイント ● 酸素解離曲線の左方移動によって組織への酸素供給が減る

3 正常でも左方移動は起こる

　左方移動の話が出たので，病気でなくても酸素解離曲線が左方移動する状態を1つ示します．大人のヘモグロビンは通常ヘモグロビンAです．それに対して，胎児のヘモグロビンはヘモグロビンFです．詳しいことは割愛しますが，構造が異なり酸素に対する親和性が異なります．ヘモグロビンFの酸素解離曲線は，ちょうど私たちのヘモグロビンAの酸素解離曲線が左方移動したような形になっています．左方移動ということは酸素に結合しやすくなっているのですね．胎児の酸素分圧は，最も高い臍帯静脈でも55 mmHgぐらいと成人に比べて低いため，このような高い酸素への親和性は胎児の酸素供給を考えると理にかなっているのです（図3）．

第3章 呼吸のガス交換系

9. ガス交換　肺胞側の話
低酸素血症のメカニズム

正常の肺と肺疾患のある肺では，肺胞内の酸素分圧はどのように違うか？

1 肺胞気酸素分圧とは

　　ここまではガス交換のうち，血管と血液という血流側についてみてきましたが，次に肺胞の方を見てみましょう．肺炎などの肺疾患では，動脈血中の酸素分圧が低下する低酸素血症になることがありますね．それでは低酸素血症がある場合，肺胞の中の酸素分圧（肺胞気酸素分圧）も正常の場合と比べて低くなっているのでしょうか？「肺胞の中の酸素分圧なんてわからないでしょ！」と考えるかもしれませんね．確かに直接は測定できませんが，わかります．ここでは大気から肺胞へ至るまでの酸素の旅を順を追ってみてみましょう．

1）酸素の旅 〜P_AO_2を計算してみよう〜

　　酸素は大気の21％（より正確には20.9％）を占めます．残りはほとんど窒素で，二酸化炭素は大気中に無視できる程度にしか存在しません．

　　大気圧760 mmHg中21％なので，大気中の酸素分圧は

$$760 \times 0.21 \fallingdotseq 160 \text{ mmHg}$$

となります（図1）．空気は乾燥したまま肺へ到達するわけではなく，上気道を通過するときに加湿されます．体温37℃で加湿されたときの水蒸気圧は47 mmHgなので，この時点での酸素分圧は，大気圧から

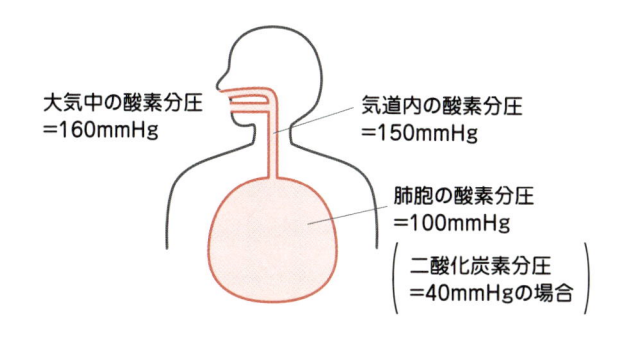

図1 ●大気〜気道〜肺での酸素分圧の変化

水蒸気圧を引いた圧の21％で

$$(760 - 47) \times 0.21 ≒ 150 \text{ mmHg}$$

となります．さらに下気道を通過して肺胞に到達すると，大気とは異なりここには血液から帰ってきた二酸化炭素があります．通常の食生活をしている場合，私たちの体は酸素を10消費するときに，二酸化炭素を8産生します．この割合のことを**呼吸商**と呼びます．この場合，呼吸商＝0.8です．

肺胞気二酸化炭素分圧をP_ACO_2とすると，消費された酸素は$P_ACO_2 \div 0.8$となり，肺胞気酸素分圧P_AO_2は

$$P_AO_2 = (760 - 47) \times 0.21 - P_ACO_2/0.8$$

となります．肺胞内の二酸化炭素分圧を直接測定することはできませんが，二酸化炭素は酸素の20倍早く拡散するため，**肺胞の中と動脈血液中で二酸化炭素分圧は等しくなっています**．したがってこの式はさらに

$$P_AO_2 = (760 - 47) \times 0.21 - PaCO_2/0.8 \quad -①$$

と表すことができます．$PaCO_2$は動脈血ガス分析から測定することができます．このように，肺胞気酸素分圧は直接測定することはできなくても，吸入酸素濃度と$PaCO_2$がわかれば計算で求めることができます．

2）肺胞の中の酸素は足りている？足りていない？

①の式は**肺胞気式**と呼ばれ，血液ガスを解釈するときに大いに役立ちます．例えば，ここで血液ガスの$PaCO_2$が40 mmHgであったとしましょう．肺胞気式にこの値を入れると，

$$P_AO_2 = (760 - 47) \times 0.21 - 40 / 0.8$$
$$= 100 \text{ mmHg}$$

となり，肺胞内の酸素分圧が100 mmHgであることがわかります．

ここまでの話は，正常の肺でも肺疾患のある場合でも変わりはありません．なんだか不思議な気がしますが，肺炎や気管支喘息，肺塞栓などで低酸素血症になるのは，肺胞の中の酸素が足りないからでないことになります．これらの肺疾患で低酸素血症になるのは，肺胞の中の酸素は足りているのだけれど，その先の**肺胞と血流との間の関係**がうまくいっていないからなのです．**ガス交換系**の問題です．

> **ポイント**
> ● 肺胞の中の酸素が足りていても肺胞と血流の関係がうまくいっていないと低酸素血症になる

3）肺胞の中の酸素が足りない場合

それに対して，やっぱり肺胞に酸素が足りないために低酸素血症になることもあります．0章の症例をもう一度見てみましょう．意識障害の患者さんの$PaCO_2$は80 mmHgに上昇していました．①の式に入れると，

$$P_AO_2 = (760 - 47) \times 0.21 - 80/0.8$$
$$= 50 \text{ mmHg}$$

となり，肺胞の中の酸素分圧が低下していることがわかります．肺胞気酸素分圧が低下していると，血液中の酸素分圧はそれより低くなるので低酸素血症になります．

$$PaCO_2 上昇 \Rightarrow P_AO_2 低下 \Rightarrow PaO_2 低下$$

となるわけですね．

> **ポイント** PaCO₂が上昇するとPaO₂は低下する

2 低酸素血症の2つの原因

　PaCO₂が上昇するのはどのような場合でしょうか？二酸化炭素は肺胞から出ていく空気とともに体から排出されるので，肺胞への空気の出入りが少ないときに体の中にたまります．肺胞への空気の出入りを司るのは，1章と2章で話した**コントロール系**と**駆動系**です．コントロール系の呼吸中枢が指令を出して，駆動系で胸壁を動かして肺へ空気を出し入れするのでした．ですからコントロール系または駆動系の障害があるとPaCO₂が上昇します．PaCO₂が上昇すると肺胞の中の酸素が足りなくなり（P_AO₂が低下），低酸素血症になります．

　一方で，PaCO₂が正常（P_AO₂が正常）でも，低酸素になることがあります．この場合は，肺胞より先の肺胞と血流の関係に異常があります．以上から，低酸素血症の原因には2通りあります（図2）．

①PaCO₂上昇⇒P_AO₂低下：コントロール系，駆動系の問題
②PaCO₂正常⇒P_AO₂正常：ガス交換系（肺胞と血流の関係）の問題

肺胞と血流の関係については，この後でさらに説明していきます．

a) P_AO₂低下のパターン　　b) P_AO₂正常のパターン

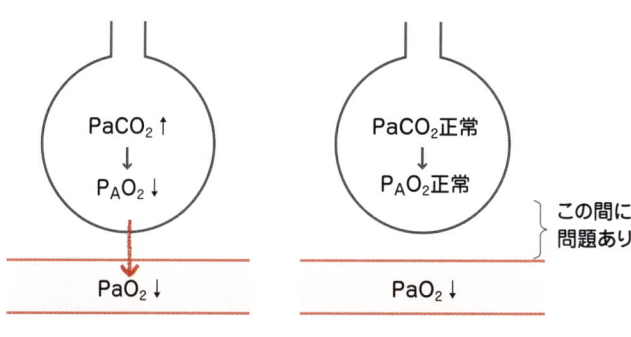

図2●低酸素血症の2つのパターン

Side Note 高圧酸素療法とは

　一酸化炭素中毒の治療に高圧酸素療法というのが出てきました．「高圧」の酸素と聞くと，いかにもたくさん酸素を投与しそうな感じで，低酸素の状態なんかはいっぺんで治りそうな印象ですが（そうでもないですか？），どのような治療なのでしょうか？
　血液の中に含まれる酸素の量をどのように計算するか覚えていますか？血液1dLあたりに含まれる酸素の量は，

　　酸素含有量
　　＝ヘモグロビンに結合している酸素量 ＋ 血液に溶けている酸素量

でした．血液に溶けている酸素の量は，ヘモグロビンに結合している酸素の量に比べるとはるかに少ないので，通常は無視して計算してよいという話でしたね．高圧酸素療法は，文字通り高い気圧下で酸素を投与する治療ですが，この無視していた方の，血液に溶けている酸素量を増やすことで酸素含有量を増やします．例をあげてみます．
　1気圧で吸入酸素濃度が21％であれば，$PaO_2 = 100$ mmHgとして

　　血液に溶けている**酸素量**＝$0.003 \times PaO_2 = 0.3$ mL/dL

となります．私たちが通常呼吸しているときにはこうなりますね．1気圧のまま吸入酸素濃度を100％にした状態を考えてみましょう．肺胞気式は覚えていますか？

　　$P_AO_2 = (760 - 47) \times 1.0 - 40/0.8 = 663$ mmHg

となります．このときのPaO_2を600 mmHgとして，

　　血液に溶けている**酸素量**＝$0.003 \times 600 = 1.8$ mL/dL

となります．高圧酸素療法（3気圧）で100％酸素を吸入すれば，

　　$P_AO_2 = (760 \times 3 - 47) \times 1.0 - 40/0.8 = 2,183$ mmHg

となります．このときのPaO_2を2,000 mmHgとして，

　　血液に溶けている**酸素量**＝$0.003 \times 2,000 = 6$ mL/dL

となります．ヘモグロビンに結合している酸素量は，ヘモグロビンと酸素飽和度で決まるため，すでに酸素飽和度が100％に近い状態であれば，吸入酸素濃度や気圧を上げても変化しませんが，血液に溶けている酸素量は高圧下で高濃度酸素を吸入することで大きく変化します．ヘモグロビンに結合している酸素に比べると少ないとはいえ，酸素含有量は有意に上昇します．高圧酸素療法は酸素供給を増やす目的で，一酸化炭素中毒以外にもガス壊疽や骨髄炎の治療などにも使われています．
※正確には100％酸素投与下では呼吸商は1.0に近くなりますが，ここではすべて0.8として計算しました．

もっと知りたい人へ

●肺胞気酸素分圧が低下するもう1つの原因

P_AO_2 が低下するのは「$PaCO_2$ が上昇するとき」と本文では書きましたが，実はほかにも原因はあります．本文p.109の肺胞気式①をより詳しく書くと，

$$P_AO_2 = （大気圧 - 47） × 吸入酸素濃度 - PaCO_2/0.8$$

となります．そうすると大気圧または吸入酸素濃度が低下するときにも P_AO_2 が低下して，結果的に低酸素血症（PaO_2 の低下）を起こします．

大気圧というのは私たちの体に乗っている空気の重さによるのでしたね（p.37「Side Note：大気圧」参照）．となると，高地では上に乗っている空気の高さが減るために大気圧は低下します．例えば，私の住むソルトレイクシティーの標高は約1,500 mで，気圧はおよそ647 mmHgです．水蒸気圧は高度にかかわらず47 mmHgで変わりません．$PaCO_2$ が40 mmHgであるとして，この大気圧を肺胞気式に入れて計算してみると，

$$\begin{aligned} P_AO_2 &= （647 - 47） × 0.21 - 40/0.8 \\ &= 76 \end{aligned}$$

となります．かなり低いですね．低酸素を補うため，高地では $PaCO_2$ を低めに保つように呼吸するので，ソルトレイクシティーでの $PaCO_2$ の正常値は28〜38 mmHgです．ちなみに，エベレスト山8,400 m（気圧272 mmHg）で，酸素投与なしで測定した登山家の血液ガスは $PaCO_2$ 13.3 mmHg，PaO_2 24.6 mmHgと，さらに $PaCO_2$ が低下しています．

もう1つ P_AO_2 を低下させる要素として，吸入酸素濃度があります．吸入酸素濃度が21％よりも低下する環境としては，換気のよくない井戸や地下室があります．

ここに書いたような大気圧の低下や吸入酸素濃度の低下は状況から明らかで，臨床的に診断が問題になることはまずありません．

第3章 呼吸のガス交換系

10. 生理学的シャントとA-aDO$_2$
P$_A$O$_2$とPaO$_2$の関係

> 呼吸生理を勉強中の医学生が試しに自分の動脈血液ガスを採取してみたところ，pH 7.4，PaCO$_2$ 40 mmHg，PaO$_2$ 95 mmHg，HCO$_3^-$ 24 mEq/Lであった．PaCO$_2$が40 mmHgのときの肺胞の酸素分圧P$_A$O$_2$を計算すると100 mmHgなのに，PaO$_2$がそれよりも低いことを心配したこの学生はあわてて外来を受診した．この医学生に行うべき検査は？

■ PaO$_2$がP$_A$O$_2$より低い！？

医学を勉強したての時期は，とかく自分の症状や兆候が教科書に出てくる重篤な病気のものに似ているような気がして，心配になりませんでしたか？ ともあれ，ここでは私たちの体にあるシャントについて話したいと思います．

1）PaO$_2$とP$_A$O$_2$に差があるのはナゼ？

この学生さんですが，P$_A$O$_2$の計算までは正しいですね．海抜0 m（大気圧760 mmHg），室内気（吸入酸素濃度21％）での測定だとしてp.109の肺胞気式にあてはめると，

$$P_AO_2 = (760 - 47) \times 0.21 - 40/0.8$$
$$= 150 - 50$$
$$= 100$$

となります．海抜0 mにお住まいの皆様は，肺胞気式の前半部分が

肺胞

肺毛細血管
肺胞から酸素を
受け取る

シャント
肺胞と接することなく
体循環に入る

酸素化された血液と
酸素化されていない血液が
混ざる

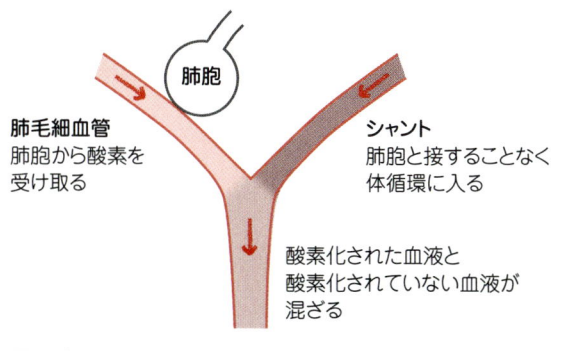

図1●シャント

$$(760 - 47) \times 0.21 = \underline{150}$$

となるのを覚えておけば，毎回同じ計算をする手間が省けます．高地にお住まいの方は，そこの標高での大気圧を知っておく必要があります．ちなみに私は標高約1,500 m（大気圧647 mmHg）のところにいるので，肺胞気式の前半部分の値を126 mmHgと記憶しています．

　医学生の話に戻ると，正常な肺でP_AO_2が100 mmHgであれば，PaO_2もP_AO_2と同じ100 mmHgになりそうな気がします．しかし実際には健康な人でもPaO_2はP_AO_2よりも若干低くなるのです．なぜでしょうか？答えは**シャント**です．シャントというのは，酸素化されない（静脈血と同じ酸素飽和度の）血液が，酸素化された血液と混ざることによって，動脈血の酸素分圧（および酸素飽和度と酸素含有量）が完全に酸素化された血液より低くなる現象です（図1）．

2）正常でも存在するシャント

　気管支動脈というのが出てきたのを覚えていますか？そうです，喀血のときに出てきたあの動脈です（「第3章2.肺の血液循環」参照）．気管支動脈は大動脈（または肋間動脈）から分岐する動脈ですが，その後の走行に特徴があるため，シャントの原因となります．通常，体循環の動脈は体内の臓器に酸素を供給したあと静脈となり，大静脈から右房，右室を通って肺循環に入り，肺胞から酸素を取り込んでまた左房，左室へと帰ります．

第3章　呼吸のガス交換系

- ●通常の体循環

    左室 ⇒ 動脈 ⇒ 毛細血管 ⇒ 静脈 ⇒ 右房 ⇒ 右室 ⇒ 肺動脈 ⇒ 肺静脈 ⇒ 左房 ⇒ 左室

 しかし気管支動脈は気管や気管支，臓側胸膜に酸素を供給した後に，気管支静脈となり肺静脈へ流れ，そこから左房を経て体循環へ流れます（図2）．

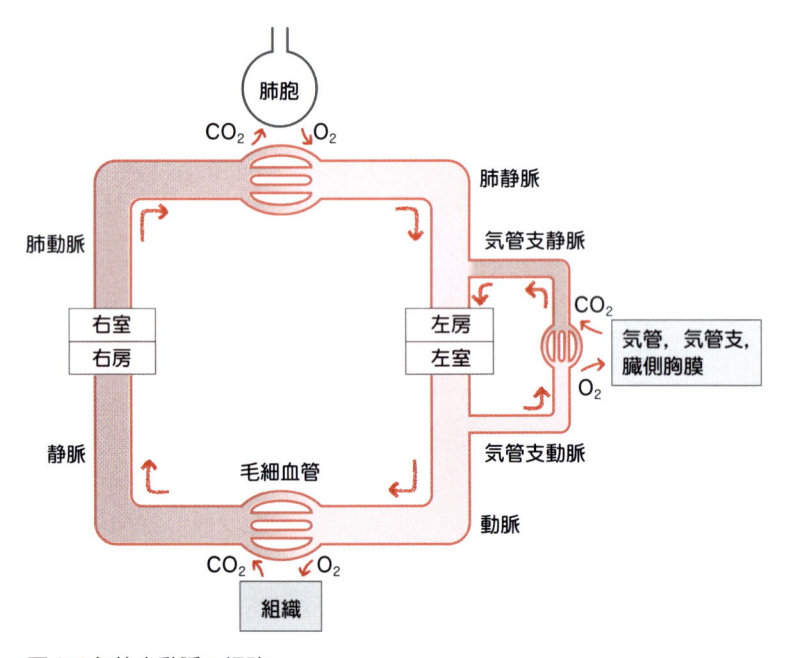

- ●気管支動脈の経路

    左室 ⇒ 気管支動脈 ⇒ 気管，気管支，臓側胸膜 ⇒ 気管支静脈 ⇒ 肺静脈 ⇒ 左房 ⇒ 左室

 肺循環を**素通り**して，途中から肺静脈に入るので，肺胞から酸素を受け取ることがありません．酸化されていない血液が体循環に混じるためシャントになります．

 正常で存在するもう1つのシャントにThebesian静脈があります．

図2●気管支動脈の経路

左室 ⇒ 冠動脈 ⇒ Thebesian静脈 ⇒ 左房 ⇒ 左室

という経路をたどり，心臓に酸素を供給したあとそのまま体循環に入るので，やはり肺胞から酸素を受け取っていません．

ポイント ● 正常でも存在するシャント（生理学的シャント）：気管支動脈，Thebesian静脈

3）生理学的シャントによるPaO_2の低下

気管支動脈やThebesian静脈のような，正常でも存在するシャントのことを**生理学的シャント（physiologic shunt）**と呼びますが，これは心拍出量の2～5％を占めます．生理学的シャントがあるために，酸素分圧の低い血液が混じることになり，動脈血の酸素分圧は肺胞気式で得られるP_AO_2よりも低くなります．PaO_2とP_AO_2の差を**A-aDO₂**（alveolar-arterial oxygen difference，肺胞気-動脈血酸素分圧較差）と呼びますが，正常な若者では10 mmHg以下です．

$$A\text{-}aDO_2 = P_AO_2 - PaO_2 \leq 10 \text{ mmHg}$$

この医学生のA-aDO₂は5 mmHgなので正常範囲にありますね（図3）．ほかに症状がないのであれば，特に呼吸器疾患を疑う必要はなさそうです．

ポイント ● 生理学的シャントのために正常でもPaO_2はP_AO_2より少し低くなる

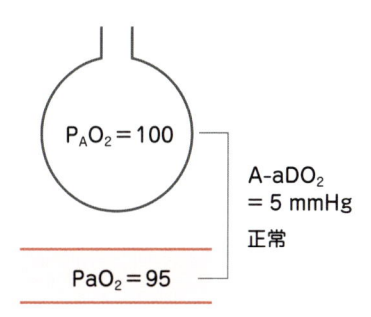

図3● P_AO_2とPaO_2の関係

$P_AO_2 = 100$
A-aDO₂ = 5 mmHg
正常
$PaO_2 = 95$

Side Note　A-aDO₂の正常値

　若者でのA-aDO₂の正常値は10 mmHg以下と言いました．それでは若者ではない人の正常値はどうなるのでしょうか？　何歳までが若者で，何歳からが元若者かには医学的に明確な線引きはなく，自分の年齢が上がるとともに，境界もなんとなく上がっていくような感じもありますが，A-aDO₂に関しては30歳が境です．A-aDO₂の正常値は年齢とともに変化しますので，30歳以下だと10 mmHg以下ですが，30歳を超えるとA-aDO₂の正常値には

$$A\text{-}aDO_2 の正常値 = 年齢 \times 0.3$$

という式を使います．例えば60歳だと18 mmHgまでは正常範囲ということになります．ただし，ここでの正常値は室内気（吸入酸素濃度21％）の場合であることに注意してください．吸入酸素濃度が上がると，A-aDO₂は正常でも上昇しますので，この式は使えなくなります．

　A-aDO₂に限らず，肺の機能は30歳くらいから下がりはじめるようで，健康な人でもFEV_1が毎年30 mLずつくらい低下していきます．喫煙者ではさらに急速にFEV_1が低下していきます．

第3章 呼吸のガス交換系

11. 肺胞と血流の関係
A-aDO₂ が上昇する原因

先ほどの医学生の次に外来に来たのは，不安神経症のある22歳の女性．今朝から急に息が苦しくなったので受診した．3日前に抗不安薬を飲みきってしまって，それからは服用していないという．室内気で血液ガスを測定したところ，pH 7.48, $PaCO_2$ 32 mmHg, PaO_2 90 mmHg, HCO_3^- 24 mEq/L という結果であった．この患者にこれ以上の検査は必要か？

1 A-aDO₂ は正常か？

PaO_2 90 mmHg でそれほど悪くなさそうなので，呼吸苦は不安神経症の症状だと考えて，抗不安薬を処方して帰してもよいでしょうか？せっかく血液ガスを測定したのですから，念のため A-aDO₂ を計算してみましょう．この患者さんの場合，

$$P_AO_2 = (760 - 47) \times 0.21 - 32/0.8 = 110 \text{ mmHg}$$

となります．肺胞の中の酸素分圧が110 mmHg ということですね．血液ガスで測定した PaO_2 が 90 mmHg ですので，

$$\text{A-aDO}_2 = 110 - 90 = 20 \text{ mmHg}$$

となります（図1）．22歳という年齢を考えると，これは正常とは言い難い値です．したがって先の医学生と違って，この患者さんでは低酸素血症の原因を検索する必要があります．

119

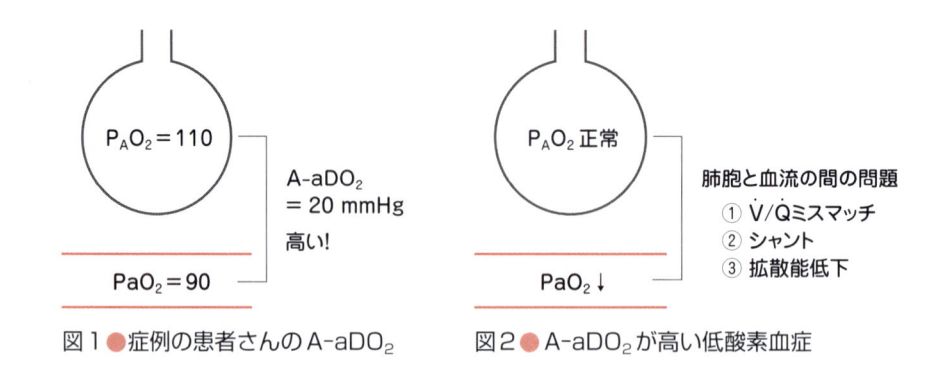

図1 ● 症例の患者さんのA-aDO$_2$

- P$_A$O$_2$ = 110
- PaO$_2$ = 90
- A-aDO$_2$ = 20 mmHg 高い！

図2 ● A-aDO$_2$が高い低酸素血症

- P$_A$O$_2$ 正常
- PaO$_2$↓

肺胞と血流の間の問題
① V̇/Q̇ミスマッチ
② シャント
③ 拡散能低下

2 低酸素血症の原因は？

　この症例のようにP$_A$O$_2$とPaO$_2$の差が大きい場合，肺胞から血液への酸素の移動がうまくいっておらず，「肺胞と血流の関係」に問題があることになります（図2）．このような問題が起こるメカニズムには以下の3つがあります．

①V̇/Q̇ミスマッチ

②シャント

③拡散能低下

　それぞれについて詳しくはまた後から話しますので，「なんだかややこしくなってきたな」と感じられる方も，ここではざっくりと「**A-aDO$_2$が上昇しているときは，肺が悪い**」と覚えておいてください．呼吸のメカニズムで見たように，呼吸は肺だけで行っているわけではなく，中枢神経，末梢神経，筋，骨格といったさまざまな要素がかかわっているのでした（p.13第0章 図参照）．しかしA-aDO$_2$が上昇するのは肺（肺胞，血管，間質）に疾患があるときだけです．したがって，この若い女性では肺に低酸素血症の原因があります．これに対して，コントロール系の疾患や駆動系の疾患だけでは，PaCO$_2$が上昇するもののA-aDO$_2$は上昇しません．このようにA-aDO$_2$は低酸素血症の鑑別を考えるのに非常に役に立ちます．

- 低酸素血症の鑑別
    A–aDO$_2$ 上昇：肺（ガス交換系）の疾患
    A–aDO$_2$ 正常：肺以外（コントロール系，駆動系）の疾患

因みに第0章の症例をもう一度見てみましょう．pH 7.08，PaCO$_2$ 80 mmHg，PaO$_2$ 45 mmHg，HCO$_3^-$ 26 mEq/L と著しい低酸素血症がありますが，肺には問題はあるでしょうか？ この症例では

$$P_AO_2 = (760 - 47) \times 0.21 - 80/0.8 = 50$$

となります．くどいですが，この式の前半部分は150になると覚えておくと計算を省けます．

$$A\text{–}aDO_2 = 50 - 45 = 5 \text{ mmHg}$$

なので，正常範囲にあります．ということはこの患者さんには意識障害がありますが，誤嚥性肺炎などの肺の病変がある可能性は低いと言えます．

ポイント
- A–aDO$_2$ が上昇しているときには，ガス交換系に異常がある（肺が悪い）

第3章 呼吸のガス交換系

121

第3章 呼吸のガス交換系

12. 酸素の拡散
労作時に低酸素血症が起こるわけ

> 肺線維症のある60歳男性が外来受診した．室内気でのSpO₂は安静時には92％であったが，外来の廊下を2往復歩いてもらったあとには84％まで低下し，安静によって回復した．血液ガスではPaCO₂の上昇はなかった．この患者の労作時低酸素血症の原因は何か？

1 酸素の移動 〜拡散とは〜

　歩いたあとにえらく酸素飽和度が下がっていますね．この患者さんではPaCO₂は上昇していないので，問題は肺胞の中の酸素が足りないことではなく，肺胞から血流へ至る間の問題であることがわかります．肺胞までは酸素が来ているのに，肺胞と血流の関係のために低酸素血症になるメカニズムとしては3つありました．
① $\dot{V}/\dot{Q}$ミスマッチ
② シャント
③ 拡散能低下
ここで話すのは③の「拡散能低下」です．

　まずは，酸素がどのように肺胞から血液へ移動するか見てみましょう．酸素は肺胞の中の酸素分圧（P$_A$O₂）と血液中の酸素分圧（PaO₂）の差によって移動します．肺胞の中の方が血液中より酸素分圧が高いため，肺胞から血液への酸素が流れるわけです．酸素が肺胞から血液に到達するまでには，肺胞上皮，間質，肺毛細血管内皮という構造を通過して移動します（図1）．酸素がよりよく血液に到達するには，肺胞と毛細血管の接する表面積が広く，かつ酸素が通過するべき構造が薄い方がよいわけです．肺の中で，肺胞と肺毛細血管が接する表面積

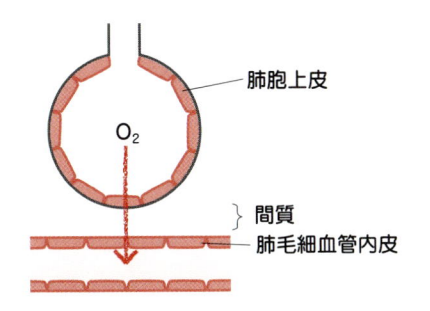

図1 ● 肺胞から肺毛細血管への酸素の移動

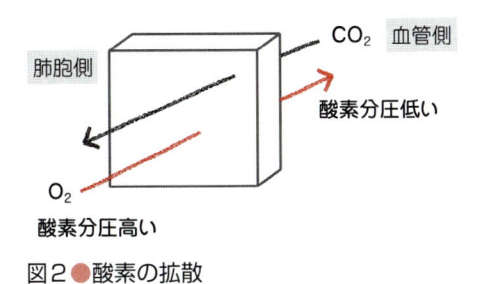

図2 ● 酸素の拡散

を全部合わせるとテニスコート半面くらいもあり，肺胞上皮，間質，肺毛細血管内皮を合わせた厚さはわずか0.3μmしかないのは目的にかなっています．この構造によって，酸素は薄くて広い膜を通過して，圧勾配にしたがって肺胞内から血液へと移動することになります（図2）．膜の両側で酸素分圧が同じになって，圧の差がなくなれば酸素の移動は止まります．このような圧差による移動のことを**拡散**と呼びます．酸素と同時に，二酸化炭素も膜を通じて**逆向き**の拡散をしていますが，二酸化炭素は酸素の20倍拡散しやすいため，臨床的に問題になることはまずありません．

ポイント ● 酸素は拡散によって肺胞から血液へ移動する

2 拡散が起こりにくくなる状態

　安静時に赤血球が肺毛細血管を通過するのにかかるのは0.75秒です．この短い時間に肺胞の酸素が膜を通過して血液に入らなければなりませんが，正常では，拡散で肺胞の酸素分圧と血液の酸素分圧が等しくなるのに要する時間はきわめて短く，0.25秒しかかかりません．すなわち血液が通過する3分の1の時間で血液の酸素化が終了することになります（図3a）．

　「正常では」という断りを入れましたが，拡散が正常に行われないのはどのような場合でしょうか？ 図2から考えると，**膜が厚くなるか，表面積が小さくなると酸素の拡散が起こりにくそうですね．**

　肺線維症のような間質性肺疾患では，肺胞と肺毛細血管の間の間質が厚くなるため酸素が通りにくくなります．図2で膜が厚くなっている様子をイメージしてください．酸素が膜を通過しにくくなるため，肺線維症では拡散により時間がかかるようになり，肺毛細血管を通過する血液の酸素分圧が，肺胞内の酸素分圧と等しくなるまでにはより時

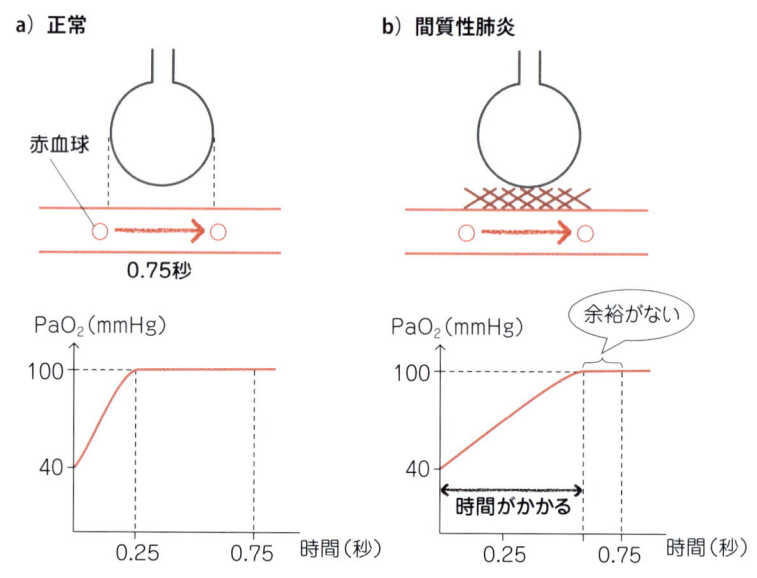

図3 ● 安静時の血流と酸素の拡散にかかる時間

間がかかるようになります（図3b）．

　とはいえ，もともと拡散は血液の通過に要する時間の3分の1の時間で行われるので，かなり余裕があります．そのため，拡散能の低下だけで安静時に低酸素血症になることは稀です．しかし労作時には肺を流れる血流量が増えるため，血液が肺胞に接して流れる時間は短縮します．例えば図3a,bで血液の通過時間が半分になったとすると，aの方ではまだ血液の酸素分圧が上がるのに十分な時間があるのに対して，bの肺線維症の方では酸素分圧が上がる前に血液が肺胞を通り過ぎてしまうことになり，血液の酸素分圧が低下します．これが肺線維症で労作時低酸素血症が起こる原因です．このため，肺線維症のような間質性肺疾患の患者では，安静時の酸素化だけを見るのでなく，労作時に低酸素血症が起こっていないか確認する必要があります．

　間質性肺疾患以外に労作時低酸素血症をきたす典型的な疾患として，肺高血圧のような肺血管疾患がありますが，こちらは肺胞と毛細血管が接する表面積が小さくなるために起こります．

ポイント　● 間質性肺疾患，肺血管疾患では労作時低酸素血症に注意する

第3章　呼吸のガス交換系

13. 拡散能検査
膜の通りやすさを数値にする

肺線維症では酸素の拡散に時間がかかるのがわかったので，拡散を調べることで重症度を評価することにした．拡散を評価するのに適した検査は何か？

1 拡散能を調べる方法 ～COを患者さんに与える!?～

　肺線維症では，酸素の拡散が低酸素血症に関与していることがわかったので，拡散の程度を評価したいですよね？　どのように測定できるでしょうか？

　拡散がどれほどスムーズに行われるかを拡散能（diffusing capacity）と呼びます．前項「第3章 12. 酸素の拡散」で見たように，拡散能は肺胞と肺毛細血管が接する表面積を全部合わせた膜をイメージして，膜の表面積が減ったり，厚さが増したりという疾患がないか評価します．酸素の拡散を調べるのですから，患者さんに酸素を吸ってもらって，拡散でどれくらいスムーズに酸素が血液中に移動するかを調べればよさそうなのですが，あいにくそれほど単純ではありません．

　前項で話したように，血流の通過時間の3分の1ほどで肺胞と血液の酸素分圧は等しくなります（p.124 図3 a参照）．ということは血流速度が3倍になるまでは，血流を増やせば増やすほど酸素の血液への移動が増加することになります．そのため，もし酸素で拡散能を調べると，肺胞上皮細胞と間質と肺毛細血管内皮を合わせた膜の通りやすさだけでなく，肺血管にどれくらい血流があるかという循環の状態も検査結果に影響してしまいます．ここで調べたいのは肺そのものの特性であるため，血流による影響が最小限になるように測定したいですね．

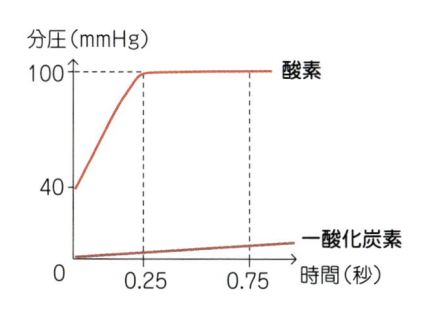

図1 ●肺毛細血管通過中の血液の酸素分圧と一酸化炭素分圧の変化

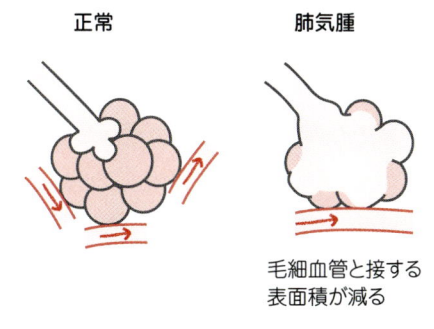

図2 ●肺気腫での肺胞と肺毛細血管の接する表面積

正常／肺気腫
毛細血管と接する表面積が減る

　そこで，酸素の代わりに一酸化炭素（CO）を使います．「第3章8．酸素解離曲線の左方移動」でCOは中毒を起こす恐ろしい物質として出てきました．でも心配しないでください．この検査に使うのは0.3％という非常に低い濃度なので，健康に害を及ぼすことはありません．COは酸素より200〜250倍ヘモグロビンに結合しやすい気体ですが，血液中の一酸化炭素分圧は酸素に比べるときわめてゆっくりとしか上昇しません（図1）．そのため，血液が肺胞の側を通過する速度が変わっても，血液の一酸化炭素分圧はさほど変わらず，血流の影響を最小限にした測定が可能になるのです．話がややこしすぎるという人は，とりあえず「**拡散能は一酸化炭素で測定する！**」とだけ知っておいていただければ十分です．一般に拡散能のことをDLCO（Diffusing capacity of the Lungs for CO）と呼ぶのはCOを使って測定するためです．

第3章　呼吸のガス交換系

2 DLCOが低下する疾患とは

　それでは，DLCOが低下する疾患にはどのようなものがあるでしょうか？ DLCOは（ほとんど）膜の特性のみを測定しているため，膜が厚くなるか，膜の表面積が小さくなる状態を測定できます．膜が厚くなる状態としては，**肺線維症**のような間質性肺疾患があげられます．膜の表面積が小さくなる状態としては，**肺気腫**があげられます（図2）．

肺胞構造の破壊のため，肺胞と肺毛細血管の接する面積が減ってしまうのです．**肺高血圧**のような肺血管疾患も膜が小さくなるためにDLCOが低下します．

- ●DLCOが低下する代表的な肺疾患
    - ①間質性肺疾患（肺線維症など）
    - ②肺血管疾患（肺高血圧など）
    - ③肺気腫

拡散能は肺胞と血管の関係を評価するので，気道の疾患だけでは変化しません．そのため気管支喘息では通常DLCOは正常となり，肺気腫との鑑別の役に立ちます．

> **ポイント**
> - 気道疾患ではDLCOは低下しない
>   →気管支喘息と肺気腫の鑑別

Side Note　喫煙者でDLCOを測定すると低値になりがちなのはなぜか？

COPDをはじめとして肺疾患には喫煙に関連するものが数多くありますが，喫煙者でDLCOを測定するときには注意するべきことがあります．

拡散は膜の両側での分圧の差によって起こるため，DLCOは膜の通過しやすさだけではなく，膜の両側での一酸化炭素分圧の差に影響されます．非喫煙者では血液中に一酸化炭素はほとんど存在しませんが，喫煙者の場合，喫煙によって一酸化炭素に暴露されているため，血液中にすでに一酸化炭素が存在します．

血液中の一酸化炭素分圧↑
⇒ 膜の両側での一酸化炭素分圧の差↓
⇒ DLCO↓

となります．これは真の拡散能を反映しているわけではなく，一酸化炭素を使っているために起こる測定上の問題です．したがって喫煙者でDLCOを測定するときには，検査前4時間はたばこを吸わないようにしてもらわなければなりません．もちろん，呼吸機能検査が必要になるような肺疾患のある人には，完全に禁煙してもらうのが最善ではありますが．

Side Note: 肺胞出血がある患者でDLCOが上昇するのはなぜか？

肺胞出血では，肺胞の中に赤血球を含む血液が存在します．そのため，検査のために吸入した一酸化炭素は，肺毛細血管の血液に取り込まれるだけでなく，肺胞出血の中のヘモグロビンにも結合します（図Ⅰ）．結果として，真の拡散能が良くなるわけではないのですが，見かけ上，検査値は上昇するという仕組みです．

臨床的に肺胞出血のある人に呼吸機能検査をするという状況はあまりないのですが，ときどき試験問題に出たりするのでトリビア的に知っておくとよいかもしれません．

逆に，肺に問題がなくてもDLCOが低下することがあります．貧血です．貧血があるとCOが結合できるヘモグロビンが減るため，肺が悪くなくてもDLCOの測定値は低下します（図Ⅱ）．そのためDLCOの測定値は，ヘモグロビンの値によって補正します．

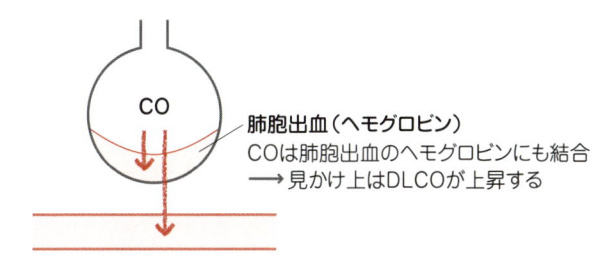

肺胞出血（ヘモグロビン）
COは肺胞出血のヘモグロビンにも結合
→ 見かけ上はDLCOが上昇する

図Ⅰ●肺胞出血でのDLCOの上昇

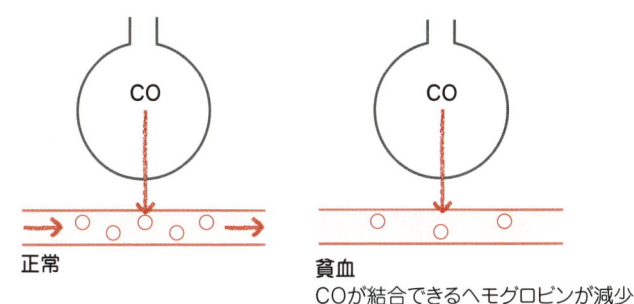

正常

貧血
COが結合できるヘモグロビンが減少
→ DLCOは低下する

図Ⅱ●貧血でのDLCOの低下

第3章 呼吸のガス交換系

第3章 呼吸のガス交換系

14. 生理学的でないシャント
肺を素通りする血流

生理学的でないシャントの原因のうち，心臓にあるものと肺の中にあるものをそれぞれあげよ．

1 肺胞を素通りする血流とは

　　誰にでもある生理学的シャントについては「第3章10.生理学的シャントとA–aDO$_2$」で話をしましたね．肺胞を通過しない血流のために，PaO$_2$がP$_A$O$_2$より若干低くなる原因になっているのでした．ここでは生理的でない，すなわち病的なシャントについて考えてみましょう．低酸素血症の原因となる肺と血流の関係の問題には

①$\dot{V}/\dot{Q}$ミスマッチ

②シャント

③拡散能低下

の3つがありました．ここでのシャントとは，気管支動脈やThebesian静脈といった生理学的シャント以外の，肺胞を素通りする異常な血流を指します．シャントはその部位によって，心臓にあるものと肺の中にあるものとに分類します（表）．

表●生理的でないシャントの原因

心臓内シャント	肺内シャント
卵円孔開存症（PFO）	急性呼吸窮迫症候群（ARDS）
心房中隔欠損症（ASD）	動静脈奇形（AVM）
心室中隔欠損症（VSD）	

2 心臓内シャント

　心臓にあるシャントの原因として，心房中隔欠損症（atrial septal defect：ASD）や心室中隔欠損症（ventricular septal defect：VSD），卵円孔開存症（patent foramen ovale：PFO）などがあります．低酸素血症を起こすためには心臓内で右→左の血流が必要ですので，左房より右房，左室よりも右室の圧が高くなってはじめて静脈血が体循環に入ることになります．ちなみにPFOの頻度は非常に高く，健康な人でも3割くらいに存在しますが，そのほとんどは無症状です．A–aDO$_2$の上昇があるときには，肺（肺胞，血管，間質）に問題があると言いましたが，**心臓内にシャントがあるときだけは例外**で，肺に問題がなくてもA–aDO$_2$が上昇します．

3 肺内シャント

　肺の中にあるシャントの原因に動静脈奇形（arteriovenous malformation：AVM）のような血管異常があります．肺動脈が毛細血管を通過せずに，奇形血管を介して肺静脈に直接繋がっている疾患で，酸素化されない血液が肺静脈から左房へ入り，体循環に流れるためシャントとなります．

　また肺胞の疾患によって肺内シャントが起こることがあります．典型的な例がARDSです．「第3章4．血管内外の水分バランス」で話しましたが，ARDSでは血管がもれやすくなるために非心原性肺水腫が起こるのでした．ARDSのために水浸しになった肺胞には空気が含まれていません．そのため，水浸しになった肺胞を通る血流は，酸素を受け取ることなくそのまま肺静脈から体循環へ入ることになります．これがシャントになります（図）．**シャントがあると，酸素投与をしても酸素飽和度が上がらない**という特徴があります．正常な肺胞を通過する血液は酸素を受け取るのに対して，肺胞が開いていないところではいくら酸素を投与しても血液へ酸素が行かずに，静脈血と同じ酸素分圧のままだからです（詳しくは「第3章18．シャントと$\dot{V}/\dot{Q}$ミスマッチ」を参照）．

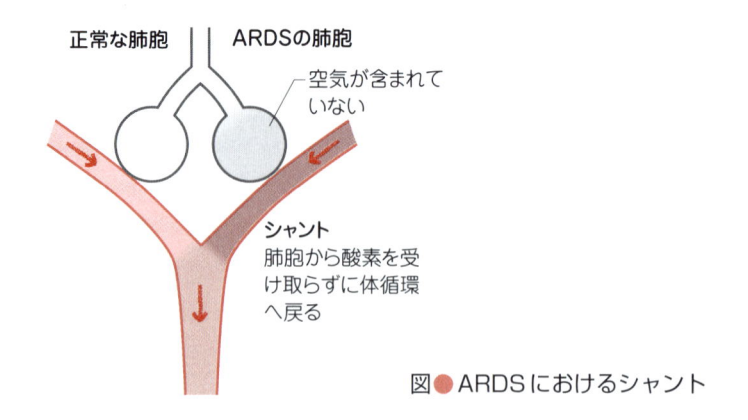

正常な肺胞　ARDSの肺胞
空気が含まれていない

シャント
肺胞から酸素を受け取らずに体循環へ戻る

図●ARDSにおけるシャント

ポイント
- シャントは部位によって心臓内と肺内に分けられる
- シャントがあると，酸素投与をしても酸素飽和度が上がらない

第3章 呼吸のガス交換系

15. 肺の血流分布
重力と血流の関係

肺塞栓が起こりやすいのは肺のどの部分か？

■ 肺の中は均一？

　肺の中では，肺胞と肺毛細血管の間でガス交換が行われることはこれまで説明した通りです．ガス交換を効率よく行うためには，肺の中の血流が全体で均一で，かつ肺の中に入ってくる空気の量が肺のどの部分でも均一であれば一番よいですよね．ところが，私たちの肺はそのようにはできていません．肺の中の血流は，**重力にしたがって上肺で最も少なく，下肺で最も多くなっています．仰臥位であれば背側の血流が増えて，腹側は減ります．**

　それでは，肺塞栓が起こりやすいのはどこでしょうか？　肺塞栓とは，深部静脈血栓が血流に乗って肺に運ばれてきて肺動脈に詰まる疾患なので，血流の多い部分すなわち下肺に多くなりますね．血流に乗って運ばれてくるものであれば，腫瘍の肺転移でも，敗血症性塞栓（septic embolism）でもやはり下肺に多くなります．すべて血流分布が不均一であることで説明できます．

　肺炎などの片側性の肺病変では，体位によって酸素飽和度が変わることがあります．これも肺の血流分布で説明ができる現象です．例えば右肺の肺炎がある場合を考えてみます．右側を下にした側臥位を取ると右肺の血流が増えますが，右肺に流れる血液は肺炎のため十分な酸素を受け取ることができません．それに対して左側を下にした側臥位を取ると，血液は健側である左肺により多く流れることになるので，酸素飽和度が上がります．このように重力は肺の血流分布に大きく影響します．

ポイント　● 肺の血流分布は重力に影響される

第3章 呼吸のガス交換系

16. 低酸素性肺血管収縮
低酸素血症から体を守るメカニズム

肺炎になっても必ずしも酸素飽和度が低下するとは限らないのはなぜか？

1 肺血管の賢い仕組み

　胸部X線ではきっちり肺炎があるのに，酸素飽和度はそれほど下がっていない患者さんを見ることはないですか？ 肺炎の大きさに応じて酸素飽和度と酸素分圧が下がってもよさそうなのに，実際にはそうならないのには血流分布が関係しています．

　重力が肺の中の血流分布に影響することは先ほど話しましたが（「第3章15. 肺の血流分布」参照），それ以外にもう1つ重要な要素があります．**低酸素**です．肺炎など何らかの肺疾患があり，肺胞に十分な空気が入ってこなくなって局所的に低酸素になると，肺毛細血管のすぐ手前の肺動脈が収縮して，酸素が少ない肺胞を流れる血流量を減らしてしまいます（図1）．これを**低酸素性肺血管収縮**（hypoxic pulmonary vasoconstriction）と呼びます．低酸素性肺血管収縮のおかげで，肺胞からあまり酸素を受け取れない毛細血管を流れる血流は減少して，他のもっと酸素が多い肺胞を流れる血流が増えます．なかなか賢い仕組みですね．おかげで局所的な肺疾患があっても，胸部X線の見た目ほどは動脈血の酸素飽和度が下がらなくてすむのです．

> **ポイント** ● 肺の血流分布は重力と低酸素に影響される

a）正常

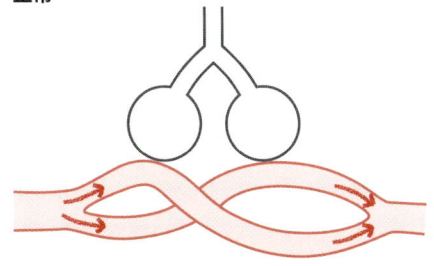

b）肺疾患（肺胞に酸素がない）

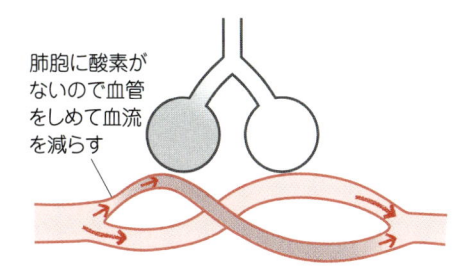

肺胞に酸素がないので血管をしめて血流を減らす

図1 ● 低酸素性肺血管収縮

2 過ぎたるは… 〜2次性肺高血圧症とは〜

　肺炎のような一過性で，限局性の疾患の場合，低酸素性肺血管収縮は都合がよいメカニズムなのですが，肺線維症や慢性閉塞性肺疾患（COPD）のような，慢性でびまん性の肺疾患の場合にはちょっと困ったことになります．肺血管はすべて開いているわけではないので，一部の肺血管が使えなくなった場合でも，閉じている血管が開いたり（recruitment），すでに開いている血管が拡張したり（distention）して血管抵抗を調節するのでした（「第3章3．2つの循環：肺循環と体循環」を参照）．しかし，肺病変の範囲が広いと血管収縮の起こる範囲も増えるため，肺血管をほかから十分確保できなくなり，血管抵抗が上昇することになります．血管抵抗が上昇すると言うことはオームの法則

$$圧較差＝血流量×血管抵抗$$

の式からわかるとおり，肺循環の圧較差（＝平均肺動脈圧－左房圧）を

上げて，結果として肺動脈圧が上昇します．これを**2次性肺高血圧**と言います．肺動脈圧が上がると右室が打ち勝たなければならない圧（後負荷）が増えて，**肺性心**（cor pulmonale）と呼ばれる状態になります．肺性心とは呼吸器疾患によって引き起こされる右心不全を指し，症状には労作性呼吸困難，浮腫があります．

> **ポイント**
> - 慢性でびまん性の低酸素性肺血管収縮によって2次性肺高血圧が起こる

3 2次性高血圧が有利に働く状況とは

一方で，低酸素性肺血管収縮による肺高血圧が有利に働く状況が1つあります．それは胎児の循環です（図2）．胎児の肺には空気の代わりに羊水が入っており，胎児は肺からではなく，胎盤を介して母体から酸素を受け取っています．酸素を受け取らないのであれば，肺に血

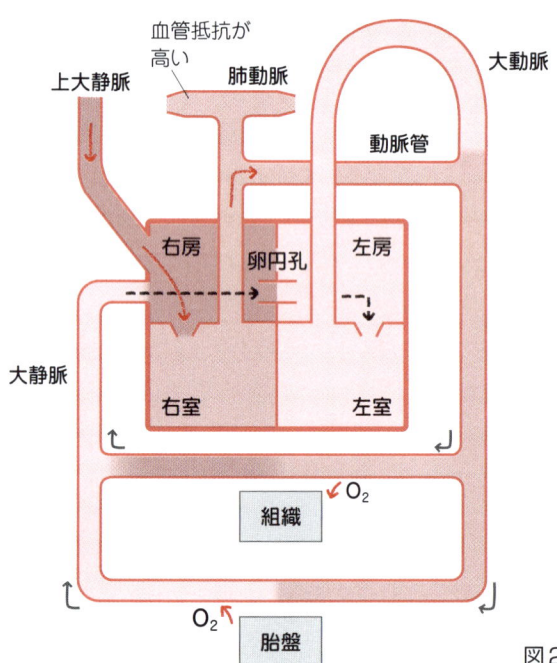

図2●胎児の循環

流を流す必要はありませんね．そこで，胎児の肺では低酸素性肺血管収縮によって肺血管抵抗が高くなっており，血流が通りにくくなっています．血流はより抵抗の低い経路を通って，

　右房 ⇒ 卵円孔 ⇒ 左房 ⇒ 左室 ⇒ 大動脈

または

　右房 ⇒ 右室 ⇒ 肺動脈 ⇒ 動脈管 ⇒ 大動脈

と流れ，肺は素通りします．出生して最初の息を吸うと，肺に流れ込んだ空気中の酸素によって低酸素性肺血管収縮が解除され，肺血管抵抗が急速に低下し，肺に血液が流れるようになります．同時に動脈管は収縮して血流が途絶えます．赤ん坊が産声を上げているときに，呼吸と循環にはこのようなダイナミックな変化が起きているのです．

第3章　呼吸のガス交換系

Side Note　体循環でも低酸素性血管収縮が起こるか？

　肺循環では低酸素になると血管収縮が起こり，低酸素血症がひどくならないようにするのでした．それでは体循環でも局所の低酸素が起こると肺循環と同じように血管収縮が起こるのでしょうか？

　例えば，運動をして筋肉を使った場合を考えます．運動をすると酸素が消費されて，二酸化炭素が産生されるので，局所の低酸素状態になります．このときに血管が収縮して血流を減らしてしまうと，筋肉はさらに低酸素の状態になってしまいます．それでは困りますね．ですから，体循環では**肺循環とは逆に，局所の低酸素が起こると血管が拡張して血流が増えます**．低酸素の部分ではそれだけ酸素の需要が増えているので理にかなっていますね．組織の二酸化炭素が増えるとヘモグロビン解離曲線の右方移動も起こるのでしたね（「第3章7.酸素解離曲線」参照）．これによりさらに組織への酸素供給が増加します．

137

第3章 呼吸のガス交換系

17. 換気/血流比
換気と血流のバランスの良い関係とは

> 肺塞栓では換気と血流の関係はどのようになるか？ 気道閉塞が起こった場合では？

1 換気と血液の分布と換気/血流比（$\dot{V}/\dot{Q}$）

　肺胞に出入りする空気の量（換気量）と，その肺胞のそばを流れる毛細血管の血流量はちょうど同じだけであれば呼吸としては能率が良いわけですが，前述のように血流分布は重力に影響されます．空気にも重さがあるので，血液よりは程度は少ないとは言え，空気の分布も重力に影響されます（図1）．となると肺の中では場所によって換気量と血流量がちょうど合っている部分もあれば，換気の方が血流に比べて多い部分，血流の方が換気に比べて多い部分ができます．換気と血流の釣り合いを表す指標として，換気量と血流量の比である**換気/血流比**を使います．記号で書くと$\dot{V}/\dot{Q}$で，$\dot{V}$は換気量，$\dot{Q}$は血流量を表します．換気量と血流量がちょうど一致していると$\dot{V}/\dot{Q}=1$となり，換気量の方が血流量より多ければ$\dot{V}/\dot{Q}>1$，逆に血流量の方が多ければ$\dot{V}/\dot{Q}<1$です（図2 b, c, d）．

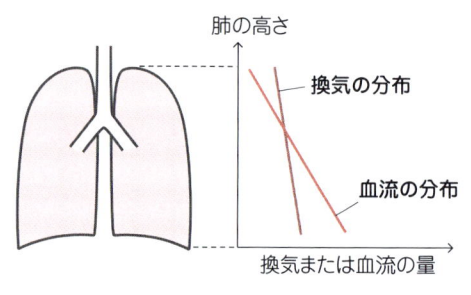

図1 ●肺の中の換気と血流の分布

2 肺疾患と$\dot{V}/\dot{Q}$

1）換気が減る疾患

さまざまな肺疾患が$\dot{V}/\dot{Q}$に影響します．例えば，気道狭窄などで肺胞に出入りする空気の量（換気量）が減ると，$\dot{V}/\dot{Q}<1$になります（図2b）．気道が完全に閉塞してしまう，あるいは肺胞が完全に虚脱してしまうとなると，換気量は0になるので$\dot{V}/\dot{Q}=0$となります（図2a）．この場合，血液は全く肺胞から酸素を受け取ることなく左房へ戻り，体循環へ流れることになります．このような状態をシャントと呼ぶのでしたね．ARDSの例で話をしました（「第3章14．生理学的でないシャント」参照）．

2）血流が減る疾患

逆に，毛細血管を流れる血流量が減った場合には，$\dot{V}/\dot{Q}>1$となります（図2d）．さらに減って血流が全くなくなってしまった場合（肺塞栓など），その部分の肺胞の換気はガス交換に使われず無駄になってしまいます（図2e）．ガス交換に使われない換気のことを死腔（dead space）と呼びます．死腔では$\dot{V}/\dot{Q}=\infty$（無限大）です．

このように，$\dot{V}/\dot{Q}$は0から無限大までの間で分布しています．正常の肺では$\dot{V}/\dot{Q}=1$近くでの分布が多いのに対して，**肺疾患になると分布の幅が広がって（$\dot{V}/\dot{Q}$ミスマッチ），低酸素血症の原因になります**．

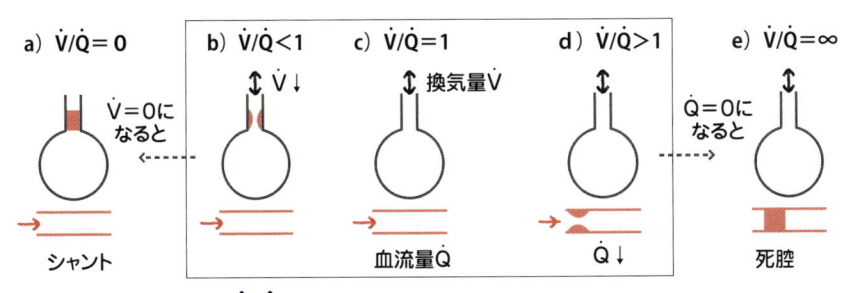

図2 ●換気／血流比（$\dot{V}/\dot{Q}$）と肺疾患

第 3 章 呼吸のガス交換系

18. V̇/Q̇ ミスマッチ
換気と血流のバランスの良くない関係

> 気管支喘息発作で受診した20歳女性．血液ガスではpH 7.45，PaCO₂ 35 mmHg，PaO₂ 75 mmHg，HCO₃⁻ 24 mEq/Lであった．この患者で動脈血酸素分圧が低下する理由は？

1 3つ目の「肺胞と血液の関係」の問題

　気管支喘息に限らず，肺に疾患のある患者であっても，P_{AO_2}は$PaCO_2$の上昇がない限り正常なのでした（「第3章9．ガス交換 肺胞側の話」参照）．したがって低酸素血症が起こる場合には，肺胞と血流の関係に問題があることになります．これまでに，肺胞と血流の関係の問題3つ（①V̇/Q̇ミスマッチ，②シャント，③拡散能低下）のうち，②と③について見てきました．ここではV̇/Q̇ミスマッチについて考えてみましょう．

　V̇/Q̇は換気量（V̇）と血流量（Q̇）の比なので，V̇/Q̇ミスマッチとは換気量と血流量がうまくつり合っていないことを指します．はじめの症例にあるような気管支喘息では，気道狭窄の程度が肺の中で一様でないため，それぞれの肺胞の換気量にばらつきが出てV̇/Q̇ミスマッチを起こします．

2 V̇/Q̇ミスマッチはなぜ低酸素血症になる？

　では，V̇/Q̇ミスマッチはどのようなメカニズムで低酸素血症を起こすのでしょうか？換気も血流も，少ないところがあれば，その分多くなっているところもあるはずなので，肺全体として見ればバランスが

とれていそうですよね？ところがそうはうまくいかないのです．きわめて単純化した例で説明します．$\dot{V}/\dot{Q}$が高い肺胞から来た血液（PaO_2 = 140 mmHg）と，$\dot{V}/\dot{Q}$が低い肺胞から来た血液（PaO_2 = 45 mmHg）を半々に混ぜたとします（室内気で，だいたい$\dot{V}/\dot{Q}$ = 5で前者，$\dot{V}/\dot{Q}$ = 0.2で後者くらいになりますが，ここでは詳しいことは全く必要ありません）．混ぜた後の血液の酸素分圧は中間の92.5 mmHgになるでしょうか？では，試してみましょう．

PaO_2が140 mmHgのときのヘモグロビン酸素飽和度は100％，45 mmHgのときにはおよそ80％になります．ヘモグロビンを15 g/dLとすると，酸素含有量は1 dLあたりそれぞれ

PaO_2 = 140（SaO_2 = 100％）：1.35 × 15 × 100/100
PaO_2 = 45（SaO_2 = 80％）　：1.35 × 15 × 80/100

です．血液に溶ける酸素の量は少ないので，酸素含有量を計算するときには無視してもよいのでしたね（「第3章5．ヘモグロビンの働き1」参照）．これらを半々に混ぜるので，混ぜたあとの血液の酸素含有量は1 dLあたり

$$(1.35 \times 15 \times 100/100 + 1.35 \times 15 \times 80/100) \div 2$$
$$= 1.35 \times 15 \times (100/100 + 80/100) \div 2$$
$$= 1.35 \times 15 \times 90/100$$

となり，この血液の酸素飽和度は90％であることがわかります．酸素解離曲線を見ると，酸素飽和度が90％のときのPaO_2は60 mmHgくらいなので，140 mmHgと45 mmHgの**中間よりもかなり低くなっています**（図1）．このように異なる酸素分圧の血液を混ぜたときに，酸素分圧がより低い方に偏るのは，ヘモグロビンの酸素解離曲線の形のためです．酸素解離曲線がもし直線であれば，異なる酸素分圧の血液を半々に混ぜた後の血液の酸素分圧はその中間にきますが（図2），実際にはS字状になっているため中間よりも低い方へ偏ります．したがって，酸素分圧の低い血液があると，酸素分圧の高い血液を同じ量混ぜても代償できないことになります．

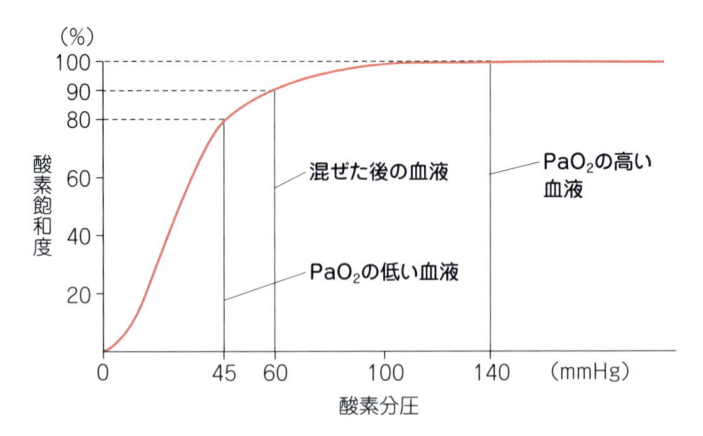

図1 ●異なる酸素分圧の血液が混ざった場合
PaO$_2$ = 140 mmHg の血液と PaO$_2$ = 45 mmHg の血液を半々に混ぜても中間の PaO$_2$ = 92.5 mmHg にならない

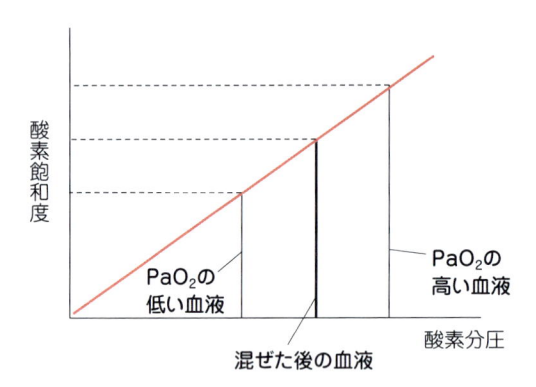

図2 ●もし酸素解離曲線が直線だったなら
もし酸素解離曲線が直線なら酸素分圧の異なる血液を半々に混ぜると，混ぜたあとの血液の酸素分圧はその中間になる

臨床的にこれが何を意味するかというと，$\dot{V}/\dot{Q}$ の低い肺胞があると，その分 $\dot{V}/\dot{Q}$ の高い肺胞があったとしても低酸素血症となるわけです．話を単純にするためかなり極端な例で説明しましたが，これが $\dot{V}/\dot{Q}$ ミスマッチによって低酸素血症が起こる原因です．

ポイント ● $\dot{V}/\dot{Q}$ ミスマッチは低酸素血症の原因になる

第3章 呼吸のガス交換系

19. シャントと$\dot{V}/\dot{Q}$ミスマッチ
なぜ区別するか，どのように区別するか

> 低酸素血症のある患者に酸素投与を開始したが，酸素飽和度はほとんど上昇しなかった．考えられるメカニズムは？

1 シャントと$\dot{V}/\dot{Q}$ミスマッチを区別する理由

　酸素を投与しても酸素飽和度が上がらない状態とは何でしょうか？まずは酸素チューブの接続が外れていたり，酸素ではなくて空気の配管につながっていたり，酸素チューブをあなたが踏んづけていたり，といったトラブルがないか確認しなければなりませんが，そのような問題はなかったとします．そこで考えられるメカニズムはと言うと，**シャント**です．シャントと$\dot{V}/\dot{Q}$ミスマッチはどのように違うのでしょうか？

　換気と血流の関係において，換気量と血流量が等しいのが最も幸せな関係で，このとき$\dot{V}/\dot{Q} = 1$です．換気量が減っていくと$\dot{V}/\dot{Q} < 1$となり，$\dot{V}/\dot{Q}$ミスマッチの状態になります．ここからさらに換気量が減って0になると，$\dot{V}/\dot{Q} = 0$となりシャントになります（p.139 図2参照）．したがって，シャントというのは$\dot{V}/\dot{Q}$が極端に低い状態と言えます．しかしながら，低酸素の鑑別を考えるときにはシャントをあえて$\dot{V}/\dot{Q}$ミスマッチと区別して考えます．というのは，**シャントを起こす疾患/症候群は限られていて鑑別を考えやすい**のに対して，$\dot{V}/\dot{Q}$ミスマッチはほとんどありとあらゆる肺疾患で起こるため，鑑別を考えるうえではそれほど有用ではないからなのです．シャントの鑑別については「第3章14.生理学的でないシャント」を参照してください．

> **ポイント**
> ● シャントと$\dot{V}/\dot{Q}$ミスマッチを区別して考えることで鑑別診断に役立つ

2 シャントと $\dot{V}/\dot{Q}$ ミスマッチの区別の仕方

　さて，シャントと $\dot{V}/\dot{Q}$ ミスマッチを区別する意義がわかったところで，見分け方です．きわめて単純化した例で，50％の血流がシャントで，残りの50％の血流が正常に酸素化されてる場合を想定してみます．シャントの部分を通ってきた血液の酸素分圧は静脈血のままなので40 mmHgとします．酸素解離曲線から酸素飽和度は75％くらいになります．正常な部分を通ってきた血液の酸素分圧は100 mmHgで酸素飽和度は98％程度です．この血液を半々に混ぜたあとの酸素含有量は，ヘモグロビン15 g/dLとして

$$(1.35 \times 15 \times 75/100 + 1.35 \times 15 \times 98/100) \div 2$$
$$= 1.35 \times 15 \times (75/100 + 98/100) \div 2$$
$$= 1.35 \times 15 \times 86.5/100$$

となるので，混ざったあとの血液の酸素飽和度は86.5％になりますね．

　ここで酸素投与をして，正常な肺胞を通る血液の酸素分圧が150 mmHgになったと想定します．いくら酸素を投与してもシャントの部分には酸素は到達しないので，ここを通る血液の酸素分圧はやはり40 mmHgのままです．酸素投与によって正常な肺胞を通る血液の酸素飽和度は100％になるので，血液を半々に混ぜた酸素含有量は

$$(1.35 \times 15 \times 75/100 + 1.35 \times 15 \times 100/100) \div 2$$
$$= 1.35 \times 15 \times (75/100 + 100/100) \div 2$$
$$= 1.35 \times 15 \times 87.5/100$$

となり，酸素飽和度は87.5％になります．ほとんど変わっていませんね．

　ここからさらに酸素を投与しても，シャント部分を通る血液の酸素分圧はやはり40 mmHg（酸素飽和度75％）のままです．一方で，正常な部分の酸素飽和度も100％よりも上がらないため，これ以上いくら酸素を投与しても酸素飽和度が上がらないことになります（図1）．

　計算を簡単にするためシャントが50％の状態を想定しましたが，この率が変わっても，酸素投与によって酸素飽和度や酸素分圧が上昇し

(%)
100
75
酸素飽和度
0
40　　　　100　　150　　　200 酸素分圧(mmHg)

半々に混ぜたあとの血液
右側の正常な血液のPaO₂が上がっても（ほとんど）変化しない

酸素投与 →

シャントがある場合

シャント部分を通る血液
酸素投与をしてもPaO₂は変わらない

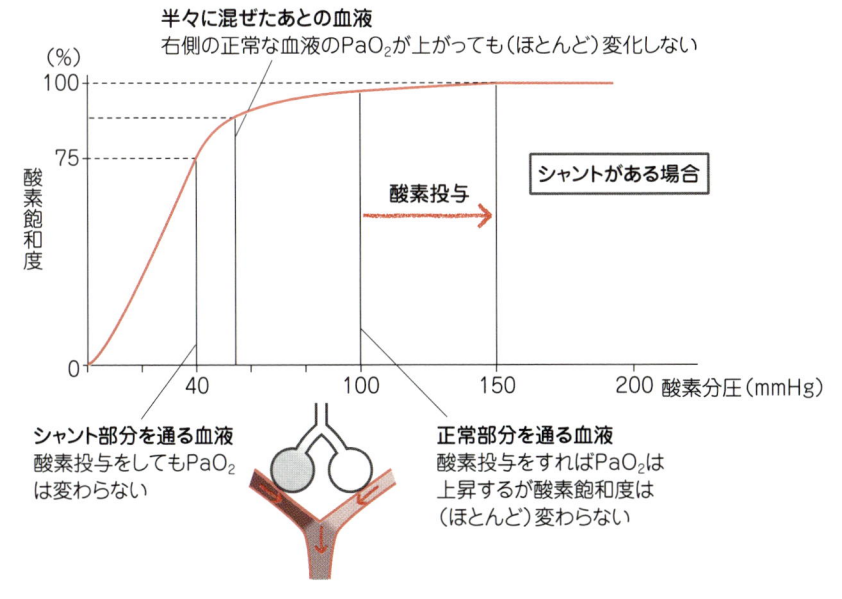

正常部分を通る血液
酸素投与をすればPaO₂は上昇するが酸素飽和度は（ほとんど）変わらない

図1 ●シャントがある場合の酸素投与の効果

(%)
100
酸素飽和度
0
　　　　　　100　　　　　　　　　酸素分圧(mmHg)

酸素投与 →　　　酸素投与 →

$\dot{V}/\dot{Q}<1$の部分の血液　　　$\dot{V}/\dot{Q}>1$の部分の血液

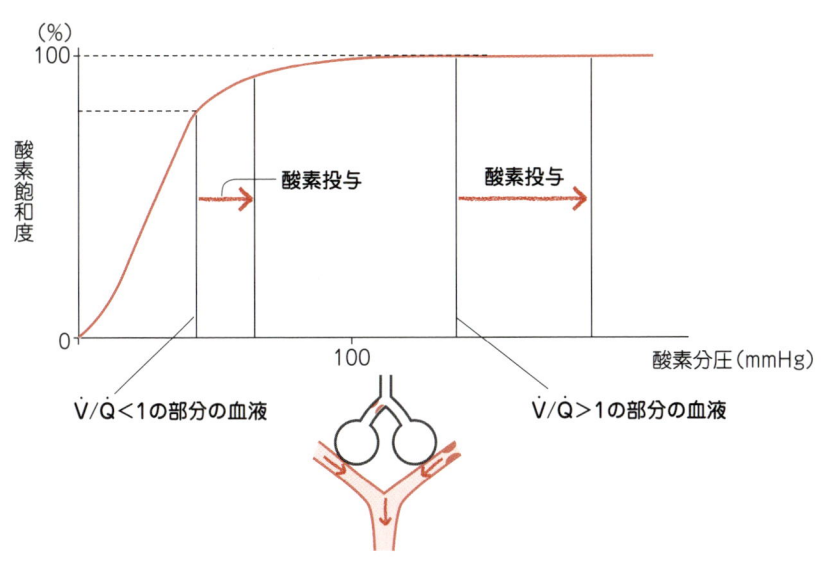

図2 ●$\dot{V}/\dot{Q}$ミスマッチがある場合の酸素投与の効果

$\dot{V}/\dot{Q}<1$の部分の血液も，$\dot{V}/\dot{Q}>1$の部分の血液もともに酸素投与をすればPaO₂が上昇するため，混ぜたあとの血液（グラフ中には示していない）のPaO₂，酸素飽和度も上昇する

第3章 呼吸のガス交換系

ないことには変わりありません．というわけで，**シャントでは酸素を投与しても酸素化が良くならないのが特徴**です．

一方で，V̇/Q̇ミスマッチの場合はというと，V̇/Q̇＜1の部分でも完全に換気がなくなっているわけではないので，酸素を投与するとこの部分の血流の酸素分圧は上昇します．したがって酸素を投与すれば酸素化は改善します（図2，p.145）．

ポイント
● シャントでは酸素を投与しても酸素飽和度（と酸素分圧）が上がらない

第3章 呼吸のガス交換系

20. 血液ガスで考える低酸素血症の鑑別

■ 低酸素血症の鑑別をするには

　ガス交換について一通り見てきたので，まとめとして血液ガスによる低酸素血症の鑑別を考えてみましょう．低酸素血症のメカニズムは以下の4通りになります．

　①肺胞低換気
　②$\dot{V}/\dot{Q}$ミスマッチ
　③シャント
　④拡散能低下

①の肺胞低換気とは，**コントロール系または駆動系の障害**によって肺に出入りする空気が少なくなる状態で，肺そのものではなく肺への空気の出入りを司る部分に問題があります．**$PaCO_2$が上昇**するのが特徴です．肺胞内の二酸化炭素分圧P_ACO_2（＝$PaCO_2$）が上昇することで，肺胞内の酸素分圧P_AO_2が低下するために，PaO_2も低くなります．

　②〜④の3つは**ガス交換系の障害**で，肺そのものに問題がある状態です．肺胞と血流の関係がうまくいっていないために低酸素血症になります．このうちの④の拡散能低下は，肺の血流量が増加する労作時に低酸素血症を起こしますが，単独で安静時の低酸素血症の原因となることはまずないと考えてよいので，ここでは鑑別から外します．ガス交換系の障害では，$A-aDO_2$が上昇するのが特徴です．ガス交換系の障害のうち，シャントでは酸素投与をしても酸素分圧や酸素飽和度が変わらないのでした．これらをあわせると，図のような鑑別のフローチャートができます．

　くり返しになりますが，p.12「第0章 呼吸のメカニズムとは」であげた患者さんの例で見てみましょう．pH 7.08，$PaCO_2$ 80 mmHg，

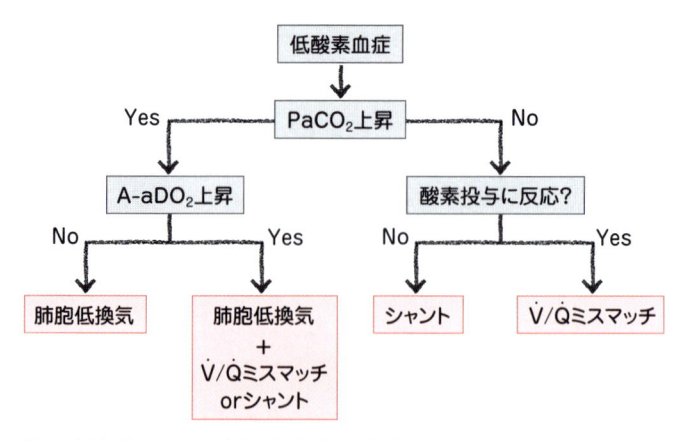

図●血液ガスによる低酸素血症の鑑別

　PaO₂ 45 mmHg, HCO₃⁻ 26 mEq/Lですから, PaCO₂が上昇しています. A–aDO₂ ＝ 5 mmHgで正常範囲内ですから, 肺胞低換気が低酸素血症の原因であることがわかります.

　不安神経症の女性患者さんではどうでしょうか（「第3章11. 肺胞と血流の関係」）？ pH 7.48, PaCO₂ 32 mmHg, PaO₂ 90 mmHg, HCO₃⁻ 24 mmHgですから, PaCO₂は上昇していません. この場合, 酸素投与に反応して低酸素血症が改善すればV̇/Q̇ミスマッチ, 改善しなければシャントが原因だとわかります.

第4章

人工呼吸

第4章　人工呼吸

1. 人工呼吸とは

■ 主役はやはり患者さん

　一通り呼吸生理の話をしたところで，人工呼吸の話に入りたいと思います．人工呼吸器になんとなく苦手意識をもっている方もいらっしゃるのではないでしょうか．初心者にとっては，よくわからない横文字の略語がたくさん出てきたり，ボタンや機能がいろいろついていたりと「とっつきにくいヤツ」という印象がありますよね．一通りの操作ができるようになったと思っても，アラームがやたらと鳴って対処に困るということも起こります．

　人工呼吸器に苦手意識があると，どうしても器械を中心に考えてしまいがちなのですが，**呼吸を考えるときの中心はやはり患者さんです**．患者さんの病態に合わせて人工呼吸器を使えるよう，これまでの呼吸生理の話をもとに人工呼吸の話をしていきます．

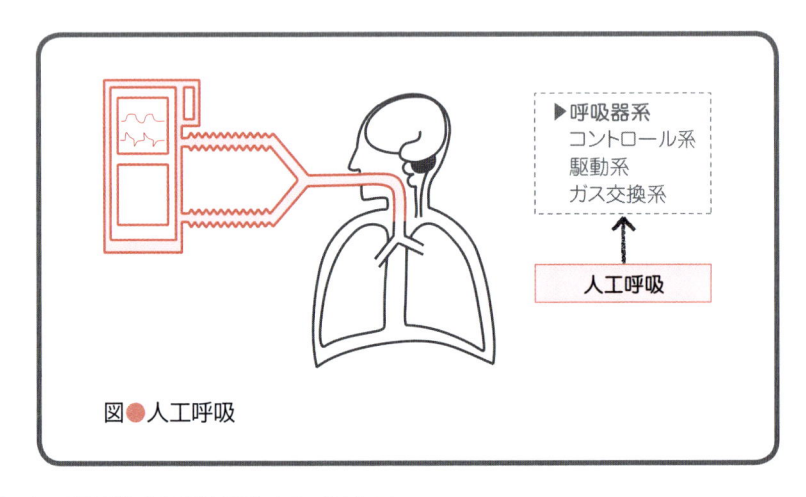

図●人工呼吸

第4章 人工呼吸

2. 人工呼吸の適応
人工呼吸器って何をしてくれるの？

> 人工呼吸開始の適応は？

1 人工呼吸器には何ができる？

　人工呼吸を開始するかどうかはどのように決めていますか？ 難しい質問ですね．では，これまでにどんな疾患の人に人工呼吸器を装着したか思い出してみてください．心肺停止では人工呼吸器を装着しますね．重症肺炎や急性呼吸窮迫症候群（ARDS）でも使います．気管支喘息重積発作の患者さんもいました．ギラン・バレー症候群や重症筋無力症などの神経筋疾患の患者さんに人工呼吸器をつけることもあります．「第0章 呼吸のメカニズムとは」でみたような薬物中毒の人も人工呼吸器が必要になることがあります．これらの疾患/症候群の患者さんに，いつも重度の低酸素血症や高二酸化炭素血症があるわけではありません．ということは，酸素飽和度や血液ガスだけで適応を決めているわけではなさそうです．

　そもそも人工呼吸器は何をしてくれるのでしょうか？「呼吸を助けるに決まってるでしょ！」と思うかもしれませんが，それではちょっと漠然としていますね．どのように呼吸を助けるのでしょうか？このあたりに人工呼吸器の適応のヒントがありそうです．人工呼吸器に何ができるのかを知っていると，どんなときに使えばよいのかもわかりやすいですね．せっかく呼吸生理を勉強しているのですから，ちょっと詳しく考えてみましょう．

人工呼吸器の役割には大きく分けて2つあります．
①**呼吸仕事量の軽減**
②**ガス交換（酸素化，換気）の改善**
この2つをどのように役立てるかをみてみます．

2 呼吸仕事量の軽減

1）呼吸仕事量とは

呼吸仕事量という用語が出てきましたが何でしょう？ 呼吸のメカニズムを覚えていますよね？ 中枢神経から，脊髄，末梢神経を通って呼吸筋が刺激されて収縮し，胸腔を広げることで胸腔内を陰圧にして，空気を肺に流すのでした．空気が肺に流れるためには，呼吸筋が収縮して胸腔を広げるという「仕事」をしなければなりません．ここでする仕事の量を**呼吸仕事量**と呼びます．呼吸仕事量の単位はJ（ジュール）で表しますが，ここでは詳しい計算方法などは覚える必要はありませんので，ざっくりと「肺に空気を入れるために筋肉が行う仕事」と考えてください．呼吸筋が仕事をするのは主に吸気で，呼気は受動的に行われるのでしたね．

2）呼吸仕事量が増大している状態

先ほどあげてもらったARDSや気管支喘息重積発作では，呼吸仕事量はどのようになるでしょうか？ 患者さんはハーハー，ゼーゼーと呼吸していかにも苦しそうです．ARDSでは肺が固くなるため，息を吸うときに広がりにくくなります．肺の広がりやすさのことをコンプライアンスと呼ぶのでしたね．呼吸管理のプロっぽく言うと，ARDSでは「コンプライアンスが低下している」と表現します．コンプライアンスが低下すると，広がりにくい肺を広げるのにより多くの仕事をしなければならなくなるので，呼吸仕事量は増大します（図1a）．気管支喘息重積発作では気管支攣縮，気道分泌物，気道粘膜の浮腫のために，空気の通り道である気道が狭くなっています（図1b）．これを専門用語では「気道抵抗が上昇している」と言います．気道抵抗が上昇

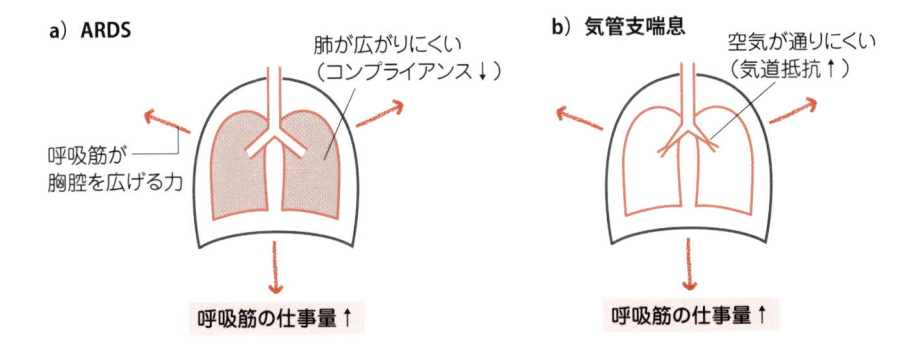

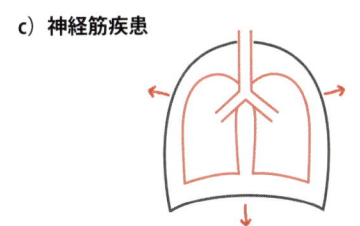

a）ARDS　　肺が広がりにくい（コンプライアンス↓）
呼吸筋が胸腔を広げる力
呼吸筋の仕事量↑

b）気管支喘息　　空気が通りにくい（気道抵抗↑）
呼吸筋の仕事量↑

c）神経筋疾患
呼吸筋力↓

図1●人工呼吸器が必要な疾患／症候群の呼吸仕事量

したときも，狭い気道を通して息をするわけですから，呼吸筋が行う仕事量は増大します．

　コンプライアンスが低下している場合でも，気道抵抗が上昇している場合でも，**必要な呼吸仕事量があまりに増大して自分の呼吸筋力で補いきれなければ，呼吸不全となり人工呼吸器が必要となります**．このような場合は，酸素飽和度が保たれていても呼吸筋が疲弊してしまう前に人工呼吸器の導入を考える必要があります．**頻呼吸，努力呼吸，意識混濁などが呼吸仕事量増大の兆候**です．高齢者や基礎疾患のある人など，もともと呼吸筋力に余力がない人の方が呼吸不全になりやすいのもわかりますね．

3）呼吸筋力が低下している状態

　一方で，ギラン・バレー症候群や重症筋無力症のような神経筋疾患では，必ずしも呼吸仕事量は増大していません．しかし，呼吸筋力が低下しているため十分な仕事をできなくなります（図1c）．ですから

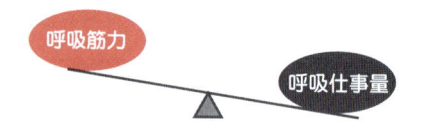

図2● 呼吸筋力と呼吸仕事量のバランス
必要な呼吸仕事量が呼吸筋力を上回ると，呼吸を維持できなくなり，呼吸不全となる．

人工呼吸器で呼吸仕事量を肩代わりする必要があります．このように，呼吸は呼吸筋力と呼吸仕事量のバランスで成り立っていて，必要な呼吸仕事量が呼吸筋力を上回ると人工呼吸器で補う必要があります（図2）．

3 ガス交換の改善

ガス交換については「第3章 呼吸のガス交換系」で話しました．肺胞と肺毛細血管において，酸素が血液に取り込まれることを**酸素化**，血液が二酸化炭素を肺胞に放出し，それが呼吸によって体の外に出されることを**換気**と呼ぶのでした．酸素化の指標としてPaO_2やSaO_2（またはSpO_2），換気の指標としては$PaCO_2$を使います．酸素投与だけで補正できない低酸素血症や，著しい高二酸化炭素血症があると人工呼吸器が必要となります．

まとめると人工呼吸器が適応となるのは
　①**呼吸筋力 ＜ 呼吸仕事量**
　②**著しい低酸素血症または高二酸化炭素血症**

と言えます．②は血液ガスで評価できますが，低酸素血症または高二酸化炭素血症のある患者には同時に①の問題もあることが多いので，やはり単純に血液ガスの数値だけでは人工呼吸器導入は決められないのです．

第4章 人工呼吸

3. 気管挿管の適応
気管チューブって何をしてくれるの？

気管挿管の適応とは？

■ 人工呼吸器の適応 ≠ 気管挿管の適応

　どんなときに気管挿管をするでしょうか？「これって前の質問と同じじゃないの？」と考えるかもしれません．確かに人工呼吸器を装着するためには気管挿管をするので，これも気管挿管の適応です．しかし人工呼吸器が必要なときだけが気管挿管の適応ではありません．ほかにはどのようなときに気管挿管をするでしょうか？意識障害のある人？自分で気道を保護できなければ気管挿管が必要ですね．上気道閉塞はどうでしょうか？急性喉頭蓋炎やアナフィラキシー，腫瘍などで上気道が閉塞している患者さんはすぐに気管挿管が必要になります．高齢者の肺炎のように痰を自分で出せない場合はどうでしょうか？この場合も放っておくと，痰詰まりで気道閉塞を起こしてしまいますのでやはり気管挿管が必要になります．

　●気管挿管の適応
　　・気道を保護できない
　　・上気道閉塞がある
　　・気道分泌物を喀出できない

　このように，気道の問題があるときには気道確保のために気管挿管をします．気道確保が目的で気管挿管をした場合でも，やはり人工呼吸器をつなぎますので，意識して区別しなければ何でもかんでもいっ

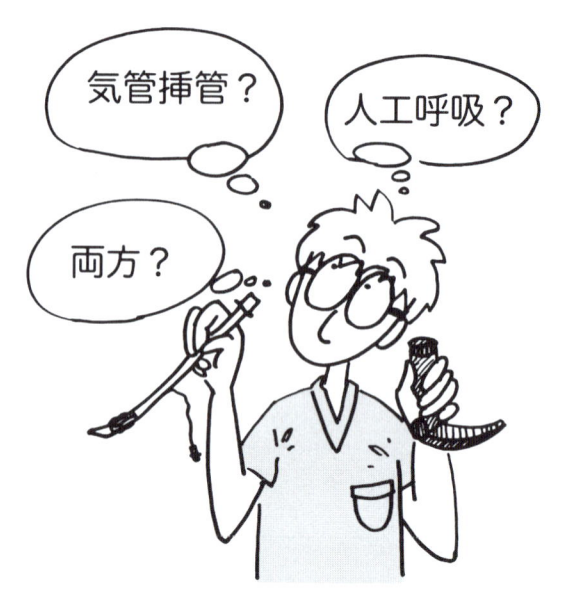

図●気管挿管と人工呼吸の適応を区別する

しょくたに「気管挿管 + 人工呼吸」と考えてしまうかもしれません．しかし，この場合に必要なのはあくまでも気管挿管であって，人工呼吸器ではありません．心肺停止や全身麻酔のように，気管挿管による気道保護も人工呼吸器による呼吸仕事量の肩代わりも両方必要となるような状況もありますが，基本的に気管挿管と人工呼吸の適応は別々に考えるようにしておくと，目の前の患者さんに気管挿管すべきかどうか判断するときにスッキリ考えられます（図）．

ポイント ● 気管挿管と人工呼吸の適応は分けて考える

第4章 人工呼吸

4. 人工呼吸器の歴史
鉄の肺と現在の人工呼吸器

> ポリオの患者が弛緩性麻痺のために入院した．呼吸筋麻痺による呼吸不全を起こしている．人工呼吸を開始するべきか？

■ ポリオと人工呼吸器

　ポリオって急に言われても見たことないですよね．ポリオは経口感染するウイルスで，脊髄の前角細胞というところに感染して脊髄炎を起こします．前角細胞というのはちょうど上位運動ニューロンと下位運動ニューロンが連絡するところなので，ポリオに感染すると弛緩性麻痺が起こります．ワクチンのおかげで今では見ることはなくなりましたが，20世紀に世界中で猛威をふるい，人工呼吸器の発展に影響しました．

　このポリオですが，麻痺が呼吸筋に及ぶと呼吸不全を起こします．呼吸のメカニズムで考えると**駆動系**の問題ですね．この場合，通常と比べて呼吸仕事量が増えているわけではありませんが，ポリオによって呼吸筋力が低下しているため呼吸ができなくなります．「呼吸筋力＜呼吸仕事量」となるので，必要な呼吸仕事量を肩代わりすることが人工呼吸の適応です．ギラン・バレー症候群や重症筋無力症といったような神経筋疾患も，呼吸筋力を低下させるので同じことが言えます．神経筋疾患での人工呼吸器導入の指標としては，FVC＜20 mL/kgやMIP＞－30 cmH$_2$O（正常：－80～－100 cmH$_2$O）があります．FVC（努力肺活量）やMIP（最大吸気圧）については「第2章 呼吸の駆動系」のところで話をしましたね．

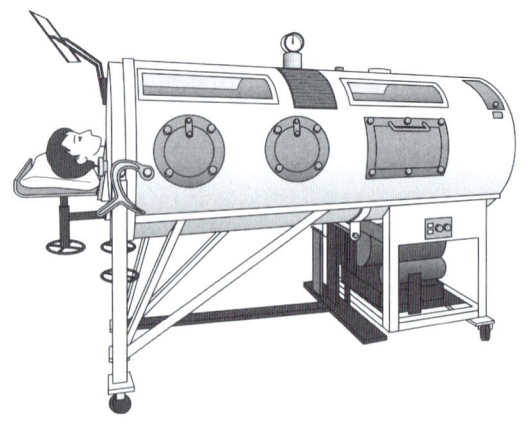

図1●鉄の肺（iron lung）

1）人工呼吸器の誕生 〜陰圧呼吸〜

　ポリオが人工呼吸器発展に影響したと話しましたが，少し歴史的な話をします．ポリオが流行した時代にまず使われた人工呼吸器は図1のように非常に大きいものでした．「昔の人工呼吸器は大きかったけど，技術が進歩してすっかり小さくなったんだなあ」と素直に感心したかもしれませんが，そうではありません．図1を見ると患者さんは人工呼吸器の中に入っています．今は人工呼吸器の中に患者さんを入れることはありませんね．以前の人工呼吸器は今とは仕組みが全く違ったのです．この人工呼吸器は「鉄の肺（iron lung）」と呼ばれ，**陰圧呼吸**を利用しています．

　陰圧呼吸という言葉は「第2章4．吸気のメカニズム」で出てきましたが覚えていますか？ 自発呼吸の仕組みを思い出してみてください．自発呼吸では吸気筋が収縮することで胸腔を広げて，肺の中を外気に比べて陰圧にします．大気圧よりも肺の中の圧の方が低いので，空気が肺へ流れて吸気が起こります（図2a）．しかしポリオの患者で筋力低下が起こり「呼吸筋力＜呼吸仕事量」となると，胸腔を十分に広げられないため吸気を起こせなくなってしまいます．そこで，患者の吸気筋に代わって胸腔を陰圧にするのがiron lungの役目です．この大きな筒状の人工呼吸器の中を陰圧にすることで，間接的に胸腔内を陰圧にします．患者さんの口と鼻は人工呼吸器の外側に出ていて外気にさ

陰圧呼吸		陽圧呼吸
a）自発呼吸	b）iron lung	c）現在の人工呼吸器
吸気筋の働きで胸腔を広げ，胸腔内圧を陰圧にして，肺へ空気を流す	自力で陰圧をつくれないので，首から下を iron lung に入れて iron lung の中を陰圧にすることで胸腔内を陰圧にする	外から陽圧をかけることで肺の中との間に圧較差をつくって，肺へ空気を流す

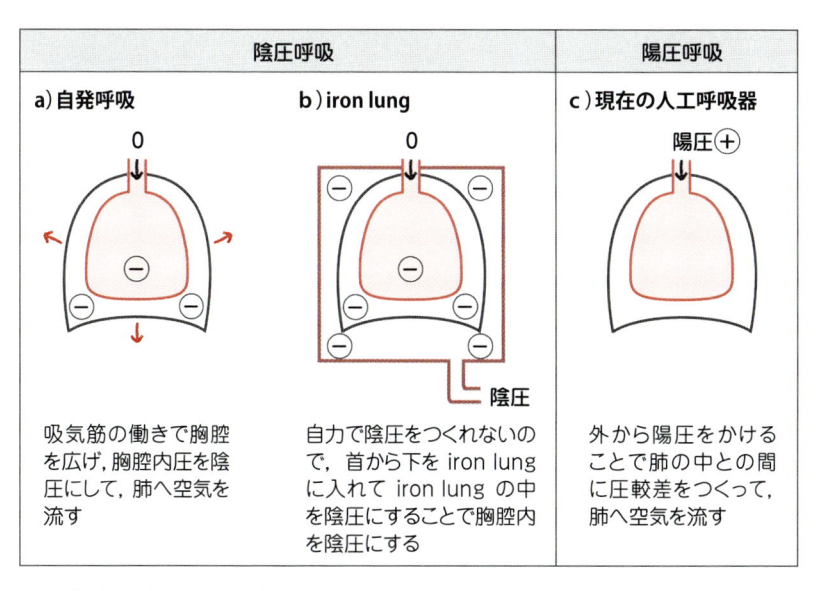

図2●陰圧呼吸と陽圧呼吸

らされているので，圧は大気圧と同じになります．胸腔内が陰圧で，口・鼻の圧は 0 cmH$_2$O なので圧較差が生じて，吸気が肺に流れます（図2b）．iron lung は陰圧呼吸を使うため，より生理的であるというメリットがありますが，その一方で器械が大きかったり，中に入っている患者さんを清潔に保つのが難しかったりといういう欠点がありました．

2）現在の人工呼吸器 ～陽圧呼吸～

　現在私たちが使っている陽圧呼吸の人工呼吸器は，iron lung のあとから登場しました．デンマークのコペンハーゲンでポリオが流行したときに，iron lung が足りなくなったのです．そこで代わりに，気管切開をしてバッグで換気するという方法を開始したのが陽圧呼吸の始まりです．それまで使っていた陰圧呼吸とは異なり，陽圧呼吸では肺の中よりも気道の入り口の圧を高くすることで圧較差をつくり空気を肺へ流します（図2c）．逆転の発想ですね．その当時，陽圧呼吸を行う器械は存在しなかったため，コペンハーゲンでは近隣の医学生が人力

でバッグを押すことで，多数のポリオ患者の救命に貢献しました．陽圧呼吸を器械でできるようになったのはポリオ流行の終わり頃になってからのことです．医学生の代わりをする器械なので，当初は「mechanical students」と呼ばれました．これが陽圧呼吸による人工呼吸器の始まりです．

　歴史的背景とともに，陰圧呼吸と陽圧呼吸の呼吸生理学的な違いも比較すると興味深いですね．ここからは，現在私たちが使っている陽圧呼吸の人工呼吸について話をしていきます．

ポイント ● **吸気の仕組み**
・陰圧呼吸（自発呼吸，iron lung）：肺の中を陰圧にすることで，気道の入り口との圧較差をつくる
・陽圧呼吸（現在の人工呼吸器）：気道の入り口を陽圧にすることで，肺との圧較差をつくる

第4章 人工呼吸

5. 陽圧呼吸
肺モデルで人工呼吸を考える

救急室で緊急気管挿管した気管支喘息重積発作の患者をバッグ換気しようとしたところ，非常にバッグが固く押しづらかった．以前に麻酔科をローテーションしたときに経験した手術患者のバッグ換気とは固さが異なることに気づいたあなたは，この観察を生理学的に説明することにしてみた．両者の違いの原因は？

1 陽圧呼吸の理解のために

　用手的にバッグを押すのは最も基本的な陽圧呼吸です．ポリオの時に医学生が行った方法ですね．用手的にバッグを押す代わりに，器械が陽圧をかけて空気を送り込むのが人工呼吸器の役割です．ここからは陽圧呼吸の話をしますが，その前に呼吸生理の理解の助けとなる肺モデルを考えてみましょう．

2 肺モデル

　肺をストローについた風船とイメージしてみます（図1）．ストローに相当するのが空気の通り道である気道です．人工呼吸器を装着している場合，患者自身の気道（気管，気管支，細気管支）だけでなく，気管チューブや回路もストローの部分に含まれます．一方で，風船に相当するのが肺胞です．ストローについた風船をふくらませようと思うと，ストローの口に圧をかけなければなりません．これをするのが人工呼吸器です．

図1 ●肺モデル

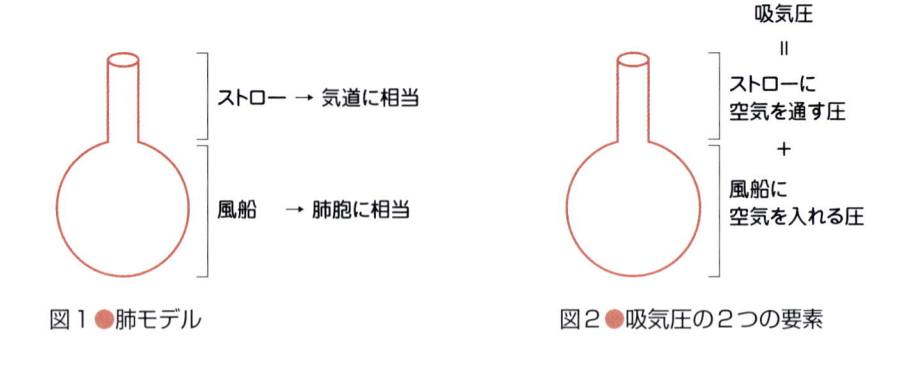

図2 ●吸気圧の2つの要素

- 肺モデル

    ストロー ＝ 気道（患者の気道 ＋ 気管チューブ ＋ 回路）
    風船　　 ＝ 肺胞

1）吸気圧を2つに分ける

　このモデルで考えると，圧をかけて風船を広げるためには2種類の圧が必要になります．ストローに空気を通すための圧と風船に空気を入れる圧です．空気が肺に流れるのは吸気の間なので，このときに必要な圧を**吸気圧**と呼びます（図2）．バッグが固くて押しにくいということは，すなわち吸気圧が高いことを意味します．

$$吸気圧 ＝ ストローに空気を通す圧 ＋ 風船に空気を入れる圧$$

　それでは何が吸気圧を左右するのでしょうか？　1つはストローの通りにくさですね．太いストローに空気を通すときを比べると，細いストローに空気を通すためにはより高い圧でバッグを押さなければなりません．ストローの通りにくさのことを専門用語で言うと，**気道抵抗**と呼びます．おなじみのオームの法則

$$圧較差 ＝ 流量 \times 抵抗$$

を使うと，AからBへストローを通して空気を流すためには，そもそも圧Aの方が圧Bより高くなければなりません（図3）．そのために人工

圧A ＞ 圧B

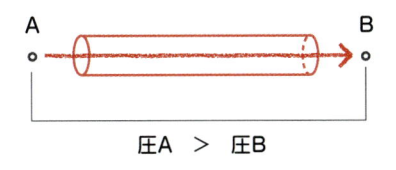

圧A － 圧B ＝ 吸気流量 × 気道抵抗

図3●空気の流れとオームの法則

呼吸器またはバッグで圧をかけるのでした．ストローに空気を通すために

ストローに空気を通す圧 ＝ 吸気流量 × 気道抵抗

だけの圧が必要なので，圧Aはこの分だけ圧Bよりも高くなります．同じ流量で空気を流す場合，気道抵抗が高いときの方がより高い圧を必要とするのがわかります．気道抵抗が高くなる原因には，気管支喘息のほかに痰づまりがあります．患者自身の気道だけでなく，気管チューブや回路も気道抵抗に関与するので，細い気管チューブで気管挿管した場合にも気道抵抗は高くなります．

　吸気圧が高くなる2つ目は風船がふくらみにくい場合です．風船の膨らみやすさのことを**コンプライアンス**と呼ぶのでした．コンプライアンスは圧を 1 cmH$_2$O かけたときに肺胞に空気が何 mL 入るかを表し，単位は mL/cmH$_2$O です．コンプライアンスが低いと，同じ量の空気を入れるのにより高い圧が必要となるので，バッグを押すと固いと感じます．ゴムが分厚い風船をふくらませるイメージです．コンプライアンスが低下する代表的な肺疾患としては，肺炎やARDSなどがあります．重度の肥満や腹部コンパートメント症候群などの，肺疾患以外の要因もコンプライアンスに影響することがあります．

2）吸気圧の上昇が意味することは…

　このような単純な肺モデルで考えると，人工呼吸器を装着した患者さんの肺の機械的な特性は，**気道抵抗とコンプライアンスという2つの指標**で表すことができます．同じ人工呼吸器設定を使っていて吸気

第4章　人工呼吸

●163

圧が上昇するときには，気道抵抗が上昇したか，コンプライアンスが低下したか，その両方ということがわかります．

　はじめの症例に戻りますが，気管支喘息重積発作でバッグが固かったのは，気道抵抗が上昇しているために吸気に必要な圧が高くなっていたためですね．ARDSのようなコンプライアンスが低下した状態でも，やはり吸気圧は高くなります．気管挿管をしたあとのバッグ換気からも，肺の状態についての手がかりが得られます．

> **ポイント**
> ● 気道内圧が高いか，コンプライアンスが低いと，人工呼吸に高い吸気圧が必要になる

第4章 人工呼吸

6. 人工呼吸での呼気
人工呼吸器は呼気も助けるか

人工呼吸器はどのように呼気を手助けしているのか？

1 呼気は誰がする？

　人工呼吸器は患者の**呼気**をどのように手助けしているのでしょうか？人工呼吸器が肺から息を吸いとっているのでしょうか？

　安静時自発呼吸での呼気の仕組みをおさらいしてみましょう．吸気で広がった肺が，ちょうど風船と同じように弾性によって縮むことで息を吐き出すのでしたね（「第2章5．呼気のメカニズム」参照）．人工呼吸器をつけていても同じです．吸気では人工呼吸器が陽圧をかけて空気を入れますが，呼気では広がった肺が縮むことで勝手に空気が出てくるのです．ということは，人工呼吸器をつけていても呼気は患者任せで，**手助けはしていません**．ですから人工呼吸器設定で呼気を調節することはできないのです．

2 呼気を決めるのは？

　呼気が患者さん任せなのなら，患者さんのどのような要素が呼気を決めるのでしょうか？風船と同じように縮むので，縮みやすさが影響しそうですね．縮みやすさと言うのはちょうど広がりやすさの逆なので，**コンプライアンス**が影響します．コンプライアンスが低い（広がりにくい＝縮みやすい）ほど早く息を吐き終えることになります．肺炎や肺水腫，ARDSといったコンプライアンスが低下するような状態では，早く呼気が終わります．ちなみに，縮みやすさを示すエラスタ

ンスと言う用語がありますが，コンプライアンスの逆とだけ知っていればよいです．

　もう1つ呼気に影響する要素があります．それは**気道抵抗**です．ストローに相当すると考えるのでしたね．風船がいくら縮もうとしても，ストローが細ければなかなか空気が出て行きません．というわけで，気管支喘息のように気道抵抗が高い疾患では息を吐くのに時間がかかることになります．

> **ポイント**
> - 呼気は受動的に行われる（人工呼吸器は手助けしない）
> - 呼気時間を決める要素
>   コンプライアンス：高ければ呼気時間が延長
>   気道抵抗　　　　：高ければ呼気時間が延長

　コンプライアンスが高くて，気道抵抗も高いと息を吐くのにかなり時間がかかることになりますが，このような疾患を思いつきますか？肺気腫ですね．肺気腫では，肺のコンプライアンスが高いため，縮もうとする力が弱くなっています．同時に気道抵抗が高いためなかなか空気が出て行きません．このため肺気腫では二重に息を吐くのに時間がかかることになります．

もっと知りたい人へ

●時定数

呼気についてはここまでわかってもらえれば十分なのですが，もっと専門家っぽい用語を知りたい人のために「時定数（time constant）」の説明をします．

時定数＝コンプライアンス×気道抵抗

と表されますが，先ほどの説明から時定数が高ければ高いほど呼気時間が長くなり，低ければ呼気時間が短くなるのがわかりますね．

例えば，コンプライアンス80 mL/cmH$_2$O，気道抵抗5 cmH$_2$O/L/秒の場合

時定数（秒）＝ 80 mL/cmH$_2$O × 5 cmH$_2$O/L/秒
　　　　　　＝ 80 × 5 ÷ 1,000（秒）
　　　　　　＝ 0.4秒

となります．

息を吐き終わるには時定数の**約5倍**の時間がかかるので，この例では2秒かかることになります．ARDSのようにコンプライアンスが低下する状態では時定数も低下するため，呼気時間は短くなります．ARDSの人工呼吸器設定で，呼吸回数を30回以上に設定しても息を吐ききれるのはそのためです．

第4章　人工呼吸

第4章 人工呼吸

7. 人工呼吸とガス交換 1
換気に関する設定

先ほどの呼吸不全を起こしているポリオの患者（p.157）で血液ガスを測定すると，pH 7.1，$PaCO_2$ 80 mmHgであった．$PaCO_2$を改善するためには人工呼吸器でどの設定項目を調節すればよいか？

1 $PaCO_2$を改善するには

人工呼吸器の目的の1つであるガス交換には，換気と酸素化の2つがありました．ここではまず換気について話をしましょう．換気というのは簡単に言うと，「どれだけの空気が肺に出入りしているか」です．換気の指標としては動脈血二酸化炭素分圧（$PaCO_2$）を使います．$PaCO_2$と肺胞気二酸化炭素分圧（P_ACO_2）は平衡状態にあるので，換気が十分に行われなければP_ACO_2が上昇し，結果として$PaCO_2$が高くなります（図）．逆に換気量を増やせばP_ACO_2は低下し，$PaCO_2$も下がります．換気量を示す値として**分時換気量**を使います．分時換気量というのは1分間に肺を出入りする空気の量のことで，

$$分時換気量＝1回換気量 \times 呼吸回数$$

となります．例えば1回換気量500 mLで1分間に12回呼吸すると，

$$分時換気量＝500\ mL \times 12回/分$$
$$＝6,000\ mL/分＝6\ L/分$$

です．

横道にそれて復習ですが，ポリオのような神経筋疾患は駆動系の問題によって換気量が減るので，典型的な血液ガスの変化は$PaCO_2$の上

図●換気モデル

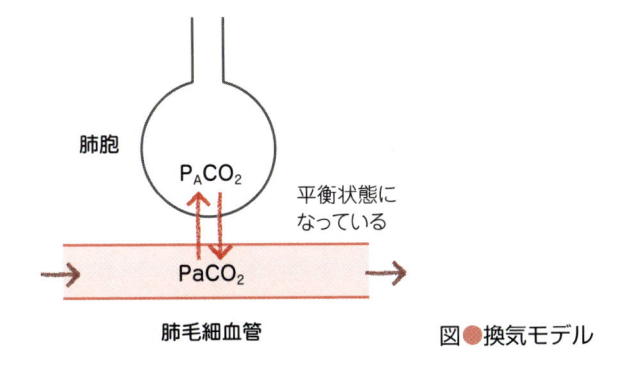

昇ですね．薬物中毒や鎮静剤の使用といったコントロール系の問題でもやはり換気量が低下して，$PaCO_2$が上昇します．どちらの場合でも肺自体に問題がなければ$A-aDO_2$は正常になるのでした（「第3章9. ガス交換 肺胞側の話」参照）．

2 1回換気量の設定

人工呼吸器設定の話に入りましょう．人工呼吸器で$PaCO_2$に影響するのは1回換気量と呼吸回数です．1回換気量が大きいほど，呼吸回数が多いほど分時換気量は増えるので，$PaCO_2$は低下します．とはいえ1回換気量はめったやたらと大きくしてよいわけではありません．通常は体重1 kgあたり6〜8 mLに設定します．では問題です．身長172.4 cm，体重100 kgの男性の1回換気量はどれくらいに設定しますか？「6〜8 mL/kgなのだから，600〜800 mLでしょ！」と元気よく答えたあなた，残念ながら間違いです．人間の肺の大きさは実体重とはあまりよく相関しないため，1回換気量を決めるときには実体重ではなく，身長から計算した**理想体重**を用います．特に肥満の患者さんで実体重を使って1回換気量を計算すると，多めに入れることになってしまうので要注意です．

● 理想体重

男性：50 + 0.91 ×〔身長（cm）− 152.4〕
女性：45.5 + 0.91 ×〔身長（cm）− 152.4〕

身長172.4 cmの男性だと，理想体重は68.2 kgなので，1回換気量は410～550 mLあたりに設定することになりますね．実体重が100 kgだからといって，800 mLにすると1回換気量を入れすぎることになります．1回換気量を多めに入れるということは，それだけ高い吸気圧で肺に空気を流すので，圧のかけ過ぎにもなります．量が多すぎるのも圧が高すぎるのも，人工呼吸器による肺損傷の原因になります．1回換気量の入れすぎによる肺損傷のことを**容量損傷**（volutrauma），圧のかけ過ぎによる肺損傷のことを**圧損傷**（barotrauma）と呼びます．参考までに，私たちの安静時の1回換気量は5～7 mL/kgです．

3 呼吸回数の設定

　呼吸回数も換気量に影響します．呼吸回数を増やすと換気量が増えて$PaCO_2$が下がり，逆に減らすと換気量が下がって$PaCO_2$は上がります．基本的には呼吸回数は$PaCO_2$に応じて調節しますが，疾患によっても設定を変える必要があります．ARDSでは1回換気量を小さくするため呼吸回数の設定を30回/分以上にすることがありますが，閉塞性肺疾患では呼吸時間を長くとるため低めに設定します．病態ごとの1回換気量と呼吸回数の設定の目安を表に示します．

> **ポイント** ● 換気を調節する項目は，1回換気量と呼吸回数

表●病態・疾患別の1回換気量と呼吸回数の目安

病態・疾患	1回換気量（mL/kg）	呼吸回数（回/分）
気道確保，神経筋疾患	6～8	10～16
喘息・COPD急性増悪		8～12
肺炎，肺水腫		16～24
ARDS	6	～35

もっと知りたい人へ

●死腔と換気量

換気，すなわち肺への空気の出入りによって，肺胞の二酸化炭素が取り除かれるという話をしましたが，もう少し詳しい話をしましょう．

肺へ送り込まれる空気がすべて換気に関与しているわけではありません（図Ⅰ）．例えば1回換気量500 mLとしても，そのうちで肺胞に到達するのは350 mL程度で，残りは気道までしかたどり着きません．ガス交換が行われるのは肺胞なので，気道にある空気はCO_2の除去には関与しないことになります．このような，ガス交換に関与しない空気の量を，死腔と呼びます．

死腔は疾患によって増えることもあります．「第3章17.換気／血流比」でみたように，肺塞栓によって血流が閉ざされた場合，肺胞へ出入りする空気はガス交換に関与しなくなるので死腔になります（図Ⅱ）．一般にはこれらをすべて含めて死腔（または機能的死腔）と呼びます．

本文では，分時換気量が換気量の指標であるといいましたが，これは死腔を含む量なので，より正確には分時**肺胞**換気量です．

- 肺胞換気量＝1回換気量－死腔換気量
- 分時肺胞換気量
  ＝呼吸回数×肺胞換気量
  ＝呼吸回数×（1回換気量－死腔換気量）
  ＝呼吸回数×1回換気量×（1－死腔換気量／1回換気量）
  ＝分時換気量×（1－死腔換気量／1回換気量）

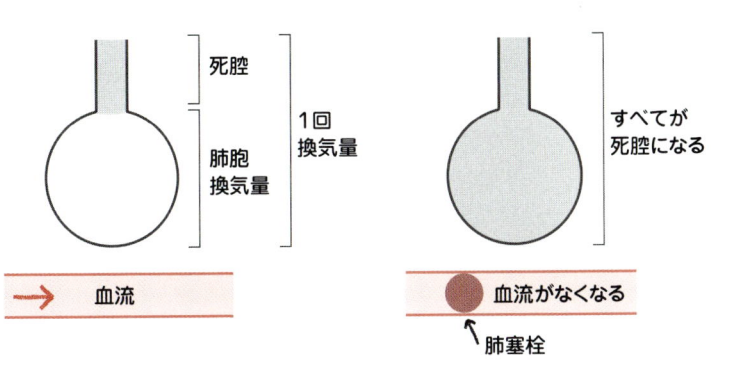

図Ⅰ ●1回換気量と死腔

図Ⅱ ●肺塞栓が存在するときの死腔

$PaCO_2$ と CO_2 産生量，分時肺胞換気量の関係は

$$PaCO_2 \propto CO_2 産生量 / 分時肺胞換気量$$

です（「$\propto$」は比例するという記号）．CO_2 産生量が増えれば増えるほど（分時肺胞換気量が変わらなければ）$PaCO_2$ は高くなり，分時肺胞換気量が増えれば $PaCO_2$ は低下します．これに先の分時換気量の式を合わせると，

$$PaCO_2 \propto CO_2 産生量 / 分時換気量（1 - 死腔換気量 / 1 回換気量）$$

となるので，$PaCO_2$ が上昇する原因には
　①分時換気量の低下（1回換気量↓または呼吸回数↓）
　②1回換気量に占める死腔換気量（死腔率と呼ぶ）の増大
　③CO_2 産生量の増加
の3つがあることがわかります．

第4章 人工呼吸

8. 人工呼吸とガス交換 2
酸素化に関する設定

> 発熱,咳嗽,膿性痰を主訴にする40歳女性が救急室へ搬送されてきた.胸部X線では多葉性肺炎があり,リザーバーマスクで酸素投与しても血液ガスではPaO_2 45 mmHg,SaO_2 80％であった.人工呼吸を開始したが,PaO_2を改善するためにはどの設定項目を調節すればよいか?

1 PaO_2を改善するには

今度は人工呼吸器の目的であるガス交換の中で酸素化についてです.「第3章9.ガス交換 肺胞側の話」でみたように,外気から肺胞に到達した空気の中の酸素が,拡散によって肺毛細血管へ移動するのでしたね.血液中の酸素の指標には動脈血酸素分圧(PaO_2)や酸素飽和度(SaO_2またはSpO_2)を用います.

血液中の酸素を増やすための方法には,**肺胞の中の酸素を増やすか,肺胞から血液へより多くの酸素が流れるようにする必要があります**.そのためには人工呼吸器の設定では何を調節すればよいでしょうか?

2 吸入酸素濃度

まずは吸入酸素濃度(F_IO_2)があります.F_IO_2を上げると肺胞気酸素分圧(P_AO_2)が上昇します.ためしにF_IO_2を0.21から1.0へ上げてみましょう.簡単にするため$PaCO_2$は両方の場合とも40 mmHgであったとします.P_AO_2は「第3章9.ガス交換 肺胞側の話」で説明したように次の式で求められますね.

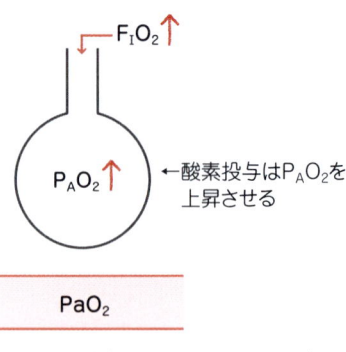

図1 ● 酸素投与によるP_AO_2の上昇

- $F_IO_2 = 0.21$ の場合
    $P_AO_2 = (760 - 47) \times 0.21 - 40/0.8 = 100$ mmHg
- $F_IO_2 = 1.0$ の場合
    $P_AO_2 = (760 - 47) \times 1.0 - 40/0.8 = 663$ mmHg

P_AO_2はかなり変化しましたね．P_AO_2を上げることで，酸素化を改善させるのが酸素投与の目的です（図1）．ただし，酸素投与は有効なのですが，無害な治療ではありません．酸素毒性や吸収性無気肺を起こす危険性があるので，必要以上に高いF_IO_2を使用することは避けます．

酸素濃度を上げるだけではPaO_2が良くならないことがあったのを覚えていますか？シャントでしたね．病的なシャントがあると，いくら肺胞内の酸素濃度を上げてもPaO_2が上がらないのでした．肺内シャントを起こす代表的な状態にARDSがあります．ではどのように酸素化を改善すればよいのでしょうか？そこで登場するのが，次にあげるPEEPです．

> **ポイント**
> ● F_IO_2はP_AO_2を上昇させて，（シャントがなければ）PaO_2を改善させる

3 PEEP

PaO_2を上げるためのもう1つの設定はPEEPです．PEEPとはpositive end-expiratory pressureの略で，日本語では**呼気終末陽圧**といい

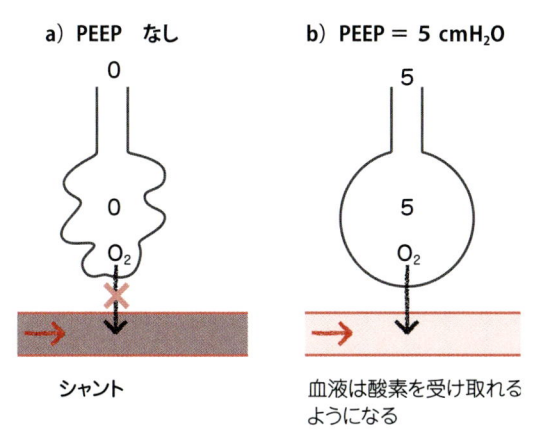

図2 ● PEEPによる肺リクルートメントと酸素化への効果

ます.文字通り呼気の終わりに人工呼吸器で陽圧をかけるのですが,考えてみると息を吐きづらくて苦しそうですね.全くその通りで,皆さんのような普通の肺ではPEEPをかけても苦しいばかりでメリットはありません.ではARDSではなぜ酸素化が改善するのでしょうか?

1) PEEPがないと…

「第4章6.人工呼吸での呼気」で見たように,通常の呼気は肺の弾性によって受動的に起こります.私たちが息を吐き終わるときには,肺の中の圧は大気の圧に等しく0 cmH_2Oになります.このときの肺の大きさのことを**機能的残気量(FRC)**と呼ぶのでしたね.人工呼吸器を装着している場合でも,同じように呼気は受動的に起こります.呼気終末に圧をかけなければ(PEEP = 0 cmH_2O),息を吐き終わったあとの肺の中の圧は大気圧と同じ0 cmH_2Oになります.正常の肺であればこれでもよいのですが,ARDSのようにコンプライアンスが低下していると,肺が縮まろうとする力が強くなるため,胸壁と肺のバランスにしたがってFRCは低下しています.**FRCが低下するということは,呼気の終わりに虚脱する肺胞が増えることを意味します**.肺胞が虚脱すると,血液は肺胞から酸素を受け取ることなく素通りするようになるため,シャントとなり低酸素血症の原因になります(図2a).

2）PEEPをかけると…

　それでは呼気の終わりに人工呼吸器で陽圧をかけてみます．例えばPEEP 5 cmH$_2$Oと設定したとします．吸気で陽圧になった肺の中の圧が，呼気では次第に下がります．PEEPがなければ肺の中の圧は大気圧と同じ0 cmまで下がりますが，PEEPが5 cmH$_2$Oある場合には5 cmまで下がったところで呼気が終了します．ということは，PEEPがないときよりも早く呼気が終了する，すなわち息を吐き終わったときに，より多くの空気が肺に残っていることになります．このためFRCは増大します．FRCが増大して虚脱していた肺胞が開くと，肺毛細血管を流れる血液がより多くの酸素を受けとれることになります（図2 b）．このように虚脱した肺胞を広げることを**肺リクルートメント**（recruitment）と呼びます．

> **ポイント**
> ● PEEPの役割その1：
> 　虚脱した肺胞を広げる（FRCを上昇させる）ことで酸素化を改善する

　PEEPの役割「その1」とわざわざ書いてあるのですから，PEEPにはほかの効果もありそうですね．PEEPにはもう1つ重要な役割があるのですが，これについてはまた後でお話しします．

　はじめの症例に戻りましょう．かなり酸素化が悪いのでまずはF$_I$O$_2$を1.0に設定します．さらに酸素化を助けるためにPEEPを使って肺を広げるようにします．

> **ポイント**
> ● 酸素化を調節する項目は，F$_I$O$_2$とPEEP

Side Note　PEEPとCPAPの違いは？

　CPAPという用語も聞いたことがあるかもしれませんね．PEEPとCPAPとはどう違うのでしょうか？ PEEPはpositive end-expiratory pressure（呼気終末陽圧）の略で，CPAPはcontinuous positive airway pressure（持続気道陽圧）の略なので，「吸気終末」か「持続」なのかが違うのですが，普段使うときにはざっくりと同じ作用をするものだと考えてもらってよいです．より厳密には，A/CやSIMVなど器械呼吸の場合にはPEEP，PSVなど自発呼吸の場合にはCPAPと呼びます．

Side Note　人工呼吸患者での酸素化の指標

　室内気（F_IO_2 0.21）でPaO_2 100とPaO_2 60を比べると，どちらの方が酸素化が良いのかはすぐわかりますよね．しかし，人工呼吸器を装着している場合，0.21から1.0までさまざまな吸入酸素濃度を使いますので，比較が簡単ではありません．F_IO_2 0.8でPaO_2 160 mmHgと，F_IO_2 0.5でPaO_2 120 mmHgを比べてどちらの方が良いかと聞かれるとすぐには答えにくいですよね．このような場合に使われるのがPaO_2/F_IO_2比（P/F比）と呼ばれる指標です．PaO_2をF_IO_2で割って計算する値で，高いほど酸素化が良いことを示します．

- F_IO_2 0.8，PaO_2 160 mmHgの場合
  P/F比＝160÷0.8＝200 mmHg
- F_IO_2 0.5，PaO_2 120 mmHgの場合
  P/F比＝120÷0.5＝240 mmHg

となるので，後者の方が酸素化が良いということになります．
　本文からおわかりの通りPaO_2はPEEPにも影響されますので，P/F比は必ずしも絶対的指標ではないのですが，簡便に計算できるため酸素化の指標としてよく用いられます．

第4章　人工呼吸

第4章 人工呼吸

9. 人工呼吸の合併症
「血液ガスが良ければオッケー！」ではないのです

ARDSの患者を受けもっている．1回換気量を小さめの6 mL/kgにするよりも，大きめの12 mL/kgにした方が血液ガスの結果が良くなることに気がついた．血液ガスの結果が良い限り，ARDSには大きめの1回換気量の方が適当と考えてもよいか？

1 もっと上手に人工呼吸器を使うために

人工呼吸器を使う目的をいったんおさらいしておきましょう．

人工呼吸の目的
　①呼吸仕事量の軽減
　②ガス交換（酸素化，換気）の改善

呼吸仕事量を考えるときには，呼吸筋負荷と呼吸筋力のバランスを考えるのでした．負荷が多い場合や，筋力の低下があるときには人工呼吸器で呼吸仕事量を肩代わりします．

ガス交換が著しく障害されている場合にも人工呼吸器が有用でしたね．設定項目では，高二酸化炭素血症には1回換気量と呼吸回数，低酸素血症には吸入酸素濃度とPEEPを調節するのでした．

人工呼吸器入門編としてまずここまで理解できましたね．では，より上手に人工呼吸器を使うために合併症にも目を向けてみましょう．陽圧をかけて空気を肺に押し込むのは必ずしも無害な行為ではないので，「目的を達するためには人工呼吸器をどう使ってもよい」というわけにはいきません．使いようによってはかえって患者さんの状態を悪くすることもあります．特に気をつけてほしい合併症は，

①人工呼吸器関連肺傷害
②患者−人工呼吸器非同調

の2つです．

2 人工呼吸器関連肺傷害 (ventilator-associated lung injury：VALI)

1回換気量のところで話をしましたが，1回換気量を大きくすることで換気を増やして$PaCO_2$を下げることができます．一方で，あまり大きな1回換気量を使うと容量損傷（volutrauma）や圧損傷（barotrauma）といった合併症を起こすことになります．ARDSネットワークによる代表的な研究ARMAでは，ARDS患者に対して12 mL/kgという大きな1回換気量を使うことで，途中経過の酸素化と換気を改善できるものの，死亡率は6 mL/kgの場合と比べて有意に高くなることがわかりました（p.249「Case Study 3」参照）．目先の血液ガスの値を良くすることにとらわれるのではなく，**人工呼吸器による肺傷害を最低限にするような設定が重要**なのがわかります．

3 患者−人工呼吸器非同調

人工呼吸器を装着したからといって，患者さんは「呼吸はすべて人工呼吸器にお任せします」といって呼吸をやめてしまうわけではありません．人工呼吸器を設定するときには，**患者さんの自発呼吸に同調するように人工呼吸器を設定**します．人工呼吸器の設定に患者さんの呼吸を合わさせるのではありません．

患者さんの呼吸努力と人工呼吸器がうまく同調せず，息を吸いたいときに吸えなかったり，吸いたいように吸えなかったりすると，患者さんの呼吸仕事量がかえって増大してしまいます．また，非同調によってVALIのリスクも高くなります．同調というのは数字に表れにくい要素なので，呼吸パターンをよく観察することが重要です．

Side Note　VILIとVALI

　人工呼吸器による肺損傷のことを，ものによってはVILI（ventilator-induced lung injury）と書いてあったり，VALI（ventilator-associated lung injury）と書いてあったりして，「結局どっちを使えばいいんだ？」と混乱している方もいるかもしれません．VILIとVALI，どちらも音の響きはいかにも肺に悪そうですが，どのような違いがあるのでしょうか？

　純粋に人工呼吸器が起こした肺損傷という意味で使う場合はVILIと言います．ですから，動物実験で人為的に人工呼吸器による肺傷害を起こした，というようなときにはこちらを使います．しかし，臨床の現場ではもともとの疾患による肺損傷と，人工呼吸器による肺損傷が混在していて厳密には区別がつかないため，VALIと言う用語を使います．

第4章 人工呼吸

10. 気道内圧
人工呼吸器の圧＝肺の中の圧？

人工呼吸器による圧損傷の話を聞いたので，重症肺炎で人工呼吸器装着中の患者のベッドサイドに行って，さっそく気道内圧を見てみることにした．人工呼吸器モニターでは「ピーク圧」という項目が表示されているが，圧損傷の指標にはこの値を見ればよいか？

1 ピーク圧が示しているもの

　人工呼吸器は吸気中に陽圧をかけて肺に空気を流す仕組みでした．肺胞に圧をかけ過ぎると圧損傷という合併症を起こすので，肺胞にかかる圧を見張りたいところです．人工呼吸器には毎吸気ごとのピーク圧（最高気道内圧）が表示されていますが，この圧を見張っていればよいのでしょうか？

　最近の人工呼吸器にはいろいろ便利な機能がついていますが，その中でも有用なのが**グラフィック**です．せっかくですので，圧のグラフィックを見てみることにしましょう（図1）．陽圧呼吸なので，息を吸うところで圧が上がって，吐くところでは下がります．PEEPをかけ

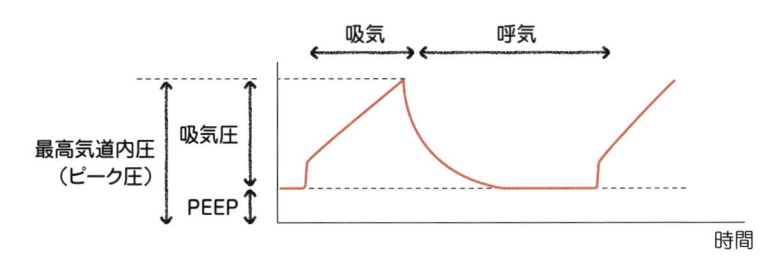

図1●人工呼吸器の圧波形

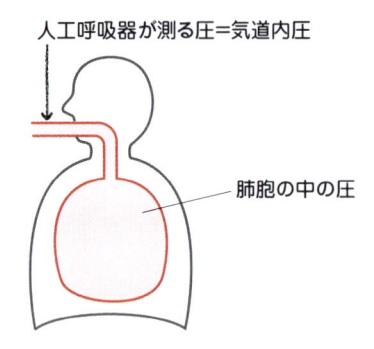

図2●気道内圧と肺胞の中の圧

ていると，息を吐き終わったところでも圧は0 cmH$_2$Oまで下がらず，PEEPのところで下がり止まるのでした．圧が一番高くなっているところがピーク圧として人工呼吸器に表示されます．ピーク圧はPEEPと吸気圧を合わせた圧です．

　肺にかかる圧が高くなりすぎないように見張るのに，この表示されているピーク圧さえ見ていればよいかと言うと，それほど話は簡単ではありません．表示されている圧は，あくまでも人工呼吸器が患者さんの体の外で回路内の圧を測ったものなので，肺の中の圧を直接測定しているわけではありません（図2）．ですから，

人工呼吸器で表示している圧≠肺胞の中の圧

なのです．

　少し話がややこしくなってきましたか？「だったらなんで人工呼吸器はわざわざ役に立たない圧を表示しているのだ！」とお怒りの方もいらっしゃるかもしれませんね．役に立たないわけではありません．少し解釈が必要なのです．

2 実際に肺胞にかかる圧を知るには

　では，また肺のモデルに戻りましょう．肺はストローの部分と風船の部分に分けて考えるのでした．ストローは患者の気道だけでなく気管チューブを含めた空気の通り道です．風船は肺胞に相当します．息を吸うのに必要な圧（吸気圧）は2つの要素に分かれるのでした（図3）．

吸気圧＝気道に空気を通す圧 ＋ 肺胞に空気を入れる圧

図3 ● 肺モデルでみる吸気圧

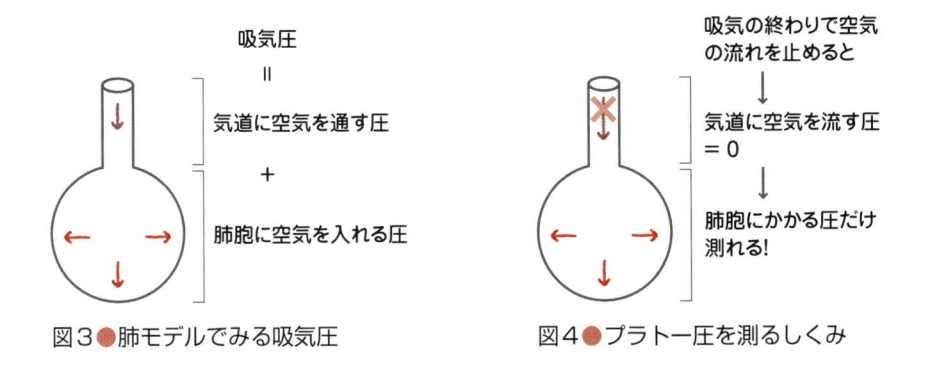

図4 ● プラトー圧を測るしくみ

　ピーク圧は吸気圧（気道に空気を通す圧＋肺胞に空気を入れる圧）とPEEPを合わせたものですが，それがすべて肺胞にかかっているわけではありません．肺胞の空気が流れている間は，人工呼吸器が測る気道内圧の方が，肺胞の中の圧よりも高くなっています．圧較差がなければ，空気は流れないのでした．実際に肺胞にかかるのはピーク圧から「気道に空気を通す圧」の分を引いた圧となります．それでは肺胞にかかる圧だけを調べる方法はないのでしょうか？

ピーク圧＝（気道に空気を通す圧 ＋ 肺胞に空気を入れる圧）＋ PEEP
　　　　　　　　　　　　吸気圧

　ここで肺モデルとおなじみのオームの法則が役立ちます．肺胞の中の圧を調べるためには，吸気の終わり（グラフィックで圧が一番高くなっているところ）で息を止めます．とは言っても，患者さんに息ごらえをしてもらうわけではありません．人工呼吸器が吸気の最後で空気を送り込むのをいったん止めるのです．息を止めた状態，すなわち空気の流れのない状態でオームの法則をあてはめると，

気道に空気を通す圧＝吸気流量 × 気道抵抗
　　　　　　　　　＝０× 気道抵抗

となって，気道抵抗が何であれ０になります．このときに測定した気道内圧は，「肺胞に空気を入れる圧」＋PEEPなので肺胞の中の圧と等しくなります（図4）．グラフィックで見ると，ピーク圧よりも「気道

第4章 人工呼吸

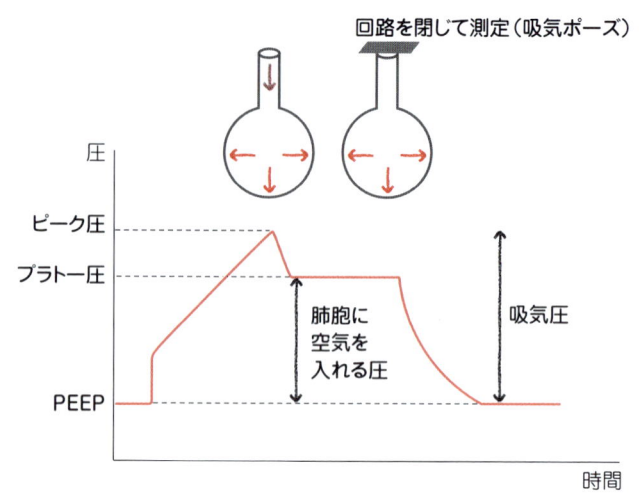

図5 ●ピーク圧とプラトー圧

に空気を通す圧」の分だけ下がったところに平らな部分（プラトー）ができるので，プラトー圧と呼ばれます（図5）．**プラトー圧は吸気終末での肺胞の中の圧で，30 cmH$_2$O を超えると圧損傷の危険性が増すと考えられています．**

プラトー圧 ＝ 肺胞に空気を入れる圧 ＋ PEEP

プラトー圧を測定するのは面倒な作業のように思われるかもしれませんが，たいていの人工呼吸器はボタン1つで測定できるようになっています．ボタンには「ピーク圧から気道に空気を通す圧の分だけ引いて肺胞の中の圧だけを調べるためにいったん吸気を止める操作をするためのボタン」という名前は付いていなくて，シンプルに「**吸気ポーズ**」と表示されています．

ポイント
- プラトー圧＝吸気終末での肺胞の中の圧
- プラトー圧＞30 cmH$_2$O では圧損傷の危険性が増す

もっと知りたい人へ

●transpulmonary pressureという概念

基本的な考えかたとしては，本文に書いたように

プラトー圧 ＝ 吸気終末での肺胞の中の圧 ＝ 圧損傷の指標

という理解で十分なのですが，より詳しく呼吸生理を知りたい人のために**肺内外圧差（transpulmonary pressure）**という考えかたを紹介します．「第2章2.機能的残気量」にも登場しました．**本文のプラトー圧の話だけでおなかがいっぱいという人は，思いきってここは読みとばしてください．**

肺胞の中の圧が圧損傷のリスクを考える指標になる，というのはおおむね正しいのですが，より厳密に言うと「肺胞の中と外の圧の差」がこの指標になります．例えば肺胞の中に 30 cmH$_2$O の圧がかかっている場合を考えます．このときに胸腔内（肺胞の外）にも 10 cmH$_2$O の圧がかかっていると，肺胞を広げようとする圧は肺胞内外の圧の差の 20 cmH$_2$O になり，肺胞の中の圧よりも低くなります（図Ⅰ）．**この肺胞の中と外の圧較差のことを transpulmonary pressure といい，圧損傷の本当の指標になります．**

胸腔内圧が上昇している場合を考えてみます．腹部コンパートメント症候群がある場合では，腹腔圧が上昇するため横隔膜が押し上げられ胸腔内圧が上昇します．重度の肥満のある患者さんでは，皮下脂肪の重みや腹腔内圧の上昇によってやはり胸腔内圧が上昇します．このように胸腔内圧が上昇しているときには，肺胞の中の圧ではなく，肺胞の中の圧から胸腔内圧を引いた分の圧で肺胞は広げられています．例えば，肺胞の中に 35 cmH$_2$O の圧がかかっていて圧損傷の危険性が懸念される場合でも（プラトー圧 > 30 cmH$_2$O で圧損傷の危険性が増すのでしたね），胸腔内圧が 10 cmH$_2$O であれば，

transpulmonary pressure ＝ 35 − 10 ＝ 25 cmH$_2$O

となるので，実際に肺を広げる圧はそれほど高くなく，必ずしも圧損傷の

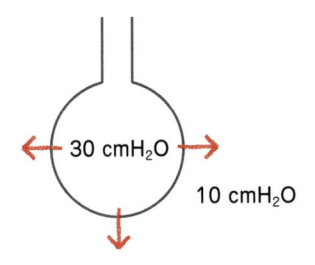

30 cmH$_2$O

10 cmH$_2$O

肺胞を広げる圧 ＝ 30 − 10
　　　　　　　 ＝ 20 cmH$_2$O

図Ⅰ●肺内外圧差（transpulmonary pressure）

第4章 人工呼吸

危険性が高くなるわけではありません（図Ⅱa）．

逆に，胸腔内圧が低くなる場合を考えてみます．人工呼吸器を装着していても患者さんが強く息を吸おうと努力をしていれば，自発呼吸同様に胸腔内圧は陰圧になります．この場合，仮に肺胞の中の圧が25 cmH$_2$Oで，圧損傷の危険性が低いように見えたとしても，胸腔内圧が－10 cmH$_2$Oであれば，

transpulmonary pressure ＝ 25 －（－10）＝ 35 cmH$_2$O

となり，肺胞を広げる圧は30 cmH$_2$Oを越えるため，圧損傷を起こす危険性があります（図Ⅱb）．

ポイント
- 胸腔内圧↑では，
 transpulmonary pressure ＜ 肺胞の中の圧
- 胸腔内圧↓では，
 transpulmonary pressure ＞ 肺胞の中の圧

以上からわかるように，「プラトー圧＝圧損傷の指標」と考えるのは，胸腔内圧＝0という仮定に基づいていて，常に正しいわけではありません．しかし，プラトー圧は人工呼吸器で簡便に測定することができるため，transpulmonary pressureの近似として用いられます．transpulmonary pressureを知るのに必要な胸腔内圧を測定する方法として，食道内にカテーテルを入れて食道内圧を測る方法がありますが（食道は胸腔内にありますよね），常に正確に測定できるとは言えないため，あまり普及していません．

a）胸腔内圧が上昇

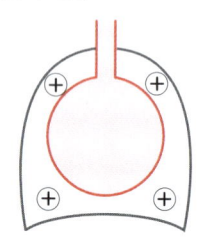

transpulmonary pressure ＜ 肺胞の中の圧となる
例：腹部コンパートメント症候群
　　肥満

b）胸腔内圧が低下

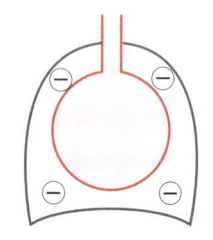

transpulmonary pressure ＞ 肺胞の中の圧となる
例：強い吸気努力

図Ⅱ● 胸腔内圧が0でない場合の肺胞の中の圧とtranspulmonary pressureの関係

第4章 人工呼吸

11. 気道抵抗とコンプライアンス
肺の状態を数値化する

> 肺の状態が，気道抵抗とコンプライアンスの2つで表現できるのはわかったが，これらの値を実際に測定することはできるのか？

■ 人工呼吸器で肺の状態を知ろう

1）気道抵抗とコンプライアンスを計算で求めよう

　肺の状態は気道抵抗とコンプライアンスの2つで示せることは話しました．「肺が悪い」というと漠然としていますが，「気道抵抗が上昇している」とか「コンプライアンスが低下している」というとより病態を理解しやすく，治療方針も立てやすくなります．「気管支喘息重積発作の患者で，気道抵抗が低下してきている」と言えば病状が改善していることがわかりますし，「ARDSの患者のコンプライアンスは変わらないが，気道抵抗が高くなっている」と言うともともとのARDS以外に気道の問題が生じたことがわかります．

　このように肺の状態を把握するのに有用な気道抵抗とコンプライアンスなのですが，先ほどの吸気ポーズを使えば人工呼吸器で測定をすることができます．ではさっそく見てみましょう．

$$吸気圧 = 気道に空気を通す圧 + 肺胞に空気を入れる圧$$

となるのはよいですね．オームの法則を使うと

$$気道に空気を通す圧 = 吸気流量 \times 気道抵抗$$

となります．圧を1 cmH$_2$O上げたときに肺胞に空気が何mL入るかを示すのがコンプライアンスですから，

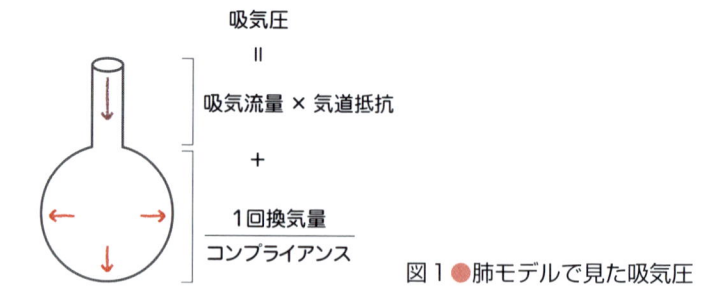

吸気圧
＝
吸気流量 × 気道抵抗
＋
1回換気量/コンプライアンス

図1●肺モデルで見た吸気圧

肺胞に空気を入れる圧 ＝ 1回換気量/コンプライアンス

となります．これらを合わせると

吸気圧 ＝ 吸気流量 × 気道抵抗＋1回換気量/コンプライアンス

です（図1）．具体的な例で見てみます．人工呼吸器で1回換気量を500 mL，吸気流量を60 L/分（＝ 1 L/秒），PEEPを5 cmH$_2$Oと設定したとします．この設定で測定したところ，ピーク圧は30 cmH$_2$Oでした．**吸気ポーズ**のボタンを押してみたところ，プラトー圧は25 cmH$_2$Oという測定結果です（図2）．気道抵抗とコンプライアンスはそれぞれいくらになりますか？

吸気ポーズを押すと人工呼吸器からの空気の流れが止まるので，吸気流量＝0となり

吸気圧 ＝0×気道抵抗 ＋1回換気量/コンプライアンス
　　　＝1回換気量/コンプライアンス

となりますね．これが図2のプラトー圧からPEEPを引いた20 cmH$_2$Oとなるので，

コンプライアンス＝ 500 mL ÷ 20cmH$_2$O
　　　　　　　　＝ 25 mL/cmH$_2$O

とわかります．正常なコンプライアンスは**40〜100 mL/cmH$_2$O**なので低下しているのがわかりますね．

ここからさらに気道抵抗も調べてみます．気道に空気を通す圧はピー

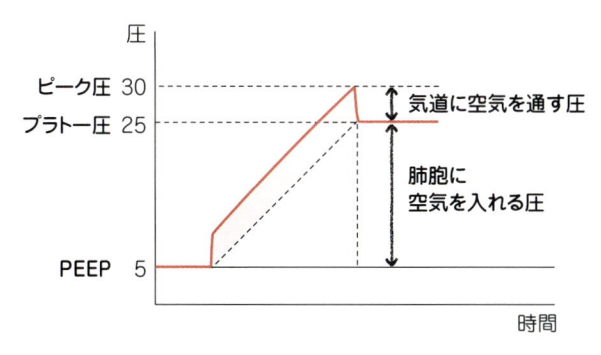

図2 ●肺胞に空気を入れる圧と気道に空気を通す圧

ク圧とプラトー圧の差に相当し，ここでは

$$30 - 25 = 5 \ cmH_2O$$

なので，

$$気道抵抗 =（ピーク圧 - プラトー圧）÷ 吸気流量$$
$$= 5 \ cmH_2O ÷ 1 \ L/秒$$
$$= 5 \ cmH_2O/L/秒$$

となります．気管挿管されている状態での正常な気道抵抗は，気管チューブの太さにもよりますが，およそ **6〜12 cmH$_2$O/L/秒** です．

このように人工呼吸器は治療的に使うだけではなく，**患者の肺の状態を知るために診断的にも利用できる**ことがわかります．せっかくの情報なので活用したいですね．気道抵抗が上昇する原因とコンプライアンスが低下する原因を表にまとめます．

2）もっと簡単に肺の状態を知る方法

「気道抵抗やコンプライアンスがわかるのはよいけど，いちいちこんな計算をベッドサイドでしていられない」という皆さん，心配は無用です．吸気ポーズという操作を行うと，人工呼吸器が自動的に計算をしてくれますので，皆さんが紙に書いて計算する必要はありません．

それでも「ごちゃごちゃした数字じゃなくて，もうちょっと直感的

表●気道抵抗上昇とコンプライアンス低下の原因

気道抵抗上昇	コンプライアンス低下
●気管チューブの詰まり，曲がり ●気道分泌物 ●気管支攣縮	●肺炎 ●肺水腫（心原性，非心原性） ●肺胞出血 ●auto-PEEPによる過膨張 ●気胸 ●胸腔外臓器による圧迫（腹部コンパートメント症候群など） ●重度の肥満

a) 気道内圧上昇のパターン

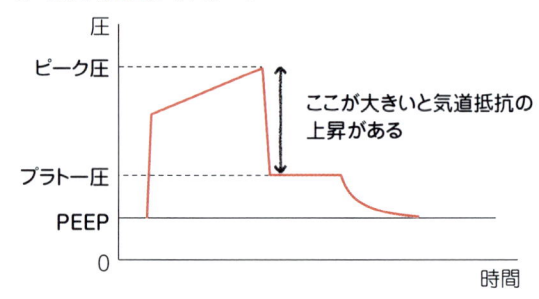

ピーク圧
ここが大きいと気道抵抗の上昇がある
プラトー圧
PEEP
0
時間

b) コンプライアンス低下のパターン

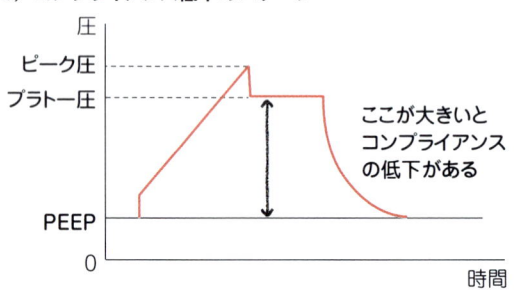

ピーク圧
プラトー圧
ここが大きいとコンプライアンスの低下がある
PEEP
0
時間

図3●気道抵抗上昇とコンプライアンス低下の圧波形パターン

にわかる方法を知りたい」というわがままな方もいらっしゃるかもしれませんので，ぱっと見てわかる波形のパターンをお示しします．プラトー圧は上昇していなくて，ピーク圧とプラトー圧の差が開いていれば，気道を通すのに高い圧が必要なのですから，気道抵抗上昇のパターンです（図3a）．プラトー圧が上昇していて，ピーク圧とプラトー圧の差があまり開いていなければ，肺胞を広げるのに高い圧が必要なのですから，コンプライアンス低下のパターンです（図3b）．

第4章 人工呼吸

12. 人工呼吸器のモード 1
A/C

呼吸停止の患者に人工呼吸器を装着したときに使う人工呼吸器のモードは？ 上気道閉塞の患者を挿管したときでは？

1 まずはこのモードを知っておこう

　　人工呼吸を開始するときには，まずはモードを設定します．新しい人工呼吸器が出てくるたびに新しいモードがくっついていたり，同じモードなのに人工呼吸器をつくっている会社によって違う名前がついていたりと，けっこう混乱が多くて苦手意識をもっている方もいらっしゃるかもしれません．本書では，人工呼吸器初心者が最初に使うことの多いA/C，SIMV，CPAPについて説明します．

2 A/Cとは

1）調節呼吸

　　ポリオの時に医学生がバッグ換気をして，人工呼吸器の役割を果たしたのはすでにお話ししたとおりです（「第4章4．人工呼吸器の歴史」参照）．ここでは皆さんにも同じように人工呼吸器風にバッグを押してもらいます．まずは呼吸停止の患者さんで考えてみましょう．患者さんは自分で呼吸をしていないので，皆さんがバッグを押さない限り肺へ空気は入っていきません．そこで，例えば1回あたり500 mLの空気を肺へ送るよう，4秒に1回のペースでバッグを押したとします．そうすると1回換気量500 mL，呼吸回数15回/分なので，分時換気量は

$$500\ \mathrm{mL} \times 15\ 回/分 = 7{,}500\ \mathrm{mL}/分 = 7.5\ \mathrm{L}/分$$

となります．このとき，皆さんは患者さんの**自発呼吸と関係なく**，とりあえず決まったペースでバッグを押しています．これが**調節（control）呼吸**と呼ばれるものです．全身麻酔下の手術でも，患者さんの自発呼吸はないので調節呼吸を行います．

2）補助呼吸

次に，重症筋無力症による呼吸不全の患者さんが来ました．「呼吸筋力＜呼吸仕事量」となっているので，呼吸仕事量を肩代わりするために人工呼吸を開始しました．患者さんは呼吸努力をしていますが，呼吸努力が弱いため十分に息を吸えません．そこで患者さんの**呼吸に合わせて**バッグを押すことにします．前の患者さんと同じく，バッグを押すときには毎回 500 mL の 1 回換気量が入るようにしたとします．そうすると，患者さんが吸気努力を始めるたびに，それに合わせて 500 mL の空気が肺に入ってくることになります．例えば呼吸回数 15 回なら分時換気量は

$$500\ \mathrm{mL} \times 15\ 回/分 = 7.5\ \mathrm{L}/分$$

となります．このように患者さんが呼吸を始め（トリガー）さえすれば，あとは人工呼吸器が毎回決まった吸気を送ってくれるようなモードを**補助（assist）呼吸**と呼びます．患者さんにとっては呼吸仕事量を人工呼吸器に肩代わりしてもらえるうえに，自分の吸いたいときに合わせて息が入ってくるので楽ですね．

3）補助・調節呼吸（A/C）

その次に，術後の患者さんを診ることになりました．まだ麻酔から覚めきっておらず，自発呼吸の回数は 8 回/分です．先ほどと同じように，1 回換気量 500 mL で補助（assist）呼吸にしてみました．しかしそれだけでは分時換気量は

$$500\ \mathrm{mL} \times 8\ 回/分 = 4\ \mathrm{L}/分$$

第4章 人工呼吸

と十分ではありません．しかし自発呼吸があるので，患者さんの呼吸に関係なく一定間隔で調節（control）呼吸をすると，人工呼吸器と患者さんの呼吸が上手く合わない危険性があります．ここで使うのが，調節呼吸と補助呼吸を合わせた**補助・調節呼吸（A/C）**です．A/Cは患者さんの自発呼吸に合わせて補助呼吸をしてくれますが，自発呼吸の回数が設定回数よりも少ない場合は，その差の分だけ調節呼吸をしてくれるというモードです．

　それでは，またバッグを使った人力人工呼吸で実践してみましょう．呼吸回数を15回/分にしたいとします．自発呼吸が8回/分あるので，そこでは患者さんの努力に合わせて500 mLの1回換気量を入れます．設定回数と自発呼吸回数の差の7回については，患者さんの呼吸のないところでバッグを押して500 mL入れます．患者さんがはじめる呼吸8回＋人工呼吸器がはじめる呼吸7回で，合わせて呼吸回数は設定の15回/分となります．**どちらの呼吸であっても，毎回決まった1回換気量が送られる**ので，分時換気量は

$$500\ \text{mL} \times 15\ 回/分 = 7.5\ \text{L}/分$$

です．このように患者さん自身の呼吸があるときはそれに合わせ，なければ器械が呼吸をはじめて決まった吸気を送るというのがA/Cの特徴です．

　さて，この患者さんが次第に麻酔から覚めて，呼吸回数20回/分に上がりました．A/Cでの分時換気量はどのように変わるでしょうか？A/Cでは，自発呼吸回数の方が設定回数よりも多くても，やはり毎呼吸ごとに補助呼吸で500 mLの1回換気量入れることになるので，分時換気量は

$$500\ \text{mL} \times 20\ 回/分 = 10\ \text{L}/分$$

となります．A/Cでは最低でも設定回数分は決まった1回換気量（この例では500 mL）が肺へ送られ，患者さんの自発呼吸が設定を上回るときも決まった1回換気量が送られます．患者さんが行うべき呼吸仕事量が最も少なくなるため，**急性期の呼吸管理に適したモード**と言え

ます．人工呼吸器によってはCMVという名前を用いるものもありますが，内容は同じです．

ポイント ● A/Cの特徴
・自発呼吸があれば自発に合わせて補助呼吸をする
・自発呼吸が設定回数より少なければ調節呼吸で補う
・自発呼吸が設定回数を上回ってもすべての吸気に補助呼吸をする

第4章 人工呼吸

13. 人工呼吸器のモード2
SIMV

自発呼吸がないときのA/CとSIMVの違いは？ 自発呼吸がある場合では？

■ SIMVとは

　SIMVというモードの名前を聞いたことのある方も多いのではないでしょうか．SIMVはsynchronized intermittent mandatory ventilationの略で，日本語では「同期式間欠的強制換気」と訳されています．英語でも日本語でも，名前からはどのようなモードなのかピンときにくいですね．では，また実践してみることにしましょう．

　バッグを持ってください．先ほどの術後の方をSIMVで人工呼吸してみましょう．今回も先ほどと同じく設定回数は15回，1回換気量を500 mLとします．まだ麻酔から覚めきっておらず，呼吸回数が8回の場合を考えます．「同期式」という名がついているように，SIMVでは自発呼吸があるときにはそれに合わせてバッグを押します．補助（assist）呼吸と同じですね．では残りの7回はというと，自発呼吸のないところで人工呼吸器が吸気を始めて，500 mLの1回換気量を送ります．調節呼吸でしたね（「第4章 12．人工呼吸器のモード1」参照）．分時換気量は

$$500 \text{ mL} \times 15\text{回}/\text{分} = 7.5 \text{ L}/\text{分}$$

です．「それって，さっきのA/Cと同じじゃないの？」と思われるかもしれません．ご名答です．ここまではA/Cと変わりありません．**患者さんの自発呼吸回数が，設定した呼吸回数よりも少ないときには，A/C**

a）A/C　　　　　　　　b）SIMV

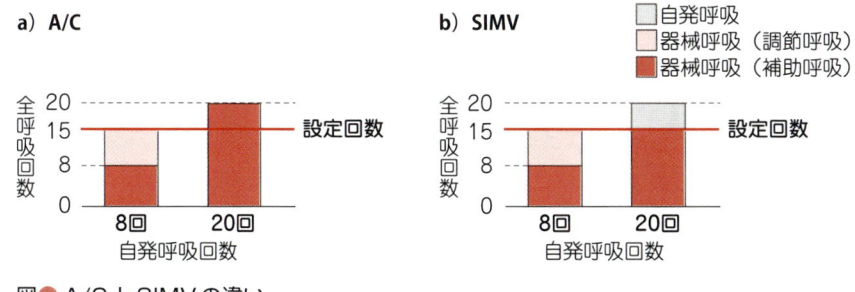

□ 自発呼吸
□ 器械呼吸（調節呼吸）
■ 器械呼吸（補助呼吸）

図● A/CとSIMVの違い

とSIMVは同じだと考えてもらってよいです．それではどこに違いがあるのでしょう？違いがなければ別々のモードにする必要はありませんよね．

では次に，麻酔から覚めてきて呼吸回数が20回になった状況を考えてみます．設定回数15回/分についてはやはり500 mLの1回換気量が送られます．残りの5回はというと，患者さんが自力で呼吸をします．皆さんはバッグを押しません．「間欠的」強制換気という名前はここからきています．すべての呼吸について人工呼吸器（この場合は皆さんのバッグ換気）が吸気を送るのではなく，**設定した回数だけは器械が行い，それ以外は患者さんが自分で息を吸う**というのがSIMVです（図）．この場合の分時換気量は

$$7.5\,\text{L}＋自発呼吸5回分$$

となります．

SIMVでは，呼吸回数を多く設定すれば患者さんの行うべき呼吸仕事量は減り，逆に呼吸回数を少なく設定すれば患者さんの呼吸仕事量は増大します．ですから急性期の治療にSIMVを使用する場合には，**患者さんの呼吸負担を軽減できるようように十分な呼吸回数を設定**しなければいけません．

> **ポイント**　● SIMVの特徴
> ・自発呼吸回数が設定回数より少なければA/Cと同じ
> ・自発呼吸回数が設定回数を上回る分は自力で呼吸する

第4章 人工呼吸

14. 人工呼吸器のモード 3
CPAP

呼吸停止した患者での人工呼吸器モードにCPAPを使ってもよいか？

1 CPAPとは

　最後にCPAPを見てみましょう．これが一番簡単です．CPAPとは自発呼吸のみのモードです．ですから，皆さんはバッグを一切押しません．すべて患者さんが自分で呼吸をします．「そんなモードにどんな使い道があるの？」と疑問に思われるかもしれませんね．ではこんな患者さんを見てみましょう．急性喉頭蓋炎による上気道閉塞のために呼吸不全を起こした患者さんが救急室に来ました．窒息の恐れがあるため，すぐに気管挿管して気道保護することにしました．この患者さんには呼吸の手助けが必要そうですか？気道の問題なので，肺炎を合併しているなどと言うことがなければ，気管チューブが入っている限り自分で呼吸できますよね．ですからモードはCPAPで構いません．

　肺炎などで人工呼吸が必要であった患者さんでも，病状が回復すれば人工呼吸器による手助けを減らしていきます．人工呼吸器を取り外しても自力で呼吸できるか試してみようと思えば，CPAPにして呼吸を観察することができます．これを自発呼吸トライアル（Spontaneous Breathing Trial：SBT）と呼びます．このように，自発呼吸で十分に呼吸できる人にはCPAPはよい適応になります．**呼吸停止の場合や，薬物中毒で呼吸回数が低下している場合には使ってはいけない**のはわかりますね．

ポイント ● CPAPの特徴
・すべて自発呼吸，十分に呼吸できる人だけが適応

2 人工呼吸器のモードのまとめ

　A/C，SIMV，CPAPを比較すると器械呼吸（調節呼吸または補助呼吸）と自発呼吸の割合が異なっているのがわかりますね．CPAPではすべて自発呼吸なのに対して，A/Cではすべて器械呼吸になります．SIMVはその中間で，器械呼吸と自発呼吸が混じったモードですが，呼吸回数設定が多いほどA/Cに近くなり，少なければCPAP近づきます（図）．

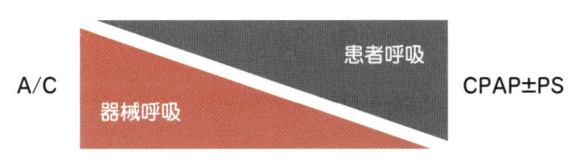

図● A/C，SIMV，CPAPの関係
設定回数↑ ←── SIMV±PS ──→ 設定回数↓
A/C　器械呼吸　患者呼吸　CPAP±PS

PS：pressure support（「第4章21. プレッシャーサポート」参照）

Side Note　CPAPの役割

「CPAPでは人工呼吸器は何もしない」みたいに書きましたが，本当はそうではありません．PEEPのところで説明しましたが，CPAPにも虚脱した肺胞を広げる働きがあります．肺胞が広がってFRCが増大すると酸素化が良くなるのでしたね．

CPAPとPEEPは循環にも影響します．うっ血性心不全では，CPAPで胸腔内圧が上昇すると，静脈環流量が減るため心臓に戻ってくる血液量が減ります（前負荷の低下）．

胸腔内圧が上昇すると，左室壁が収縮するための負荷も減ります．左室壁は左室の中の圧と胸腔内圧の差（transmural pressureといいます）に抗して収縮しなければなりません（図）．胸腔内圧は通常陰圧ですが，心不全による呼吸不全のために一生懸命呼吸しようとするとさらに陰圧になります．CPAPで胸腔内を陽圧にすると，左室と胸腔の圧差が低下するため，左心の負荷が減ります（後負荷の低下）．

このようにCPAP/PEEPは呼吸だけでなく循環にも影響するので，心不全の治療でよい適応になりますので，非侵襲的陽圧換気（NPPV）でもよく使います．

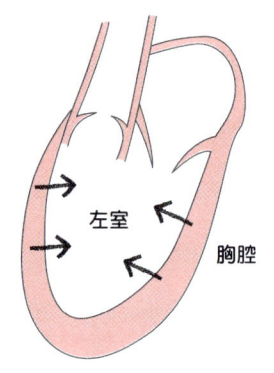

図● transmural pressureと後負荷

左室は左室圧－胸腔内圧に抗して収縮する．CPAPで胸腔内圧を上げると，左室の負荷（後負荷）が低下する

第4章 人工呼吸

15. トリガー
人工呼吸器は患者の呼吸をどのように知るのか

急性呼吸不全の患者にA/Cで人工呼吸を開始することにした．ベッドサイドで呼吸パターンを観察してみると，患者が息を吸おうと努力しているのに，人工呼吸器が吸気を送っていないように見える呼吸がある．どのように設定を変えればよいか？

■ 吸気を感知するには

A/CやSIMVでは，患者の自発呼吸があるときにはそれに合わせて人工呼吸器が吸気を送り，自発呼吸がなければ人工呼吸器が吸気をはじめるという話をしました．それでは，人工呼吸器はどのように患者の吸気を感知しているのでしょうか？

1）吸気を感知する方法1 〜圧トリガー〜

人工呼吸器のグラフィックで圧波形を見てみましょう（図1）．陽圧呼吸では吸気で圧が上がり，呼気で圧がPEEPのレベルにまで戻るのでした．このグラフィックを見てみると，陽圧がかかりはじめる前に，少

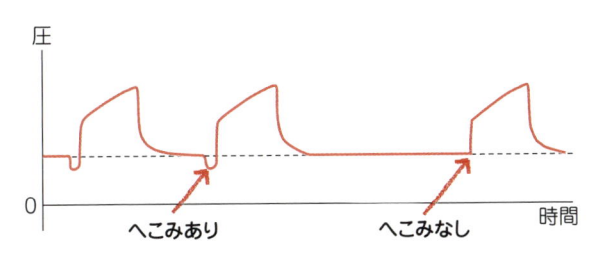

図1 ● 吸気努力があるときとないときの圧波形

しへこみがある波形がありますね．なぜしょうか？人工呼吸器は陽圧をかける器械なので，人工呼吸器の働きで圧が下がることはありません．これは患者さんの呼吸です．患者さんが吸気努力をして（小さな陰圧），それを感知した人工呼吸器が吸気を開始している（その後の大きな陽圧）のがこの波形です．それに対してへこみのない方は，患者さんの吸気努力がないため人工呼吸器が吸気を開始した波形です．

　人工呼吸器が患者さんの吸気を感知する1つ目の方法は，この圧の下がりを見るやり方です．患者さんが吸気を始めると肺の中が陰圧になり，それが回路に伝わって回路内が陰圧になります．この陰圧で患者さんの吸気を感知するのが**圧トリガー**という方法です．例えば圧トリガーの設定を2 cmH$_2$Oにすれば，回路内の圧が－2 cmH$_2$Oまで下がったところで，患者さんの吸気が始まったと人工呼吸器が判断するわけです（図2a）．圧トリガーは通常1〜2 cmH$_2$Oに設定します．

2）吸気を感知する方法2 〜フロートリガー〜

　もう1つの方法は**フロートリガー**です．フロートリガーでは，人工呼吸器は回路の中に一定の流量で空気を流しています．患者さんの呼吸がなければ，吸気回路を流れる空気と呼気回路へ戻ってくる空気の流量は同じになります．ここで患者さんが息を吸おうと努力すると，患

a）圧トリガー
　　気道内圧 －2cmH$_2$O

－2cmH$_2$O

吸気努力による
回路内の圧の下がりを感知

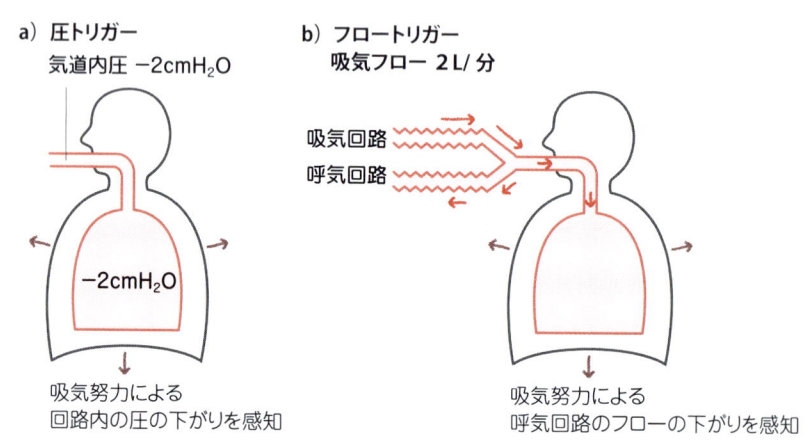

b）フロートリガー
　　吸気フロー 2L/分

吸気回路
呼気回路

吸気努力による
呼気回路のフローの下がりを感知

図2 ●吸気を感知する2つの方法

者さん側への空気の流れができるので，呼気回路へ戻る空気の流量が減ります．この減りで吸気を見つけるのがフロートリガーの仕組みです（図2b）．例えばフロートリガーの設定を2 L/分とすると，吸気回路より呼気回路の流量が2 L/分だけ低下したところで，人工呼吸器は吸気が始まったと判断します．フロートリガーは通常2〜3 L/分に設定します．

症例の患者さんですが，トリガーの設定が高すぎる（感度が鈍い）ことがわかりました．そのため患者さんが息を吸おうとしても，人工呼吸器がなかなか吸気だと判断してくれなかったのです．これを**ミストリガー**と呼びます．トリガーの感度を変えることで改善しました．

> **ポイント**
> - 息を吸いたいときに吸えるようにする設定がトリガー感度
> - トリガーには圧トリガーとフロートリガーの2種類がある

第4章 人工呼吸

Side Note　オートトリガーとは

オートトリガーとは何でしょうか？「オート（自動）のトリガー」という名前からはよさそうな感じがしますが，そうではありません．オートトリガーというのは「患者の呼吸に関係なく，勝手に人工呼吸器がトリガーされる」状態です．

トリガー感度の設定が低すぎる（感度が鋭すぎる）場合，ちょっとした圧あるいはフローの変化で，人工呼吸器は吸気が始まったと**勘違い**してしまいます．心拍で人工呼吸器がトリガーされてしまうこともあります．心拍数と同じ回数で吸気が送られると大変なことになりますね．

そのほかにオートトリガーが起こる原因としては，リーク（空気のもれ）や回路内の結露などがあります．

203

第4章 人工呼吸

16. 吸気流量（フロー）
へこんだ波形を見たときには？

急性呼吸不全で人工呼吸器装着となった患者の努力呼吸が著明であるため，鎮静をかけてほしいと担当看護師から連絡を受けた．ベッドサイドで観察してみると，確かに努力呼吸をしていて不快そうである．人工呼吸器グラフィックを見るのに自信がついてきたあなたはさっそく圧波形を見てみたところ，図1のように吸気の途中で圧が下がっているところがあるのに気がついた．どのように設定変更をすればよいか？

1 うまく乗らないからと言って鎮静不足とは限らない

　人工呼吸器をつけたにもかかわらず苦しそうに呼吸する患者さんがいると，「人工呼吸器にうまく乗らないから鎮静開始！」と勢いよく言ってしまいそうですが，ちょっと待ってください．確かに深い鎮静が必要なこともありますが，その前に人工呼吸器設定のせいで苦しがっていないか見たいですね．**患者－人工呼吸器非同調**がないか確認するわけです．

　図1のグラフィックをみると，吸気の圧波形が途中でへこんでいるのに気づきます．圧波形がへこむのは何でしたか？　そうです，患者さんの吸気努力ですね．吸気が始まる前のへこみは，患者の自発呼吸が人工呼吸器をトリガーしていることを意味していましたが，途中のへこみは何でしょうか？この波形の意味を考える前に，まず吸気流量という設定項目の話からはじめましょう．

2 吸気流量とは

　気管挿管された2人の患者さんを考えてみます．1人は手術から帰ってきた術後の患者さんで，もう1人は重症肺炎による急性呼吸不全の患者さんです．2人とも自発呼吸があります．この2人の体型が全く同じで1回換気量がもし同じだとしても，前者はゆっくりとした呼吸でよいのに対して，後者は呼吸苦のため本人がハーハーと速く呼吸しているので，それに合わせて速く吸気を送らなければなりません．このような呼吸パターンの違いに合わせるために調節するのが，**吸気流量（フロー）**という設定なのです．

　人工呼吸器グラフィックを見ながら説明することにしましょう（図2）．流量波形では上向きが吸気，下向きが呼気になります．人工呼吸器が調節できるのは吸気なので，ここでは上向き波形の部分を見ます．例えば吸気流量を30 L/分（＝0.5 L/秒）とすると，500 mLの1回換気量を入れるのには1秒かかります（図2b）．同じ1回換気量

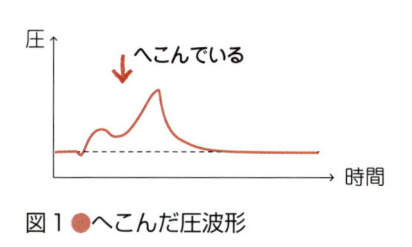

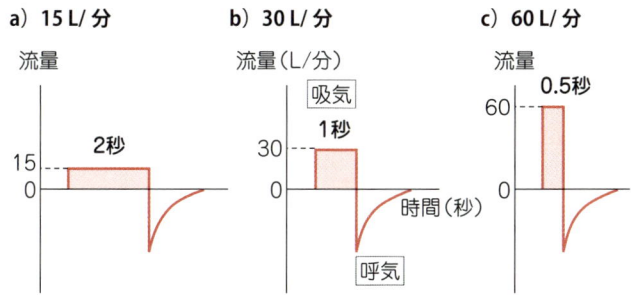

図1●へこんだ圧波形

図2●吸気流量を変えた際の流量波形

a）矩形波　　　b）漸減波

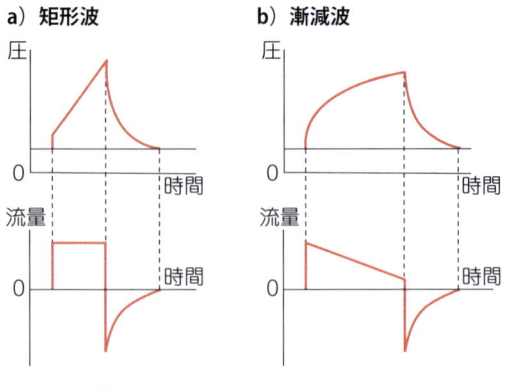

図3●正常の圧波形と流量波形

のまま，吸気流量を半分の15 L/分とすると吸気には2秒かかり（図2 a），吸気流量を倍の60 L/分（＝1 L/秒）にすると吸気には0.5秒かかることになります（図2 c）．色をつけた部分の面積が1回換気量になります．流量波形と圧波形を上下に並べたのが図3です．正常の圧波形では，圧が吸気の終わりに向かって次第に上がって行っているのがわかります．途中にへこみはありません（波形のパターンの違いは後ほど説明します）．

3 へこんだ圧波形が意味することは

　患者さんが吸いたい息の速さと，人工呼吸器が送る吸気流量が合っていなければどうなるでしょうか？　速く息を吸いたいのに，人工呼吸器からはゆっくりとしか空気が流れてこなければ，患者さんにとっては非常に苦しい呼吸になりますね．その手がかりとなるのが**圧波形のへこみ**です．人工呼吸器から送られてくるよりももっと速く吸おうとする結果，圧が下がっているのです．このような波形を見ると，息を吸い足りないサインだと考えて，吸気流量を上げるように設定を調節します．一般に，急性呼吸不全では吸気流量の設定を60 L/分程度にすることが多いですが，圧波形で図1のようなパターンがみられればさらに上げるようにします．この症例の場合も，吸気流量を上げること

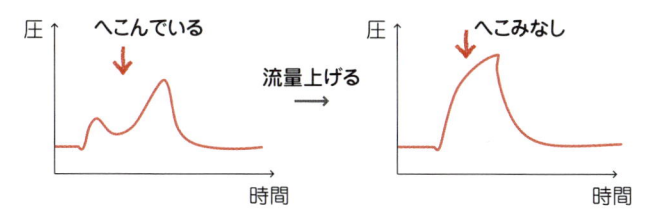

図4 ●吸気流量の設定変更による同調性の改善

で患者さんの努力呼吸は軽減し，圧波形のへこみも消失しました（図4）．この例からわかるとおり，人工呼吸器を着けたからといって必ずしも呼吸が楽になるわけではありません．設定が患者さんの呼吸に合っていないとかえって呼吸仕事量を増やすことがあります．

　吸気流量の設定ですが，流量の値だけでなく人工呼吸器によっては波形も変えられます．図3aは矩形波という一定の流量で吸気を送るパターンで，図3bは漸減波というはじめが速くて次第にゆっくりになるパターンです．

ポイント
- 患者が息を吸いたい速さに合わせて吸気流量を設定する
- 吸気波形がへこむのは吸気流量が足りないサイン

第4章 人工呼吸

17. 従量式A/Cのまとめ
目的ごとに分けて簡単に

従量式A/Cで設定すべき項目とは？

1 VCVについてまとめておこう

　　ここまでは，毎回決まった1回換気量を肺へ送るような人工呼吸の話をしてきました．このような設定のことを従量式（または量規定）と呼びます．英語のVolume-Controlled Ventilationの頭文字からVCVとも呼ばれます．いくつも設定項目が出てきたため，「結局，人工呼吸器では何項目設定しないといけないんだ？」とちょっと心配になった方もいるかもしれませんね．ここで，いったんまとめておきましょう．

2 設定項目

　　従量式A/Cでの設定項目は
- 1回換気量
- 呼吸回数
- 吸入酸素濃度
- PEEP
- トリガー感度
- 吸気流量

の6つです．6つもあるとかなりたくさんあるような感じがして，気が重いですね．では，これまでの内容を振り返りながら，もう少し簡単にまとめてみましょう．1回換気量と呼吸回数は何を決めるのでしたか？**換気**ですね．$PaCO_2$を上げたい，下げたいと言うときにはこの

表●従量式A/Cの設定の目的ごとの分類

換気のための項目	1回換気量 呼吸回数
酸素化のための項目	吸入酸素濃度 PEEP
同調性のための項目	トリガー感度 吸気流量

2項目を見ます．次の吸入酸素濃度（F_IO_2）とPEEPは**酸素化**に影響する項目でした．動脈血酸素分圧や酸素飽和度のためにはこの2項目を調節します．トリガー感度というのは「吸いたいときに息を吸う」ための設定で，吸気流量は「吸いたいように息を吸う」ための設定でしたね．ですからざっくり言ってしまうと，この2つは**患者-人工呼吸器同調性**を高めるための項目になります（表）．このように目的に合わせて大きく3つに分類すれば，「あれもこれも設定するべき項目がなんだかたくさんある」とは感じにくくなります（よね？）．

> **ポイント** ● 人工呼吸器の設定項目は1つ1つ見るのではなく，目的ごとに分類して考える

3 モニターする項目

　従量式の設定では，毎回決まった1回換気量が肺へ送られる代わりに，吸気圧は患者さんの肺の状態によって変わりますので，圧をモニターします．肺の状態というのは，気道抵抗とコンプライアンスという2つの指標で表されるのでしたね．気管支喘息や痰詰まりなどで気道抵抗が上昇したり，ARDSなどでコンプライアンスが低下した場合には，より高い圧で空気を入れなければならなくなるため吸気圧が高くなります．バッグ換気でバッグが固くなるという話をしました（「第4章5．陽圧呼吸」参照）．圧損傷を防ぐにはピーク圧ではなく，肺胞の中の圧であるプラトー圧をモニターします．

第4章 人工呼吸

18. 従量式 vs. 従圧式 ～設定編～
量から決める？ 圧から決める？

> 従量式A/Cでは圧モニターしなければならないことがわかったが，やはり圧損傷が心配なので，圧が上がらない設定にしたい．吸気圧が一定になるように呼吸器設定をすることは可能か？

■ 従量式と従圧式

　これまで見てきた従量式の人工呼吸では，1回換気量を決められる代わりに，吸気圧は患者の肺の状態に左右されるのでした．それでは逆に，吸気圧の方を一定にするような設定はできないのでしょうか？

　まず肺の特性から見てみましょう．肺は風船と同様に圧をかければそれだけ大きくなりますが，大きくなりすぎると圧をかけてもふくらみにくくなります．圧と容量の関係をグラフにすると図1のようになります．これを**圧–容量曲線**と呼びます．曲線は体格や肺疾患によっても変わるため，ある圧をかけたときに肺はどれくらい空気が入るのかは，それぞれの患者さんの肺によって異なります．逆に，肺にある大きさまで空気を入れるのにどれくらいの圧が必要なのかも肺の状態次第です．以上のことを人工呼吸器の設定にあてはめてみましょう．

　従量式（または量規定）の考えかたは1回換気量から決めるやり方です．例えば「1回換気量500 mL」というように設定します．1回換気量を決めれば，圧–容量曲線からどれだけの吸気圧が必要か決まります（図2a）．両方は決められません．そのために**従量式人工呼吸では圧をモニターする**のでした（「第4章17. 従量式A/Cのまとめ」参照）．

　逆に圧から決めるやり方もあります．この方法を**従圧式**（または圧規定）と呼びます．英語のPressure-Controlled Ventilationの頭文字

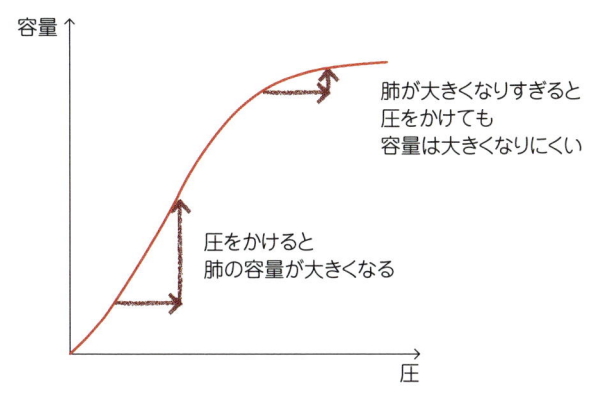

図1 ● 圧-容量曲線

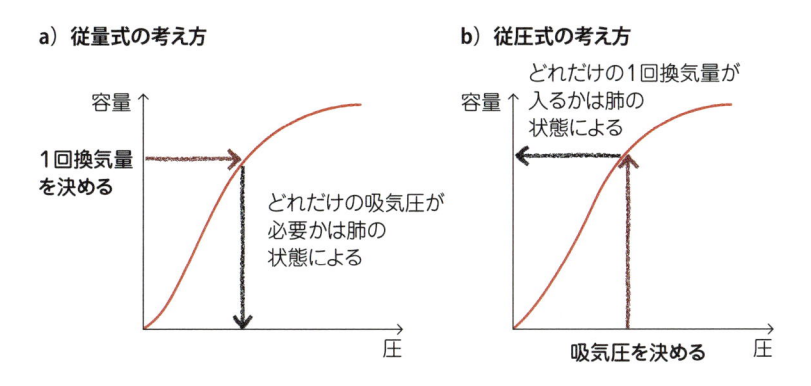

図2 ● 圧-容量曲線から見た従量式・従圧式の考え方

からPCVとも呼ばれます．例えば「吸気圧20 cmH$_2$O」というように設定します．このときに20 cmH$_2$Oの圧でどれだけの1回換気量が入るのかは患者さんの肺の状態で決まり，皆さんは設定できません（図2 b）．したがって従圧式人工呼吸では1回換気量をモニターします．

このように，あくまでも**設定できるのは量か圧のどちらか一方で，もう一方は患者さんの肺次第**です．量と圧はちょうど表裏の関係にあるので，従量式でも従圧式でもそれほど大きく違ったことをしているわけではないのはおわかりでしょうか？

従量式と従圧式の人工呼吸なのですが，どちらを使った方がよいのでしょうか？　現在のところ，両者のうちどちらが優れているか明確に示した研究はありません．より使い慣れている方を選択してよいのですが，どちらを使うにしてもどのような項目を設定して，どのような項目をモニターするのかはよく理解しておく必要があります．

ポイント ● 人工呼吸では，量と圧を同時に設定することはできない

第4章 人工呼吸

19. 従圧式A/Cの設定
従量式との違い

従圧式について学んだあなたは，さっそく使ってみることにした．従圧式A/Cで設定する項目は？ 従量式との違いは何か？

■ 従圧式A/Cでは何を設定する？

　　従量式とは異なり，圧から設定するのが従圧式でした．それでは設定項目はどのように異なるのでしょうか？ 従量式の設定項目が6つあったのを覚えていますね．目的によって3つのグループに分けて考えるのでした（「第4章17．従量式A/Cのまとめ」参照）．

1）吸気圧

　　従圧式で設定する場合，1回換気量の代わりに**吸気圧**を設定します．1回換気量は理想体重1 kgあたり6〜8 mLにするのでしたね．従圧式では，目標とする1回換気量をまず決めて，それに必要なだけの吸気圧を設定するようにします．1回換気量が目標より小さければ圧を上げて，大きければ圧を下げます．ARDSなどで肺が固ければ（コンプライアンスが低ければ），より高い吸気圧が必要になります．

2）吸気時間

　　もう1つ従量式と異なるのは，吸気流量の代わりに**吸気時間**を設定することです．従圧式では，吸気のはじめに人工呼吸器がかける陽圧と肺胞の中の圧の圧較差が最も大きくなります．これまでたびたび出てきたオームの法則

$$圧較差 = 吸気流量 \times 気道抵抗$$

で考えると，このときに最も吸気流量が高くなります．肺胞が広がり肺胞の中の圧が高くなるにつれて圧較差は小さくなるので，吸気流量は低下し，最終的には人工呼吸器による陽圧と肺胞の中の圧が等しくなって，空気の流れは止まります．このように吸気流量は圧較差によって決まるために，皆さんは設定しません．代わりに設定するのが吸気時間です．従圧式では設定した吸気圧をどれだけの時間かけるのか設定します．吸気時間は吸気流量が0まで下がるのを目安に設定します（図）．

ポイント
● 従圧式A/Cの設定（従量式との比較）
・1回換気量の代わりに吸気圧を設定
・吸気流量の代わりに吸気時間を設定

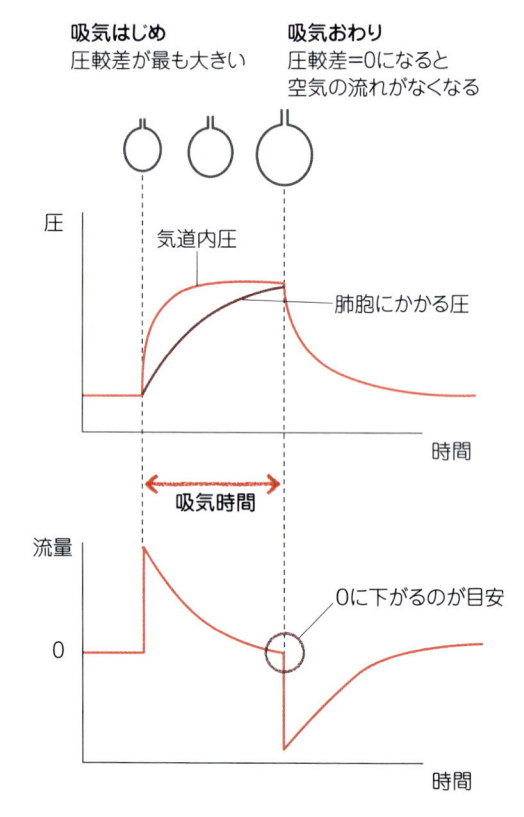

図●従圧式での圧波形と流量波形

第4章 人工呼吸

20. 従量式 vs. 従圧式 ～モニター編～
何を設定して，何をモニターするか

肺炎からARDSを発症した患者のコンプライアンスが低下した．従量式ではどのような変化が起こると考えられるか？ 従圧式では？

■ モニター上では何が変化する？

　コンプライアンスは覚えていますね．肺の広がりやすさのことでした．ここでは肺のコンプライアンスが下がった場合のことを考えてみます．臨床的には肺炎や肺水腫，ARDSといった肺実質の疾患や，気胸や胸水などの胸膜の疾患，腹部コンパートメント症候群などの胸壁が広がりにくくなる疾患が原因となります．

　コンプライアンスが低下すると，先ほどの圧-容量曲線はどのように変化するでしょうか？ 肺が広がりにくくなるわけですから，同じ圧をかけたときの肺の大きさは小さくなりますね．したがって，圧-容量曲線はより寝そべった形になります（図1）．

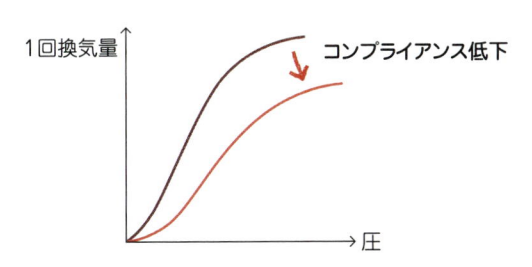

図1 ● コンプライアンスが低下したときの圧-容量曲線

図2 ● 従量式 vs 従圧式モニター

a) 従量式の場合

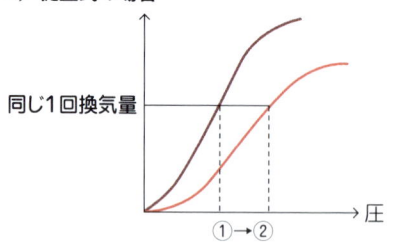

同じ1回換気量

①→②

① コンプライアンスが高い時の吸気圧
② コンプライアンスが低い時の吸気圧

b) 従圧式の場合

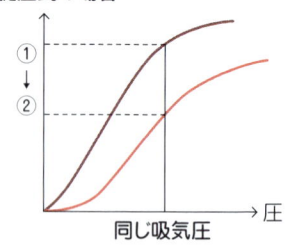

①↓②

同じ吸気圧

① コンプライアンスが高い時の1回換気量
② コンプライアンスが低い時の1回換気量

　まず従量式の場合から見てみましょう．1回換気量が同じであれば，コンプライアンスが低下すると吸気圧は高くなります（図2a）．より高い圧をかけなければ同じだけの空気を肺に送れないわけです．程度が強ければ，気道内圧の上昇により人工呼吸器の**気道内圧上限アラーム**が鳴ることになります．

　次に従圧式の場合を考えてみます．同じ吸気圧であれば，コンプライアンスが低下すると1回換気量は小さくなります（図2b）．肺が固くなっているので，同じ圧をかけても肺がふくらみにくいわけです．1回換気量が低下すると，人工呼吸器の**1回換気量下限アラーム**が鳴ることになります．

　肺の状態が同じように変化したとしても，従量式と従圧式では鳴るアラームが異なります．どちらをよく使うにしても，肺の状態が変化したことを察知するためには，モニター上でどのような変化が現れるのか知っておく必要があります．

> **ポイント**
> ● 従量式と従圧式では，肺の変化に対するモニター上の変化が異なる

第4章 人工呼吸

21. プレッシャーサポート
自分の呼吸は自分で決める

吸い始めだけでなく，吸い終わりも患者自身が決められるような人工呼吸の設定はあるか？

■ プレッシャーサポートとは

　従量式A/C（VCV）でも従圧式A/C（PCV）でも，人工呼吸器は患者さんの吸気努力を感知して吸気を送り始めるのでした．しかし，いったん吸気が始まると，従量式A/Cでは決められた1回換気量が供給されるまで，従圧式A/Cでは決められた吸気時間まで吸気が行われ，患者さんは**自分で息を吸い終わるタイミングを決めることができません**．それでは，患者さん自身が息の吸い始めも，吸い終わりも決められるような人工呼吸の方法はあるのでしょうか？

　このような設定をプレッシャーサポート（pressure support：PS）と呼びます．プレッシャーサポートでは，患者さんの吸気努力にあわせて人工呼吸器が陽圧をかけて吸気を補助します．仕組みを説明します．自発呼吸で吸気をどのように行うのか覚えていますか？吸気筋が収縮して胸腔を広げることで，肺の中を陰圧にして空気を肺に送るのでしたね．陰圧呼吸と呼ばれる方法です．一方で，人工呼吸器を使った陽圧呼吸では，気道の入り口に圧をかけて，肺の中との圧較差をつくることで肺へ空気を送るのでした．

　プレッシャーサポートでは，自発呼吸による陰圧呼吸と，人工呼吸器による陽圧呼吸の両方を使います．例えば，患者さんが吸気努力をして，肺の中の圧を$-5\ cmH_2O$にしたとします．自発呼吸だけなら，気道の入り口の圧$0\ cmH_2O$との圧較差$5\ cmH_2O$で肺へ空気が流れま

a）自発呼吸のみ　　　b）プレッシャーサポート

図1 ● プレッシャーサポートの仕組み

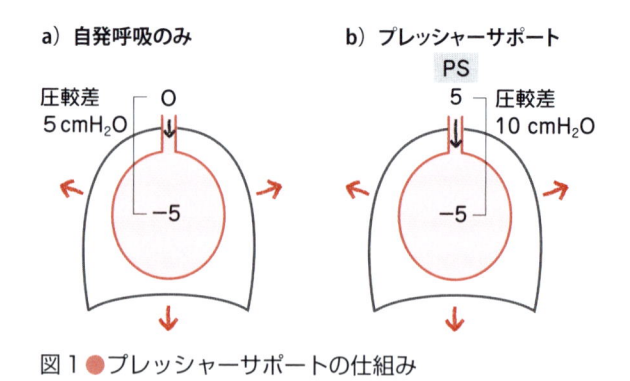

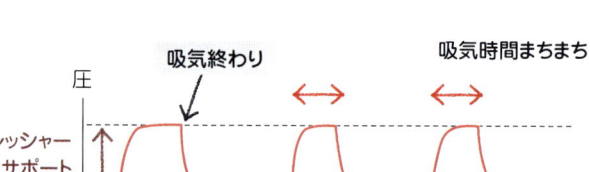

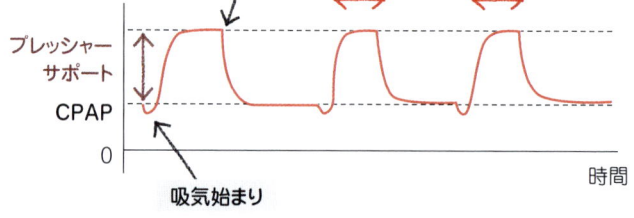

図2 ● プレッシャーサポートでの圧波形

す．ここで，人工呼吸器によって気道の入り口に＋5 cmH$_2$Oの圧をかけてみます．そうすると，肺の中と気道の入り口の圧較差は10 cmH$_2$Oとなって，より空気が肺へ流れやすくなります（図1）．これがプレッシャーサポートの仕組みです．ちょうど，自分でもペダルをこぐけど，モーターも助けてくれる電動自転車みたいな感じです．ただし，電動自転車は坂道など必要に応じてサポートの強さを変えますが，プレッシャーサポートではすべての吸気において人工呼吸器は**毎回同じ圧を**かけます（図2）．プレッシャーサポートでは，吸気努力のある間だけ人工呼吸器から圧がかかり，吸気努力をやめれば圧は止まります．そのため患者さんが自分で呼吸パターンを決められるというメリットがあります．吸気の終わりは患者さんの呼吸で決まるので，吸気時間は呼吸ごとにまちまちになります．

ポイント ● プレッシャーサポートの特徴
・自発吸気努力の間だけ設定した陽圧がかかる
・吸気ごとに同じ圧がかかる
・吸い始め，吸い終わりは患者自身が決める（吸気時間は一定しない）

第4章 人工呼吸

22. auto-PEEP 1
吐ききれない息

> 気管支喘息重積発作の患者に人工呼吸を開始したところ，次第に血圧が低下してきた．人工呼吸器モニターを見ると気道内圧が著しく上昇している．原因として何が考えられるか？

1 呼気が延長すると…

　　人工呼吸器は，吸気に陽圧をかけることで患者さんの呼吸仕事量を手助けします．この患者さんでは，気管支喘息のために気道抵抗が上昇して呼吸仕事量が増えているのを人工呼吸器で補います．一方で，呼気は人工呼吸器で助けられないので，患者さん任せになるのでしたね．人工呼吸器は息を吸い取ってくれません．

　　気管支喘息のような閉塞性肺疾患では呼気が延長するのを覚えていますか（「第2章 8. 閉塞性障害」参照）？ 肺モデルでいうと，風船が縮まろうとしているのに，ストローが細いのでなかなか空気が出て行かない状態ですね．空気がなかなか出ていかなければ，何が起こるでしょうか？ 本来であれば，呼気は肺が縮まろうとする力と，胸壁が広がろうとする力がちょうど釣り合うところで止まり，そのときに肺の中に残っている空気の量が機能的残気量（FRC）になります．FRCというのは呼吸の基準になる量でしたね．しかし，人工呼吸器装着中で，息を吐くのにあまり時間がかかりすぎると，**息を吐ききって肺の大きさがFRCになる前に，人工呼吸器から次の吸気が送られる**ことがあります．息を最後まで吐ききっていないので，肺胞には余分な空気が残ったままです．次の呼気でもまた息を吐ききる前に吸気が起こる，というのをくり返すうちに，だんだん肺はふくらんで過膨張になります

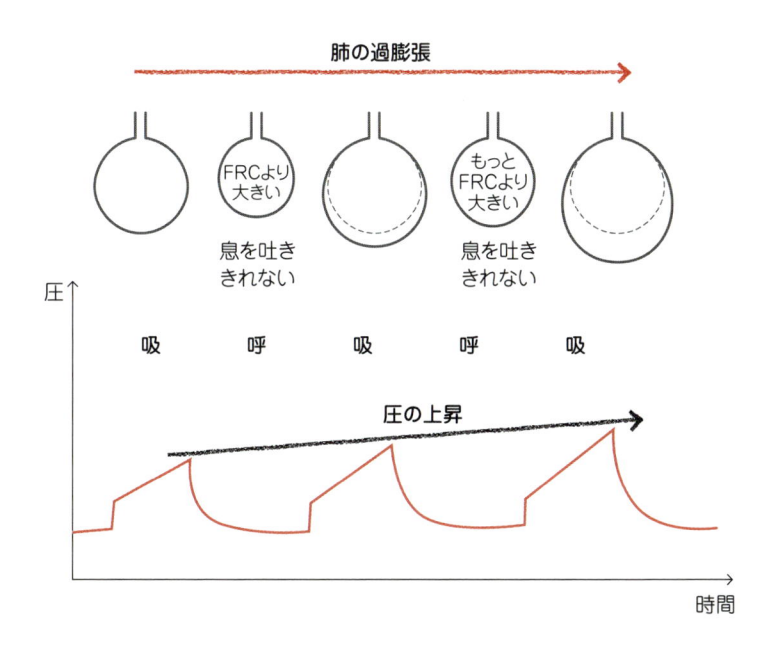

図1 ● air trappingによる気道内圧の上昇

（図1）．このように，吐き出せない息が肺胞に取り込まれたままになることを，**エア・トラッピング**（air trapping）と言います．

　本来であれば，息を吐き終わったところで肺胞の中の圧と人工呼吸器回路内の圧は等しくなり，設定PEEPと同じになるはずなのですが，まだ肺胞に空気が残っている状態で呼気が終わっているので，肺胞の中の圧は呼気の終わりでも回路内の圧，すなわちPEEPよりも高いままになります．このときに肺胞に残っている余分な圧を**オートPEEP**（auto-PEEP）と呼びます．auto-PEEPは人工呼吸器で設定するPEEPとは異なり，患者の肺の中で生じるPEEPを指します．

> **ポイント**
> ● 肺胞に空気が残る → air trapping
> ● 肺胞に陽圧が残る → auto-PEEP

2 肺の過膨張による悪影響とは

　air trappingとauto-PEEPがあると，肺が過膨張して肺胞の中の圧

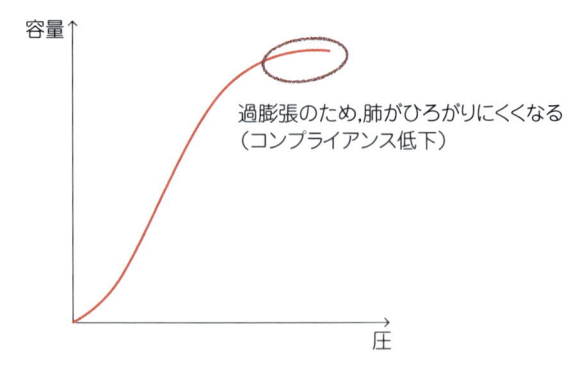

図2 ● air trappingによるコンプライアンスの低下

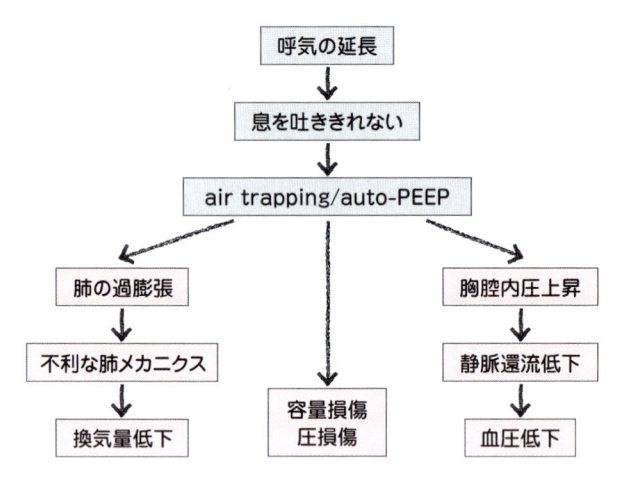

図3 ● air trapping/auto-PEEPによる呼吸および循環への影響

が高くなっているために，容量損傷と圧損傷のリスクが高くなります．過膨張した肺は圧-容量曲線の右の方に位置するため，広がりにくく（コンプライアンスが低く）なります（図2）．

　auto-PEEPは呼吸だけでなく循環にも影響します．auto-PEEPによって胸腔内圧が上昇すると，心臓へ戻る静脈還流が妨げられ低血圧となります．この患者さんで起こっているのはこれですね．重度の場合は心停止に至ることもあるので要注意です（図3）．

第4章 人工呼吸

23. auto-PEEP 2
auto-PEEPの見つけ方

気管支喘息重責発作の患者に人工呼吸を開始した．air trappingが肺に悪いと聞いたので，息が吐き切れていることを確認したいが，何を観察すればよいか？ auto-PEEPを測定する方法はあるか？

■ グラフィックで見るべきところは

　息が吐ききれているのを確認するのに最もよい方法は，人工呼吸器のグラフィックで流量波形を見ることです．吸気の波形は吸気流量の設定ですでに見ましたが（「第4章16.吸気流量（フロー）」参照），ここでは**呼気波形**に注目します．人工呼吸器の流量波形では吸気が上，呼気が下なので，見るのは下側の曲線です（図1）．呼気流量は呼気の始まりで最も速く，次第にゆっくりとなり，最終的に肺胞の中の圧が設定PEEPと同じになるところで0になります．圧較差で考えるとわかりますね．呼気の始まり（吸気の終わり）では肺胞が最も広がっていて肺胞の中の圧が高く，息を吐いていくにつれて肺胞の中の圧が下がってPEEPに近づいていき，最終的に肺胞の中の圧がPEEPに等しくなったところで空気の流れが止まるのです．

　呼気の流量波形では，終わりがきっちりと**0に戻っている**ことが重要です．0に戻っていなければ，まだ空気が流れていることを意味しますので，呼気が終わりきっていません（図2）．呼気がまだ終わっていないのに次の吸気が始まると，先ほど説明した過膨張に繋がります．

　呼気が終わりきっていなくてまだ空気が流れていれば，肺胞の中と人工呼吸器回路の間に圧較差があることになりますね．この圧のことをauto-PEEPと呼ぶのでした．人工呼吸器で測定しているのは回路の

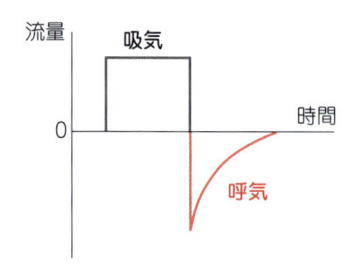

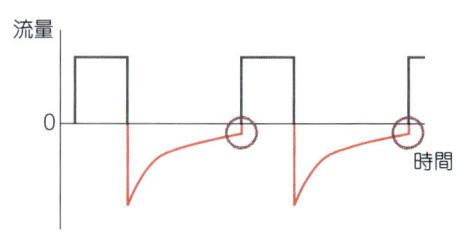

図1 ● 正常な流量波形（矩形波）

図2 ● air trappingがあるときの流量波形

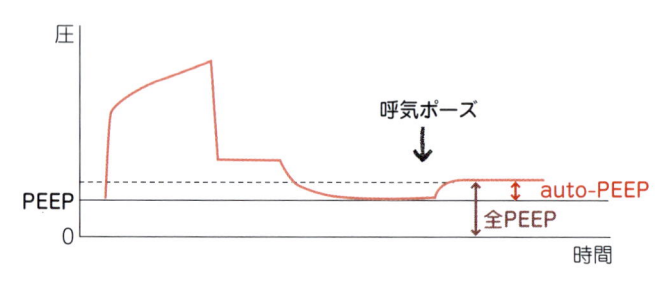

図3 ● 呼気ポーズによるauto-PEEPの測定

中の圧であって，肺胞の中の圧ではないので，auto-PEEPはそのままではわかりません．そこで，**呼気の終わり**でいったん回路に流れる空気を0にするという操作を行います．どこかで聞いたような方法ですね．プラトー圧の測定でも似たようなことをしました．プラトー圧の場合は**吸気の終わり**で流量を0にしたのに対して，auto-PEEPを測定する場合には，呼気の終わりで回路をいったん閉鎖して流量を0にします（呼気ポーズ）．そうすると，

$$気道に空気を通す圧＝流量 \times 気道抵抗 = 0$$

となって，肺胞の中のと回路の圧が等しくなるので，肺胞の中の圧を測定することができます．呼気終末に肺胞に残っている圧として測定されるのは「auto-PEEP＋設定PEEP」なので，ここから設定PEEP分だけ引くとauto-PEEPがわかります（図3）．

第4章 人工呼吸

24. auto-PEEP 3
auto-PEEPをなくすには

人工呼吸管理中の気管支喘息重積発作の患者のグラフィックを見たところ，流量波形で呼気が0に戻る前に次の吸気が始まっていることに気がついた．治療には何を行えばよいか？ 人工呼吸器の設定はどのように変更すべきか？

1 auto-PEEPがあったらまず治療

前項「第4章23.auto-PEEP 2」でグラフィックを見たように，呼気流量が0に戻る前に次の吸気が始まっているということは，auto-PEEPがあることを意味します．弊害があることがわかっているので，auto-PEEPをなくすようにしなければなりません．どのように治療すればよいでしょうか？

気道抵抗が高いために息を吐くのに時間がかかっているので，気道抵抗を下げるような治療をするのが最優先になります．気管支喘息での気管支攣縮には，気管支拡張薬の吸入や，ステロイドの吸入および全身投与といった内科的治療を行います．

> **ポイント** ● 閉塞性肺疾患の人工呼吸管理では，まず原疾患の治療

2 治療効果が出るまでは人工呼吸器で

内科的治療を開始してもすぐに効果が出るとは限りませんので，それまでのあいだは人工呼吸器の設定を調整して対処します．人工呼吸器では直接的に呼気を手助けすることはできませんが，息を吐ききれ

るように**呼気時間を長くする**ことで間接的に手助けをします．呼気時間に最も影響する設定は，**呼吸回数**と**1回換気量**です．換気のための設定でしたね．呼吸回数を下げることで1回ごとの呼吸時間が延びるため，呼気に費やせる時間が延長します．1回換気量を下げると，吸気にかかる時間が減るため，そのぶん呼気の時間が長くなり，かつ吐き出さないといけない空気の量が減ります．さらに呼気時間を長くするためには**吸気流量**を上げます．1回換気量が同じなら，吸気流量を上げることで吸気時間が短縮し，呼気時間が伸びます．

> **ポイント**
> - 閉塞性肺疾患の人工呼吸管理では，息を吐ききれるように呼気時間を確保する
>   ・呼吸回数を下げる
>   ・1回換気量を減らす
>   ・吸気流量を上げる

第4章 人工呼吸

25. auto-PEEP 4
auto-PEEPとトリガーの関係

慢性閉塞性肺疾患（COPD）急性増悪のために人工呼吸器を装着している患者の胸の聴診をしようとしたところ，患者の胸は動いているにもかかわらず，人工呼吸器から吸気が送られていないことがあるのに気がついた．原因は何か？

■ auto-PEEPによるミストリガーとは

　患者さんが息を吸おうとしているのに，人工呼吸器がそれを感知せず，吸気を送らないことを**ミストリガー**と呼ぶのでした（「第4章15．トリガー」参照）．トリガー感度の設定が不適切に高い（感度が鈍い）ときに起こる現象です．しかし，この症例ではトリガー感度の設定が適切であったにもかかわらず，ミストリガーが起こっていました．原因は何でしょうか？

1）auto-PEEPで呼吸仕事量が増える

　auto-PEEPによる圧損傷や循環への影響については話をしましたが，auto-PEEPはもう1つ大きな問題を起こします．患者さんが人工呼吸器を**トリガーしにくくなる**のです．これは，トリガー感度の設定にかかわらず起きます．メカニズムを見てみましょう．

　まずは，auto-PEEPがない状態でのトリガーを見てみます．設定PEEPを 0 cmH$_2$O とします．圧トリガーの設定を 2 cmH$_2$O にすると，回路内の圧が 0 cmH$_2$O から－2 cmH$_2$O に下がるように患者さんが吸気努力をすれば，人工呼吸器が感知して吸気を送りはじめます（図1a）．すなわち，患者さんは人工呼吸器をトリガーするのに2

1）auto-PEEP なし　　2）auto-PEEP ＝ 7 cmH$_2$O

呼気終末の圧

吸気始めの圧
（トリガー感度
＝ 2 cmH$_2$O）

必要な吸気努力
＝ 2 cmH$_2$O

必要な吸気努力
＝ 9 cmH$_2$O
（auto-PEEPの分だけ大きい）

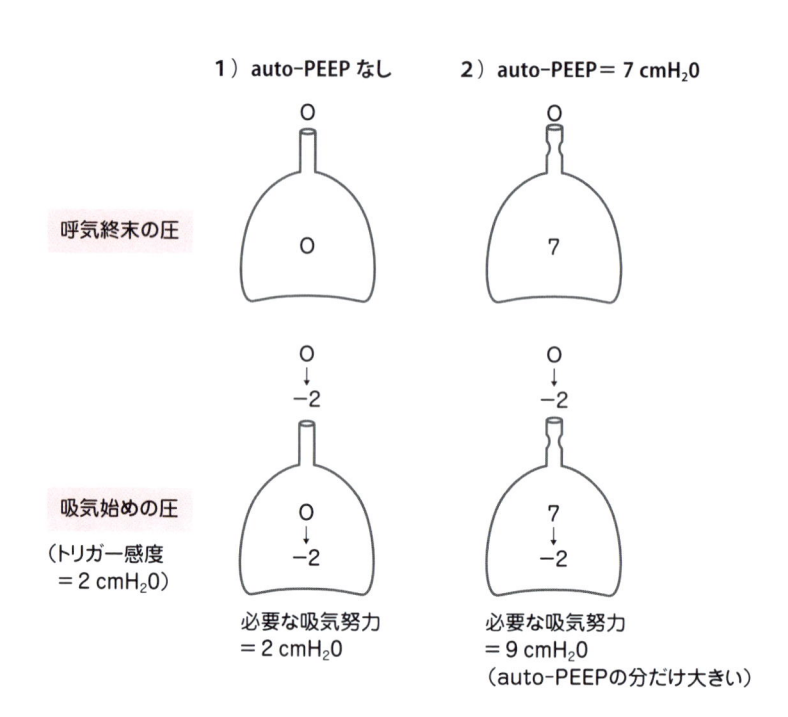

図1 ● auto-PEEPによるミストリガーのメカニズム

　cmH$_2$O分の吸気努力をすればよいのです．
　次に，COPDのために息を吐ききれずauto-PEEPが7 cmH$_2$Oある患者さんの場合です．同じくPEEPは0 cmH$_2$O，圧トリガーは2 cmH$_2$Oに設定しています．auto-PEEPのために，呼気の終わりでの肺胞の中の圧は0 cmH$_2$Oまで下がらずに，7 cmH$_2$Oになります．ここで，患者さんが次の呼吸をしようと息を吸いはじめます．回路内の圧が－2 cmH$_2$Oまで下がったところで，人工呼吸器は患者さんの吸気努力を感知するのですが，この患者さんの肺胞内の圧は7 cmH$_2$Oなので，7 cmH$_2$Oから－2 cmH$_2$Oまで下げる9 cmH$_2$O分の吸気努力をしなければならなくなります（図1 b）．auto-PEEPがないときの2 cmH$_2$Oに比べると，**auto-PEEPの分だけ余分に吸気努力をしなければならない**わけです．患者さんにとっては呼吸仕事量が増えて余計な負担になります．もし患者さんの呼吸努力が，この余分な圧を補うだけ強くなければ，トリガー設定にかかわらず吸気努力は人工呼吸器に

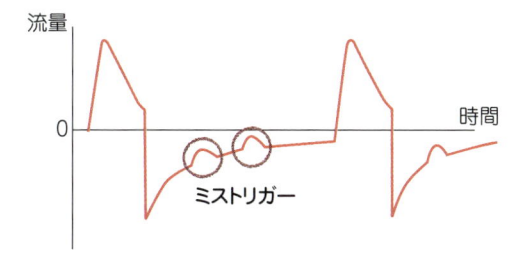

図2 ● ミストリガーがあるときの特徴的な流量波形

感知されずミストリガーになります．患者さんの胸は動いているのに，人工呼吸器から吸気が送られていない場合や，特徴的な流量波形（図2）がみられるときには，ミストリガーがあることがわかります．

2）フロートリガーにすればOK？

「圧が問題なのだったら，圧トリガーからフロートリガーへ変えればよいのじゃないの？」と考える方もいらっしゃるかもしれません．あいにくとそれほど単純な問題ではありません．フローを起こすためには圧較差が必要になります（オームの法則でしたね）．となると，やはり患者さんは自分の努力で肺胞の中の圧を回路内の圧より低くしなければなりませんので，フロートリガーへ変えただけでは問題は解決しないことになります．

ポイント
- auto-PEEPがあると，患者さんは人工呼吸器をトリガーしにくくなる
- フロートリガーにしてもauto-PEEPの問題はなくならない

もっと知りたい人へ

● PEEPの役割 その2

　auto-PEEPを治療するためには，「第4章24. auto-PEEP 3」で述べたような内科的治療と人工呼吸器設定の調節を行います．しかし，それだけで不十分なときには，患者さんの吸気努力が人工呼吸器をトリガーしやすくするために，PEEPをかけることがあります．「すでにauto-PEEPで肺胞の中の圧が高くなっているのに，さらにPEEPをかけるだって!?」と驚くかもしれませんね．ではメカニズムを見てみましょう．**本文のauto-PEEPの話だけでおなかがいっぱいという人は，思いきってここは読み飛ばしてください．**

　例として，本文のauto-PEEP 7 cmH$_2$Oの場合を考えてみます．人工呼吸器をトリガーするためには，auto-PEEPの7 cmH$_2$Oにトリガー感度の2 cmH$_2$Oを合わせた9 cmH$_2$Oの陰圧を起こすだけの吸気努力をしなければならないのでした．では，ここで人工呼吸器のPEEPを0 cmH$_2$Oから5 cmH$_2$Oへ上げてみます．人工呼吸器をトリガーするためにどれだけ努力をしなければならなくなりますか？

　回路内の圧をトリガーの分だけ下げて，5－2＝3 cmH$_2$Oにしなければならないのですから，この場合7 cmH$_2$Oから3 cmH$_2$Oへ肺胞内の圧が下がるだけ，すなわち4 cmH$_2$O分の陰圧を起こすだけの吸気努力をすればよいことになります（図I）．さきほどの9 cmH$_2$Oと比べると，設定PEEPを上げた5 cmH$_2$O分だけトリガーするのに必要な吸気努力が下がっていますね．そのために患者さんにとっては人工呼吸器をトリガーしやすくなるわけです．これがPEEPの役割の2つめです．

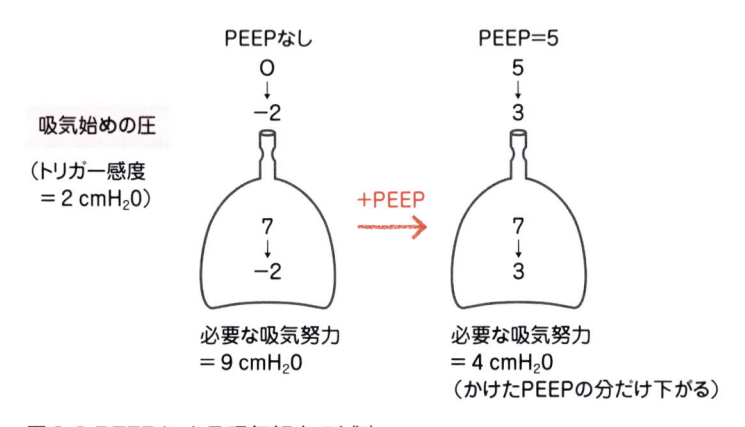

図I ● PEEPによる吸気努力の減少

> **ポイント**　● PEEPの役割 その２
> 　　　　　auto-PEEPが存在するときに，トリガーしやすくする

　ここではPEEPを上げても**肺胞の中の圧は変わっていない**ことに注意してください．設定PEEPがauto-PEEPを超えないかぎりは，肺胞の中の圧が上昇することはありません．

　このような考え方は「ダムの理論」と呼ばれています．Tobinによって提唱された考え方で，COPDなどで気道閉塞が起こって生じるauto-PEEPを，ダムの高さに例えています（図Ⅱ）．閉塞よりも人工呼吸器側の圧がダムの下流の水面の高さ，閉塞よりも肺胞側の圧がダムの上流の水面の高さに相当します．ダムの下流の水面（人工呼吸器によるPEEP）を，ダムの高さより低い範囲でいくら上げてもダムの上流の水面の高さ（すなわち肺胞の中の圧）は変わりませんが，いったん下流の水面がダムよりも高くなると（すなわちauto-PEEPよりも高いPEEPをかけると），上流の水面も上がってしまいます．

> **ポイント**　● auto-PEEPよりも低いPEEPをかけても，肺胞の中の圧は変わらない

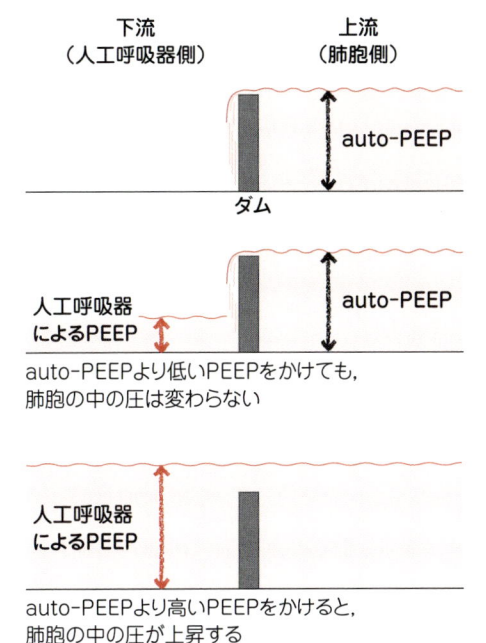

図Ⅱ●ダムの理論
by Tobin

第4章　人工呼吸

第4章 人工呼吸

26. 人工呼吸器離脱
いかに人工呼吸器を外すか

肺炎によるARDSのために人工呼吸器装着中の患者．治療によって呼吸状態は改善傾向にあり，F_IO_2 0.4，PEEP 5 cmH$_2$Oで酸素飽和度は95％である．循環動態も安定して昇圧薬を必要としていない．人工呼吸器から離脱できるか知りたいが，どのように評価すべきか？

1 とりあえず…!?

　　答えは「とりあえずやってみる！」です．こう言うと，なんだか非医学的でいい加減な感じに聞こえるかもしれませんが，趣旨はその通りなのです．しかし「とりあえずトライアル」では体裁が悪いので，**自発呼吸トライアル**という別の名前がついています．英語表記のSpontaneous Breathing Trialの頭文字をとって**SBT**と呼ばれることも多いです．では，どのようにSBTを行うのか順を追ってみてみましょう．

2 SBTに適しているか？

　　SBTを行うということは，人工呼吸器を外せるかどうか知りたいわけですね．では，どんな患者さんが人工呼吸器から離脱できそうでしょうか？　まず，人工呼吸器導入に至った**原疾患**が解決しているか改善していてほしいですね．肺炎で人工呼吸器装着となった患者さんは，肺炎が良くなっていないかぎり人工呼吸器から離脱できません．次に，**意識レベル**です．自発呼吸を試すのですから，安定した自発呼吸を行うだけの意識レベルが必要です．さらに，**循環動態**も見ておきます．呼吸の最終的な目的は，組織に酸素を供給することでした．ですから，酸

表1 ● SBTを行うのに適しているか？

- □ 原疾患のコントロールはついている
- □ 意識レベルが保たれている（自発呼吸がある）
- □ 循環動態は安定している（昇圧薬使用なし，または最小限）
- □ 酸素化が保たれている
  （$F_IO_2 ≦ 0.4〜0.5$ かつPEEP $5〜8$ cmH$_2$OでPaO$_2$ > 60 mmHg）

素供給に重要な役割を果たす循環が安定していなければ，人工呼吸器からの離脱は困難です．ショックで高用量の昇圧薬を使っているような場合にはSBTに適さないことになります．最後に，呼吸も見ておきます．ここで評価するのは**酸素化**の指標です．高いF_IO_2やPEEPを必要とする患者さんには，人工呼吸器からの離脱は難しいので，酸素化が改善するのを待ちます．

以上から表1のような項目をチェックします．これらを満たせば，次にSBTを実施することにします．

3 SBTの実践

人工呼吸器から離脱しても，自力で呼吸をできるのか調べるのがSBTの目的です．とはいえ，気管チューブを抜いて試すわけにはいかないので，挿管したまま人工呼吸器を外したのと同じような状況にして呼吸を評価します．「人工呼吸器を外したのと同じような状況」にする方法には2通りあります．

1つは，人工呼吸器を付けたまま設定をきわめて低くするという方法です．自発呼吸を試すので，モードはCPAPまたはCPAPでプレッシャーサポートを用います．「低い」設定に厳密な基準はないのですが，通常は，プレッシャーサポート 8 cmH$_2$O以下，CPAP 5 cmH$_2$O以下にします．

もう1つの方法に，Tピースがあります（図）．この方法では，気管チューブを人工呼吸器回路から外して，Tピースと呼ばれる酸素が吹き流しになっている管につなぎます．

いずれの方法でも，SBTは通常**30〜120分間**行います．

図●TピースによるSBTの実践

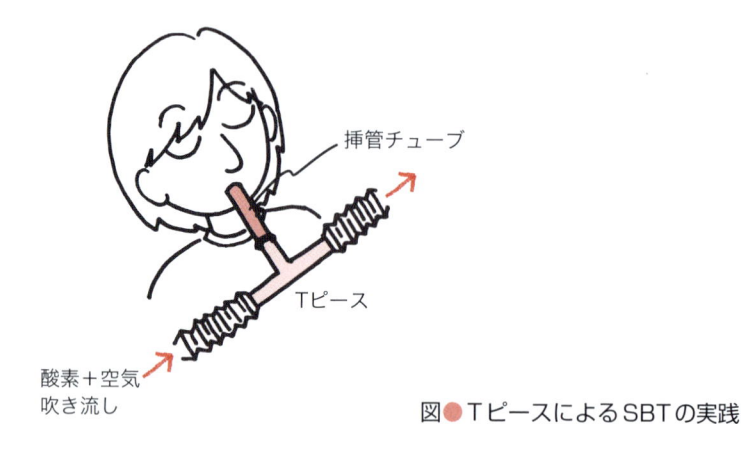

表2●SBT中止基準

呼吸パターン	呼吸回数↑，努力呼吸，奇異呼吸
ガス交換	SpO_2↓，PaO_2↓，F_IO_2↑
循環動態	心拍数↑，血圧↑
患者の快適さ	呼吸苦，冷汗

4 SBTの評価方法

　SBTでは人工呼吸器を外したのと同じような状況にするのですから，患者さんは自力で呼吸します．となると，それまで人工呼吸器が補ってくれていた呼吸仕事量を自分で行うことになります．「第4章2．人工呼吸の適応」で，呼吸が呼吸筋力と呼吸仕事量のバランスで成り立っているという話をしました．「呼吸筋力＜呼吸仕事量」となっていれば，人工呼吸器を導入して手助けする必要があるのでしたね（p.154図2参照）．逆に，人工呼吸器からの離脱を考えるときには，呼吸筋力が十分に呼吸仕事量を補えることを確認しなければなりません．これがSBTの目的です．まだ呼吸筋力が十分強くないか，必要な呼吸仕事量が大きすぎると，呼吸のバランスがとれません．表2のような症状・兆候が出ると，まだ人工呼吸器離脱に適していないと考えて，SBTを中断し人工呼吸管理を継続します．

ポイント　●人工呼吸器離脱にはSBT

第4章 人工呼吸

27. 抜管
人工呼吸器離脱と何が違うのか

人工呼吸器装着中の患者に60分間のSBTを行ったところ，バイタルサインは安定しており，患者からの呼吸苦の訴えもなかった．すぐに抜管してよいか？

■ 抜管の適応とは？

　SBTは人工呼吸器から離脱できるかどうか評価する方法でした．自力で60分間呼吸できたわけですから，人工呼吸器がなくても呼吸を維持できるといえますが，抜管してもよいでしょうか？

　気管挿管の適応を覚えていますか？「第4章3．気管挿管の適応」で見ましたね．人工呼吸器の適応とは分けて考えるのでした．人工呼吸器からの離脱を考えるときも同じです．「**人工呼吸器離脱＝抜管**」ではありません．いくら人工呼吸器の適応がなくなったとはいえ，まだ気管挿管の適応が残っていれば抜管はできません．気管挿管の適応は

- ・気道を保護できない
- ・上気道閉塞がある
- ・気道分泌物を喀出できない

でしたね．抜管できるかどうかはこの逆と考えて，

- ・気道を保護できる
- ・上気道閉塞がない
- ・気道分泌物を喀出できる

となります．ですから，いくらSBTでは自力で呼吸できていても，意識状態が悪くて気道保護できなかったり，急性喉頭蓋炎による上気道閉塞があったり，痰が多くてうまく出せなかったり，といった場合に

は気管チューブを抜くことはできません．気管挿管・人工呼吸器導入のときと同様に，人工呼吸器離脱・抜管においても，人工呼吸の適応と気管チューブの適応は分けて考えます．

> **ポイント** ● 人工呼吸器離脱と抜管は分けて考える

　SBTの評価から抜管に至るまでの過程をまとめると図のようになります．

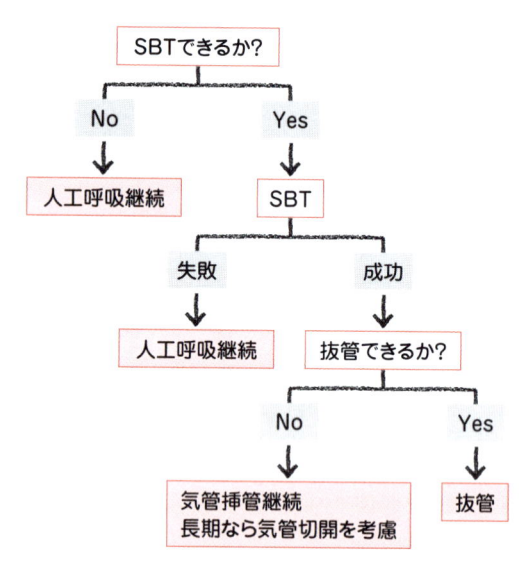

図●SBTから抜管までのフローチャート

第4章 人工呼吸

28. NPPV
チューブを使わない人工呼吸

不快感や合併症を避けるため，できれば気管チューブを使いたくない．気管チューブを使わずに，人工呼吸を行うことは可能か？

■ 人工呼吸だけならNPPV

　人工呼吸器の適応と気管チューブの適応は異なる，という話をしました．皆さんのなかには「気管チューブの適応はないけど，人工呼吸器が必要なときにはどうするのだろう？」と考えた方もいらっしゃるかもしれませんね．以前はそういう患者さんもすべて気管挿管して人工呼吸器を装着していたのですが，最近では挿管チューブを使わずに人工呼吸を行うことが増えてきています．このような方法を非侵襲的陽圧換気（Non-invasive Positive Pressure Ventilation：NPPV）と呼びます．NPPVでは気管チューブといった侵襲的な方法を使う代わりに，顔に密着するマスクを使って陽圧換気をします．**NPPVの最大の利点は，人工呼吸器関連肺炎（VAP）などの気管チューブを使うことによって起こる合併症を減らせる点**です．とはいえ，NPPVは万能ではありませんので，適応を見極める必要があります．気管挿管の適応がある患者さんには使えません（表1，2）．

　NPPVの主なモードには，**CPAP**と**Bi-level PAP**の2通りがあります．CPAPにはPEEPと同様に虚脱した肺胞を広げる働きがあるのでした．また，循環にも作用して，前負荷と後負荷をともに軽減するのでしたね（p.200「もっと知りたい人へ：CPAPの役割」参照）．このような作用のため，CPAPは**うっ血性心不全**の治療に適しています．

　CPAPは常に一定の陽圧をかけるモードでしたが，Bi-level PAPでは

表1 ● NPPVの適応

- 中等度〜重度の呼吸不全
- 頻呼吸
- 呼吸補助筋の使用,または奇異呼吸
- ガス交換異常
  $pH < 7.35$, $PaCO_2 > 45$ mmHg
  または
  $PaO_2/F_IO_2 < 200$

表2 ● NPPVの禁忌（気管挿管の適応）

- 呼吸停止または心停止
- 血行動態が不安定
- 気道保護できない
- 喀痰が多い
- 非協力的あるいは不穏
- マスクが合わない
- 顔面熱傷,外傷,手術または奇形
- 最近の上気道あるいは上部消化管の手術

a) CPAP

b) Bi-level PAP

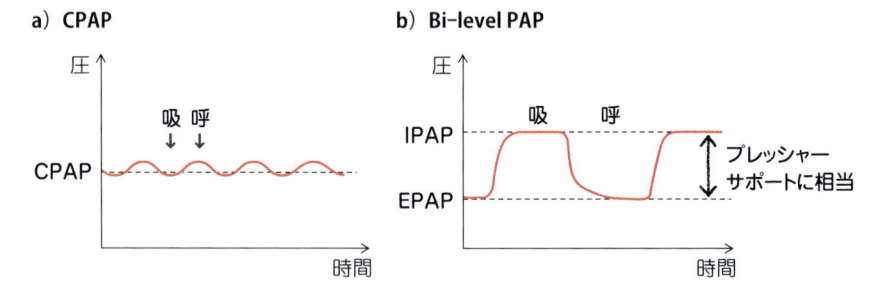

図 ● NPPVの2つのモード

2種類の圧をかけます．高い方の圧をIPAP（inspiratory positive airway pressure），低い方の圧をEPAP（expiratory positive airway pressure）と呼び，2つの圧の差がプレッシャーサポートに相当します（図）．患者さんが息を吸うときに，自分の吸気努力だけでなく人工呼吸器からの陽圧でサポートされるので，より楽に息を吸えるようになります．人工呼吸器装着中の**COPD急性増悪**のような，換気量が不足して$PaCO_2$が上昇している病態に適しています．COPD患者で，気管チューブの適応はなくなったのだけどまだ人工呼吸器は必要といった場合には，人工呼吸器からの離脱を早めるために，抜管直後からBi-level PAPを開始することがあります．

> **ポイント**
> ● NPPVのよい適応
>   CPAP：うっ血性心不全
>   Bi-level PAP：COPD急性増悪, COPD患者の人工呼吸器離脱

Case Study

Case Study

1. アフリカ土産で呼吸苦に

> **症例**
>
> 友人のアフリカ土産の吹き矢で指を切ったあとから，急速に筋力低下と呼吸苦が出現した22歳医学生が救急室に搬送されてきた．呼吸回数は32回/分，室内気での経皮酸素飽和度は（SpO$_2$）75％，血液ガスはpH 7.08，PaCO$_2$ 80 mmHg，PaO$_2$ 40 mmHg，HCO$_3^-$ 26 mEq/Lであった．

低酸素血症の原因は何か？

　重度の低酸素血症を，おそらく急性に発症した患者さんです．低酸素血症の原因を血液ガスから考えてみましょう．まずはPaCO$_2$の上昇が目につきますね．このため，肺胞気酸素分圧（P$_A$O$_2$）は

$$P_AO_2 = (760 - 47) \times 0.21 - 80/0.8$$
$$= 50 \text{ mmHg}$$

となり，かなり低下していることがわかります．肺胞と血流の関係の指標であるA-aDO$_2$は

$$A\text{-}aDO_2 = P_AO_2 - PaO_2$$
$$= 50 - 40$$
$$= 10 \text{ mmHg}$$

となり，正常範囲内（≦10 mmHg）にあるので，ガス交換系には異常がないことになります（図1）．この患者さんは，コントロール系また

図1 ● 患者のA-aDO$_2$

P_AO_2=50
A-aDO$_2$=10 mmHg
PaO_2=40

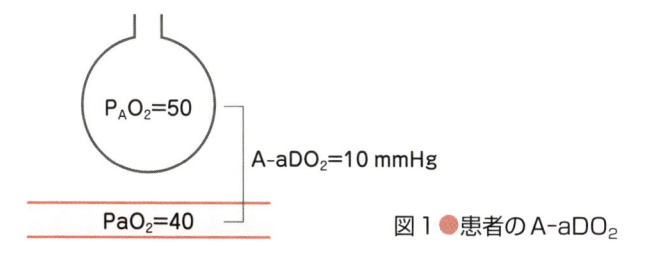

は駆動系の異常のために**肺胞低換気**をきたしていることがわかります（⇒「第3章9．ガス交換 肺胞側の話」参照）．

> 「アフリカ」と「吹き矢」で検索してみたところ，「クラーレ」という神経筋弛緩薬が矢毒としてよく使われていたことがわかった．肺胞低換気のメカニズムは何だと考えられるか？

　ここまでのところ，$PaCO_2$が上昇しているので，コントロール系または駆動系の異常による肺胞低換気があることがわかりました（⇒「第3章20．血液ガスで考える低酸素血症の鑑別」参照）．この患者さんの場合，クラーレという神経筋弛緩薬による呼吸筋麻痺，すなわち呼吸筋を動かす**駆動系の問題**のために肺胞低換気となっているわけですね．

> もし呼吸機能検査を行ったとすると，どのような結果が予想されるか？

　この場合，血液ガスから診断の目処がついていますし，状態も悪いので呼吸機能検査をする適応はないのですが，もし仮に行ったとするとどのような結果になるでしょうか？
　呼吸筋力が低下すると，努力肺活量（FVC）が低下する**拘束性障害**のパターンをとるのでした（⇒「第2章7．拘束性障害」「第2章12．拘束性障害，閉塞性障害のまとめ」参照）．これだけで十分正解ですが，

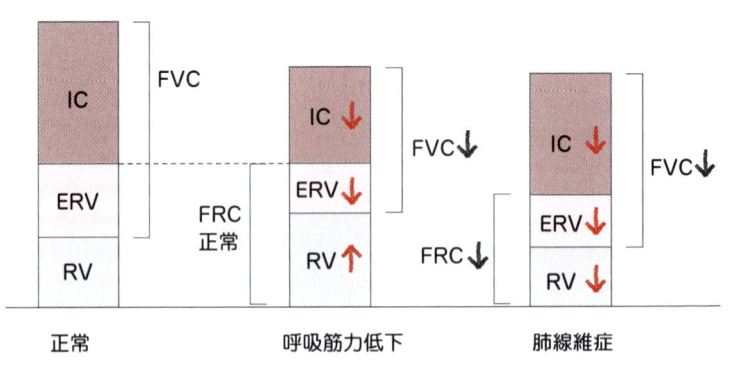

図2●拘束性障害でのスパイロメトリー
IC　：最大吸気量（1回換気量 V_T ＋予備吸気量 IRV）
ERV：予備呼気量
RV ：残気量
FRC：機能的残気量
FVC：努力肺活量

　呼吸生理好きのためにさらに詳しく説明してみます．呼吸筋力が低下しても，肺が縮もうとする内向きの力と，胸壁が広がろうとする外向きの力のバランスは変わらないので，機能的残気量（FRC）は正常のままです．FRCより肺を大きくするには吸気筋の働きが，小さくするには呼気筋の働きが必要になりますが，呼吸筋力が低下している状態ではいずれも十分にできなくなります．そのためスパイロメトリーを行うと，FVCの低下という結果になります．肺線維症のような肺が固くなっている疾患でもFVCが低下しますが，その場合は肺容量のすべての要素が小さくなっています（図2）．

　FVCが低下しているときに，肺が固いために低下しているのか，胸壁を広げる力が弱いために低下しているのかを区別するのに役立つ検査があったのを覚えていますか？ 最大吸気圧（maximal inspiratory pressure：MIP）でしたね．水遁の術で出てきたアレです．MIPが正常（－80～－100 cmH$_2$O）であれば，筋力低下は除外されます（⇒「第2章14.最大吸気圧（MIP）」参照）．

筋力低下が進行したため，人工呼吸を導入することにした．人工呼吸の適応は何か？

　この患者さんは，自分で呼吸筋を動かして呼吸をすることができないので，何らかの方法で呼吸を手助けしなければなりません．呼吸は**呼吸仕事量と呼吸筋力のバランス**でなりなっているのでした．呼吸筋力が低下して，必要な呼吸仕事量をまかなえないのであれば，人工呼吸器で肩代わりする必要があります．呼吸筋力低下による低換気のために$PaCO_2$が上昇していますが，これも人工呼吸導入により改善できます（⇒「第4章2．人工呼吸の適応」参照）．

Case Study

2. 救急搬送されてきた意識障害の男性

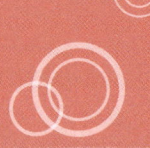

症例

意識障害のある20歳代とおぼしき男性（身長180 cm，体重65 kg）が救急室に搬送されてきた．開眼，発語はなく，痛刺激にも反応しない．呼吸回数は6回／分で，経皮酸素飽和度（SpO_2）は80％である．酸素投与を始める前に急いで行った血液ガス分析ではpH 7.2，$PaCO_2$ 64 mmHg，PaO_2 45 mmHg，HCO_3^- 25 mEq/Lであった．マスクで酸素投与を開始したところ，経皮酸素飽和度は92％へ上昇した．

低酸素血症の原因は何か？

低酸素血症の原因を血液ガスから考えてみましょう．まずは$PaCO_2$の上昇が目につきますね．このため，肺胞気酸素分圧P_AO_2は

$$P_AO_2 = (760 - 47) \times 0.21 - 64/0.8$$
$$= 70 \text{ mmHg}$$

となり，低下していることがわかります．肺胞と血流の関係の指標であるA-aDO_2は

$$\text{A-aDO}_2 = P_AO_2 - PaO_2$$
$$= 70 - 45$$
$$= 25 \text{ mmHg}$$

となり，上昇しているのがわかります．ということは肺胞低換気（コントロール系または駆動系の異常）とともに，ガス交換を行う肺自体

にも問題があることがわかります（⇒「第3章11.肺胞と血流の関係」参照）．

肺胞低換気の原因は何か？

　呼吸のコントロール系にはフィードバックのメカニズムがあるのでしたね．$PaCO_2$が上昇したり，PaO_2が低下したりすると，化学受容体から情報が呼吸中枢にフィードバックされ，換気量が増えます．延髄にある中枢化学受容体は$PaCO_2$とpHの変化を感知し，頸動脈小体と大動脈小体にある末梢化学受容体はPaO_2と$PaCO_2$，pHの変化を感知します（⇒「第1章4.化学受容体」参照）．

　この症例の場合，$PaCO_2$上昇とPaO_2低下の両方があるのにもかかわらず，換気が低下（呼吸回数6回/分）しているということは，コントロール系に問題があることがわかります．**コントロール系を抑制する原因のうち最も頻度が高いのが，オピオイド系やベンゾジアゼピン系の薬剤の大量服用**で，この症例でも最も可能性が高そうです．その他の肺胞低換気の原因には，肥満-低換気症候群や粘液水腫などがあります（⇒「第1章5.コントロール系の障害」参照）．

A-aDO$_2$上昇の原因は何か？

　A-aDO$_2$は肺胞と血流の関係の指標になるのでした．この症例でも，コントロール系の異常による換気量の低下だけでなく，肺胞と血流の関係にも問題があることがわかります．肺胞と血流の関係の問題と言えば，①V̇/Q̇ミスマッチ，②シャント，③拡散能低下の3つがありましたね．③の拡散能低下は労作時の低酸素血症を起こしますが，単独で安静時の低酸素血症の原因にはなりません（⇒「第3章12.酸素の拡散」参照）．ですから，①か②が原因だと考えます．

　酸素投与によって酸素飽和度が80％から92％へと上昇しています．

シャントがあると酸素投与に反応が悪いので（⇒「第3章19. シャントと$\dot{V}/\dot{Q}$ミスマッチ」参照），考えられるのは$\dot{V}/\dot{Q}$ミスマッチになります．この症例では，胸部X線で右下肺野に浸潤影がみられました．意識障害による誤嚥が疑われる状況です．そのために$\dot{V}/\dot{Q}$ミスマッチを起こしていると考えられます．

Case Study

3. 急性発症した両肺浸潤影と低酸素血症

症例

40歳女性（身長157 cm，体重65 kg）が発熱，咳嗽，呼吸苦にて受診した．胸部X線では両側下葉に浸潤影があり，肺炎の診断にて抗菌薬が開始され入院となった．入院後しだいに呼吸状態が悪化した．呼吸回数は38回/分，努力呼吸が著明で奇異呼吸もみられる．リザーバーマスクで酸素投与してもSpO_2は80％である．胸部X線では両側にびまん性に浸潤影がみられる．リザーバーマスクでの血液ガスはpH 7.35, $PaCO_2$ 36 mmHg, PaO_2 45 mmHg, HCO_3^- 20 mEq/Lであった．心エコーで明らかな心機能不全はみられない．

人工呼吸器を開始するべきか？

かなり状態が悪そうな感じですね．とはいえこれまでに話してきたことをあてはめればよいので，慌てず騒がずパニックにならず1つずつ順番に考えてみましょう．

この患者さんに人工呼吸を開始する適応はあるでしょうか？ 頻呼吸と努力呼吸があることから，呼吸仕事量が増大していると言えますね．30回を超えるような頻呼吸を長く続けることはできませんので，呼吸に手助けが必要です．奇異呼吸がみられるのは，すでに呼吸筋疲労をきたしていることを意味します（p.257「Side Note：奇異呼吸」参照）．また，リザーバーマスクで酸素を投与してもPaO_2 45 mmHgと著明な低酸素血症もあります．これも人工呼吸開始の適応になります．ということで，この場合は，**呼吸仕事量の増大**とそれによる呼吸筋疲労，および酸素投与だけで補正できない**ガス交換の異常**があるので，人工呼吸開始の適応となります（⇒「第4章2．人工呼吸の適応」参照）．

人工呼吸器の設定は？

1）モード

　人工呼吸を開始することが決まったので，設定をしてみましょう．まずモードは何にしましょうか？　かなり呼吸に疲れている感じなので，なるべく呼吸仕事量を減らすようなモードがよいですね．そこでA/Cを選択しました．

2）換気に関する設定

❶ 1回換気量

　次に，設定項目を見てみましょう．換気に関する項目は何でしたか？そう，1回換気量と呼吸回数でしたね．1回換気量は実体重ではなくて，理想体重に基づいて設定します．まずは身長から理想体重を計算してみましょう．女性なので，

　　理想体重＝ 45.5 ＋ 0.91 ×（身長cm － 152.4）
　　　　　　＝ 45.5 ＋ 0.91 ×（157 － 152.4）
　　　　　　＝ 49.7 kg

とおよそ，50 kgになります．実体重の65 kgを使うと1回換気量を多めに入れすぎることになるので注意してください（⇒「第4章7．人工呼吸とガス交換1」参照）．

　1回換気量は体重1 kgあたり6～8 mLに設定するので，300～400 mLになるのですが，この場合は小さめの300 mLを使いたいですね．理由はわかりますか？　この患者さんの病態を考えてみましょう．急に悪くなって，両側の肺野が白くなって，重度の低酸素血症があります．心エコーでは心不全はなさそうです．そんな症候群がありましたね．ARDSですね．急性呼吸窮迫症候群（ARDS）と急性肺傷害（ALI）の定義は表のように4項目からなっています．急性で，両肺の浸潤影があり，心不全ではないというところは共通なのですが，低酸素の程度が異なります．程度が軽いのがALIで，低酸素血症の程度が強いのが

表● ALI と ARDS の診断基準

	ALI	ARDS
発症	急性	
画像所見	両側肺陰影	
心機能	左房圧上昇なし（PCWP ≦ 18）	
PaO_2/F_IO_2	≦ 300mmHg	≦ 200mmHg

PCWP：肺動脈楔入圧

ARDS です．

　ARDS とわかったところで，1 回換気量を設定したいのですが，ここでは 6 mL/kg を選びます．根拠になるのが ARDS ネットワークの代表的な臨床試験 ARMA です[1]．この無作為化対照試験では ALI/ARDS の患者を対象に，1 回換気量を 12 mL/kg とした群と，6 mL/kg にした群を比較しました．12 mL/kg というと現在の基準ではかなり大きめの 1 回換気量の設定ですが，その当時は，ARDS で虚脱した肺胞を広げる目的で一般的に使用されていました．ARMA では途中経過の P/F 比（酸素化の指標でしたね）と $PaCO_2$（換気の指標）はともに 12 mL/kg 群の方でよかったのですが，死亡率は 6 mL/kg 群で有意に低いという結果になりました（31 % vs. 40 %）．この結果から，**ARDS の人工呼吸では 1 回換気量に 6 mL/kg を使用すること**が標準となっています（p.258「Side Note：ARDS の 1 回換気量は 6 mL/kg の方がよいわけ」も参照）．

❷ 呼吸回数

　次は呼吸回数を考えてみましょう．ARDS では 1 回換気量を小さく設定します．そのうえ，急性疾患のために体内の CO_2 産生量が増加していたり，肺の死腔が増えていたりと，CO_2 が上昇する要素がほかにもあります（p.171「もっと知りたい人へ：死腔と換気量」参照）．そのため呼吸回数は多めに設定する必要があります．ここではまず 30 回/分に設定しましょう．

　A/C での呼吸回数の復習ですが，設定回数が 30 回/分で患者さんが 20 回/分で呼吸すると，呼吸回数は何回になりますか？ 30 回/分です

249

ね．20回は患者さんの呼吸が人工呼吸器をトリガーして，残りの10回は人工呼吸器が吸気を始めることになります．いずれの呼吸でも1回換気量は設定した300 mLで，分時換気量は

分時換気量 = 300 mL × 30回/分
　　　　　 = 9,000 mL/分 = 9L/分

になります．では，患者さんが35回/分で呼吸した場合はどうですか？ 設定回数を上回る自発呼吸がある場合は，そのすべてが補助されるので35回すべてに1回換気量300 mLが供給され，分時換気量は

分時換気量 = 300 mL × 35回/分
　　　　　 = 12,500 mL/分 = 12.5L/分

です（⇒「第4章12．人工呼吸器のモード1」参照）．

3）酸素化に関する設定

❶ 吸入酸素濃度

　低酸素血症の程度が強いので，まずは1.0から開始してよさそうですね．酸素化が改善すれば，血液ガスまたはSpO_2を見ながら酸素濃度を下げていきます．**酸素は無害ではありません**でしたよね．酸素化が保たれているのなら，だらだらと高濃度酸素を投与しないようにします（⇒「第4章8．人工呼吸とガス交換2」参照）．

❷ PEEP

　次にPEEPを設定しますが，その前に画像を見てみましょう．胸部X線（図1）を見ると，肺は右も左も上も下も真っ白になっていますので，病変はまんべんなく全体にあるように見えます．しかし，胸部CT（図2）を見るとその印象は変わります．重力のかかる背側では病変の程度が強いものの，重力のかからない腹側ではそれほど病変の程度は強くなく，ほとんど正常に見えます．このような分布が**ARDSを理解**

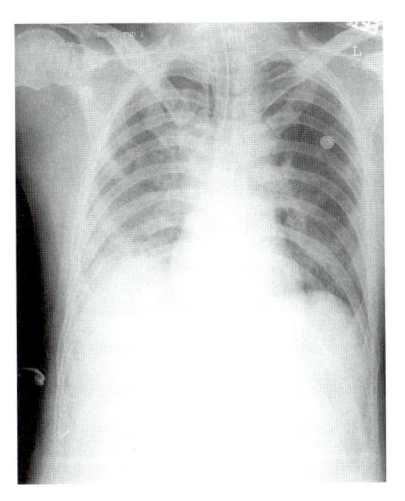

図1 ● ARDSの胸部X線
両側びまん性に浸潤影がみられる

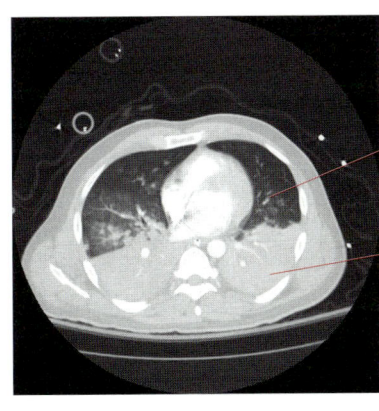

腹側では病変の
程度は強くない

背側で病変の
程度が強い

図2 ● ARDSの胸部CT

するキモになります．

　ARDSは，この症例のように酸素投与に非常に反応が悪いのが特徴です．酸素を投与してもPaO_2があまり上がらないメカニズムは何でしたか？そう，**シャント**でしたね（図3）．いくら空気が入っている肺胞の酸素分圧（P_AO_2）を上げても，虚脱している肺胞を流れる肺毛細血管では血液の酸素化が起こらないため，肺静脈から左房へと戻っていく血液のPaO_2がなかなか上がらないのでした（⇒「第3章14．生理学的でないシャント」参照）．ARDSの肺病変の分布がさらに不利な状況をつくり出しています．血液は肺の中をまんべんなく流れているわけではなく，**重力**に応じて上の方では血流が少なく，下の方で多くなっ

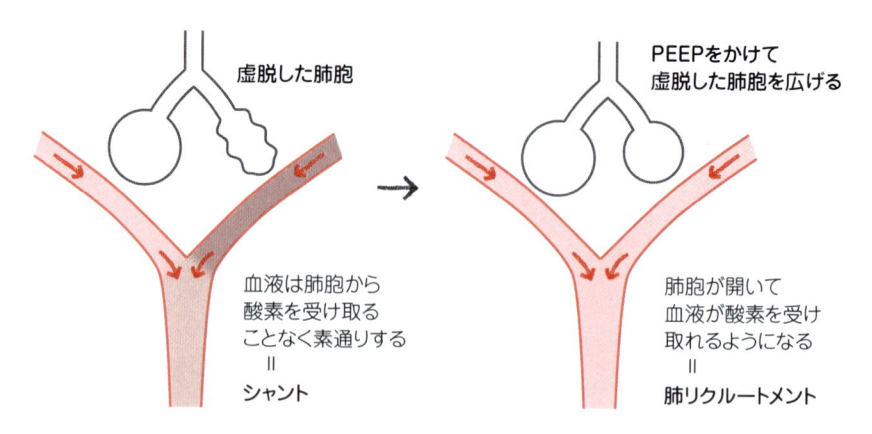

図3 ● シャントとPEEPによるリクルートメント

ているのでした．臥位になっている患者では，背側により多くの血液が流れることになります．しかし，さきほどCTで見たようにARDSの病変は背側でより強くなっているので，空気があまり入っていかない背側の肺により多くの血液が流れることになり，ガス交換を行うには不利な状況になっています．かなり難しい状況ですが，どのように治療をすればよいでしょうか？

まずは，背側の虚脱した肺を広げたいですね．**虚脱を広げるというとPEEP**でした．ARDSの人工呼吸管理ではPEEPが重要な役割を果たします．しかし，腹側には正常に近い肺が残っているので，あまりめったやたらと肺を広げたくはないですね．そのために，先に話したように小さめの1回換気量6 mL/kgを使います．PEEPを使うことで虚脱していた肺が広がれば酸素化が改善します．これを**肺リクルートメント**と呼びます（⇒「第4章8．人工呼吸とガス交換2」参照）．

人工呼吸器設定をA/C，1回換気量300 mL，呼吸回数30回/分，F_IO_2 1.0，PEEP 15，吸気流量60 L/分（矩形波）とした．この設定でピーク圧は35 cmH$_2$Oと表示されている．担当看護師から「圧が30 cmH$_2$Oを超えているので，肺損傷を起こすリスクが高くなるのではないか？」と質問を受けたが，どのように返答すべきか？

ARDSの人工呼吸管理では**肺保護戦略（lung protective strategy）**という用語がよく使われます．平たい日本語で言うと，「**肺にやさしい呼吸管理**」といったところです．人工呼吸器はただ血液ガスが良くなるように設定すればよいわけではなく，人工呼吸器関連肺傷害などの合併症を防ぐようにしなければならないのを覚えていますか？

人工呼吸器関連肺傷害の1つに容量損傷（volutrauma）がありましたね．これを防ぐために，1回換気量を小さく設定しました．人工呼吸器関連肺傷害のもう1つの原因に圧損傷（barotrauma）があります．肺胞にあまり高い圧をかけ過ぎると圧損傷を起こす話はしましたよね（⇒「第4章 9．人工呼吸の合併症」参照）．そこで圧が高くなりすぎないようにしっかりと見張らなければなりません．ここではピーク圧が35 cmH$_2$Oと高くなっていますが，肺損傷のリスクを考えるときに見る圧がありましたね．そうです，**プラトー圧**です．ピーク圧は気道に空気を通す圧と肺胞に空気を入れる圧の両方（とPEEP）を含んでいるのに対して，**プラトー圧は肺胞に空気を入れる圧（とPEEP）のみを反映するので，肺損傷のリスクを考えるときにはピーク圧よりも良い指標になるのでした**（図4）．プラトー圧が高くなると，それだけ肺胞に高い圧がかかっていることになりますので，圧損傷のリスクを下げるためには**30 cmH$_2$O以下**に保つようにします．測定するには吸気の終わりでいったん空気の流れを止めるのでした．そのために，人工呼吸器には吸気ポーズという操作をする機能があります（⇒「第4章 10．気道内圧」参照）．この症例では，吸気ポーズをしてプラトー圧を測定したところ27 cmH$_2$Oでした．ピーク圧は高いものの，プラトー圧が30 cmH$_2$O以下に収まっているのでとりあえずよさそうですね．

容量損傷（volutrauma），圧損傷（barotrauma）以外の肺損傷の機

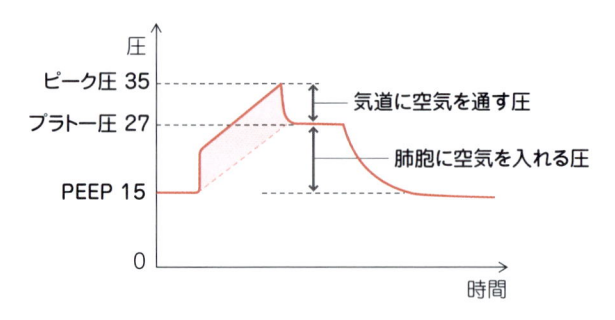

図4 ● 設定変更後のピーク圧とプラトー圧

序にatelectraumaという考え方があります．呼気で虚脱した肺が吸気で開き，また呼気で虚脱するというのをくり返すことで肺損傷が起こるという考え方です．ちょうど紙風船をふくらませたり，しぼませたりしているうちにボロボロになっていく感じです．atelectraumaを防ぐには肺を虚脱させない方がよいですね．そのために使うのがPEEPです．PEEPには，肺胞を開いて酸素化とコンプライアンスを改善するだけでなく，肺損傷を予防するという働きもあります．これも肺保護戦略の1つです．

前述の設定およびピーク圧，プラトー圧の測定から，気道抵抗とコンプライアンスを求めよ．

　人工呼吸器は呼吸を助けるという治療的役割を果たすだけでなく，患者さんの肺の状態を知るという診断的役割も果たすことができます．肺の状態は気道抵抗とコンプライアンスという2つの指標で表せるのでした．この2つは人工呼吸器の測定結果から計算することができます．ではやってみましょう．

　プラトー圧が27 cmH$_2$O，PEEPが15 cmH$_2$Oですから，肺胞に空気を入れるのに12 cmH$_2$Oの圧を要していることになります（図4）．この圧で300 mLの1回換気量が入るので，

$$コンプライアンス = 300 \div 12$$
$$= 25 \text{ mL/cmH}_2\text{O}$$

となります．正常の 40 〜 100 mL/cmH$_2$O と比べると低下しています．

気道に空気を通す圧は，ピーク圧とプラトー圧の差の 8 cmH$_2$O です．これが

$$気道に空気を通す圧 = 吸気流量 \times 気道抵抗$$

に相当するので，吸気流量が 60 L/分 = 1 L/秒であることから

$$気道抵抗 = 8 \div 1 = 8 \text{ cmH}_2\text{O/L/秒}$$

となります．正常範囲 6 〜 12 cmH$_2$O/L/秒にあります．

　この患者さんでは，気道抵抗が正常で，コンプライアンスが低下している，すなわち肺が固くなっていることがわかります．ARDSに合致する結果です．気道抵抗が上昇する原因と，コンプライアンスが低下する原因は p.190「第 4 章 11．気道抵抗とコンプライアンス」の表を参照してください．

前述の設定で血液ガスを測定したところ，pH 7.3, PaCO$_2$ 50 mmHg, PaO$_2$ 120 mmHg, HCO$_3^-$ 24 mEq/L, SaO$_2$ 100 ％という結果であった．人工呼吸器の設定を変更すべきか？

　ぱっと見た感じでは，酸素化は良くなっていますね．それに比べると PaCO$_2$ は正常値（40 mmHg）より高くて，換気はいまひとつという感じです．1 回換気量を下げたのが影響しているようです．

　では，順に見てみましょう．まずは換気からです．PaCO$_2$ が高いですね．となると分時換気量を上げたくなりますが，そのためには 1 回換気量か呼吸回数を上げなければなりません．容量損傷を避けるためにせっかく 1 回換気量を下げたのですから，上げたくないですね．そ

れでは呼吸回数はどうかというと，こちらもすでに30回に設定しています．2秒に1呼吸する計算です．息を吐き切れているかぎりもう少し呼吸回数を増やすことも可能ですが，それでも限度があります．このように1回換気量も呼吸回数も変更しにくい場合には，pHが保たれているかぎり高二酸化炭素血症を許容するという考え方があります．これを**高二酸化炭素許容人工換気法（permissive hypercapnia）**と呼びます．高二酸化炭素血症によるリスクと，高二酸化炭素血症を補正しようとして起こる肺損傷のリスクを天秤にかけて考えるのです．pH＞7.2であれば通常は高二酸化炭素血症による影響はないので，「肺損傷のリスクの方が高い」と考えて無理には補正しません．

ポイント
- pH＞7.2であれば，高二酸化炭素血症は無理に補正せずに許容する（permissive hypercapnia）

次に酸素化について見てみます．SaO_2が100％，PaO_2が120 mmHgとかなりよい感じになっていますね．ここで安心してそのままにしてはいけません．酸素による合併症を防ぐためにも，F_IO_2はできるだけ下げます．また，**酸素飽和度が100％だと変化を見逃しやすくなるため，モニターの意味でもそのままにしてはいけません**（p.260「Side Note：酸素飽和度を100％にしておかないわけ」参照）．酸素化も換気と同様に正常にする必要はなく，生命を維持できる程度で十分なのです．

ポイント
- 酸素化は正常を目標にしない
- PaO_2 55～80 mmHg，SaO_2（SpO_2）88～95％程度を目標にする

文献

1) Ventilation with lower tidal volumes as compared with traditional tidal volumes for acute lung injury and the acute respiratory distress syndrome. The Acute Respiratory Distress Syndrome Network. N Engl J Med, 342（18）：1301-1308, 2000

Side Note 奇異呼吸

　呼吸不全のない人が仰臥位で呼吸しているのを横から見ると，吸気では胸壁と腹壁が一緒に持ち上がり，呼気では一緒に下がるのがわかると思います．吸気では外肋間筋の働きで胸壁が広がって持ち上がると同時に，横隔膜が収縮して尾側へ下がり，腹腔内臓器を押し下げるため腹壁が持ち上がるのです（図a）．逆に，呼気では胸壁が下がり，横隔膜が頭側へ上がるため腹腔内臓器は頭側へ移動して腹壁は下がります．

　胸壁と腹壁が逆方向に動く呼吸のことを奇異呼吸と呼びます（図b）．急性呼吸不全の患者さんでこのような呼吸がみられた場合には，**重度の呼吸筋疲労のために呼吸停止に近い**ことを示す兆候なので，速やかに人工呼吸を開始しなければなりません．奇異呼吸の起こるメカニズムは次の通りです．吸気で外肋間筋と呼吸補助筋の働きにより，胸壁は持ち上がるのですが，横隔膜が疲労して有効に収縮しないため尾側へ下がらず，腹腔内臓器が吸気に頭側へ移動して腹壁は下がります．逆に呼気では胸壁が下がり，腹腔内臓器は尾側へ移動するため腹壁が持ち上がります．

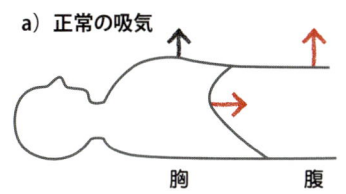

a）正常の吸気

胸壁　：上がる
横隔膜：下がる
腹壁　：上がる

b）奇異呼吸

胸壁　：上がる
横隔膜：疲労のため下がらない
腹壁　：下がる

図●仰臥位における吸気時の胸壁，横隔膜，腹壁の動き

Side Note: ARDSの1回換気量は6 mL/kgの方がよいわけ

　ARDSの1回換気量は，p.249で説明したように6 mL/kgの方がよいのはわかりましたが，どのような機序でしょうか？ ARDSの肺の圧-容量曲線を見ると，圧と容量の低いところではふくらみにくく，途中にふくらみやすいところがあって，あまりふくらませすぎると過膨張になるのでまたふくらみにくくなっています（図Ⅰ）．

　12 mL/kgというような，大きな1回換気量を使って肺をふくらませようとした場合，過膨張になるところまで肺に空気を入れることになります．このために，容量損傷や圧損傷を引き起こしやすくなります（図Ⅱa）．

　1回換気量を小さめの6 mL/kgにした場合，大きな1回換気量を使ったときとは異なり，肺が過膨張にならないため肺損傷を起こしにくくなります．息を吐き終わった後でも完全に虚脱しないようにするためには，PEEPを使います．PEEPのおかげで，S字状カーブのちょうど傾きが急なところ，すなわちコンプライアンスが高いところを使って呼吸をすることができます（図Ⅱb）．

　圧-容量曲線を再現するには，筋弛緩をかけたりと手間がかかるうえに，うまくS字状のカーブを描けなかったりと困難も多いため，あまり臨床の現場では使われておりません．しかし，この概念はARDSの病態を理解するために有用です．

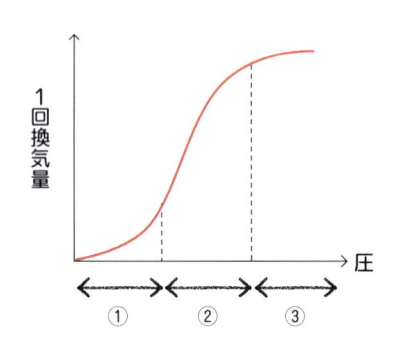

① 圧をかけても肺がふくらみにくい部分
② 最も肺がふくらみやすい部分
③ 肺が大きくなりすぎて，ふくらみにくい部分

図Ⅰ● ARDSにおける圧-容量曲線

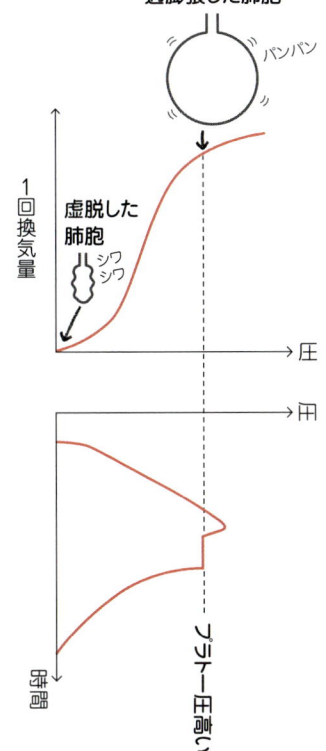

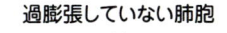

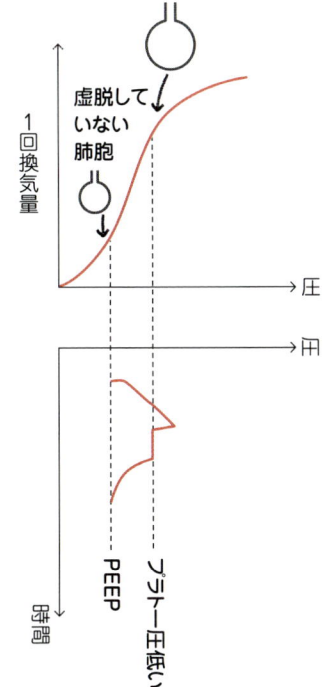

図Ⅱ● ARDSにおける1回換気量と肺損傷

（上）ARDSでの圧–容量曲線と，肺胞のイメージ
（下）大きい1回換気量（a）と，小さい1回換気量（b）での人工呼吸器の圧波形（90°回転させて見てください），プラトー圧の違いに注目

Side Note 　　酸素飽和度を100％にしておかない理由

　モニターで酸素飽和度が100％を示しているのを見て，何となく安心していませんか？ 実はこれはあまりよろしくない，という話をします．

　ヘモグロビンの酸素解離曲線は覚えていますね．いったん酸素飽和度が100％に達すると，それからいくら酸素分圧を上げたところで酸素飽和度は100％のままです．ということは酸素飽和度を100％にしているかぎり，酸素分圧が300 mmHgから200 mmHgへ下がっても気づかないことになります．モニターというのは患者さんの変化を見つけるために使うものなので，変化を見つけやすいようにしなければなりませんね．一酸化炭素中毒の治療など特殊な状況を除けば，酸素飽和度は90％台になるように吸入酸素濃度を調節します．

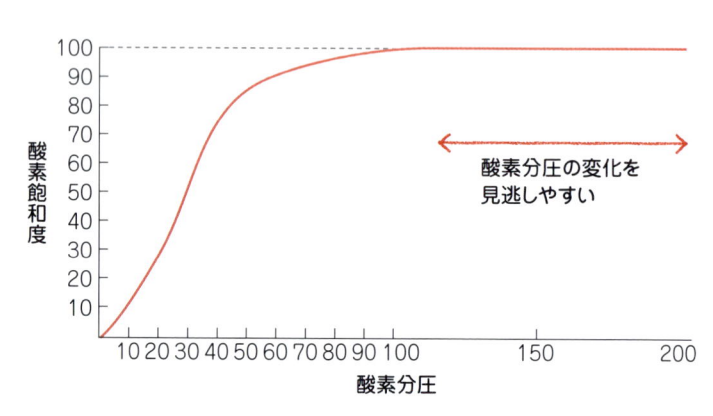

図●酸素飽和度が100％のときの酸素分圧

Case Study

4. 頭部外傷での人工呼吸管理中に起こった急変

症例

30歳男性で頭部外傷を含む多発外傷のために人工呼吸管理となった患者を受けもっている．現在の人工呼吸器設定は，従量式A/C，1回換気量400 mL，呼吸回数15回/分，F_IO_2 0.4，PEEP 5 cmH_2O，吸気流量45 L/分である．今朝の時点では，自発呼吸回数が20回/分，SpO_2は96％で，血液ガスはpH 7.45，$PaCO_2$ 36 mmHg，PaO_2 90 mmHg，HCO_3^- 25 mEq/Lという結果であった．

このときの分時換気量は？

自発呼吸の回数が設定回数を上回っていますね．モードがA/Cなので，すべての吸気で人工呼吸器が400 mLの空気を送ります．したがって，

分時換気量＝400 mL×20回/分
　　　　　＝8,000 mL/分＝8 L/分

となります（⇒「第4章7．人工呼吸とガス交換1」「第4章12．人工呼吸器のモード1」参照）．

症例続き

患者の状態に大きな変化がないことを確認してから回診に参加したが，回診の途中に担当看護師から「酸素飽和度が急速に下がっている」という報告を受け，ベッドサイドへ駆けつけた．モニターでSpO_2が70％まで低下していたため，人工呼吸器のF_IO_2を1.0に上げたところ93％に上昇した．緊急でポータブル胸部X線を依頼したが，この時点ではま

だ来ていない．

低酸素血症の原因として何を考えるか？

　人工呼吸管理中の患者さんでの低酸素血症と聞いて，どのような原因を思い浮かべますか？痰詰まり，気管チューブのトラブル，気胸，肺水腫，などなどいろいろ頭に浮かべながらベッドサイドに向かいます．p.247「Case Study 3」のARDSの症例では，人工呼吸器を診断的に使って肺の状態を測定しました．気道抵抗とコンプライアンスという2つの指標を用いるのでしたね．では，先ほど思い浮かべた原因を，気道抵抗が上昇するパターンと，コンプライアンスが低下するパターンに分けて分類してみましょう．肺モデルでいうところのストローの問題なのか，風船の問題なのかを分けるのです．

　気管チューブの問題や，気道分泌物，気管支攣縮はストローに相当する部分，すなわち気道の問題なので，気道抵抗を上昇させます．

　一方で，肺炎，肺水腫，気胸などが起こると，風船に相当する部分，すなわち肺胞が広がりにくくなります．この場合，コンプライアンスが低下します．先のARDSの症例では気道抵抗は正常で，コンプライアンスが低下していたので，ちょうどこのパターンでしたね．

　このように分類して考えるようにしておくと，人工呼吸管理中にトラブルが起きたときの鑑別に役立ちます（⇒「4章11．気道抵抗とコンプライアンス」参照）．

人工呼吸器モニターでピーク圧は19 cmH$_2$Oと表示されている．プラトー圧を測定したところ13 cmH$_2$Oであった．気道抵抗とコンプライアンスは？

　まずコンプライアンスから計算してみましょう．プラトー圧が13 cmH$_2$O，PEEPが5 cmH$_2$Oですから，400 mLの1回換気量を入れ

るのに，8 cmH₂O の圧を要していることになります．したがって，

$$\text{コンプライアンス} = 400 \text{ mL} \div 8 \text{ cmH}_2\text{O}$$
$$= 50 \text{ mL/cmH}_2\text{O}$$

となります．

次に気道抵抗を計算します．吸気流量 45 L/分 = 0.75 L/秒 で，気道に空気を通す圧がピーク圧とプラトー圧の差の 6 cmH₂O ですから，

$$\text{気道抵抗} = 6 \text{ cmH}_2\text{O} \div 0.75 \text{ L/秒}$$
$$= 8 \text{ cmH}_2\text{O/L/秒}$$

となります．
（⇒「第4章 11. 気道抵抗とコンプライアンス」参照）

症例続き

できるあなたは，朝に患者を診察したときにも気道抵抗とコンプライアンスを測定して記録してあったが，今回の測定結果と比較して変化はなかった．撮ったばかりのポータブル胸部X線でも新たな所見はみられない．
この時点で，自発呼吸回数 30 回/分，F_IO_2 1.0 での血液ガスは pH 7.45, $PaCO_2$ 36 mmHg, PaO_2 70 mmHg, HCO_3^- 25 mEq/L という結果であった．

このときの分時換気量は？ 低酸素血症の原因は？

気道抵抗とコンプライアンスは，経時的に測って記録しておけば，呼吸状態に変化があったときの原因を探すのに役立ちます．ここでは，低酸素血症が起こる前と比べて変化がありませんでした．変化がないのも重要な所見です．

次に，あなたは血液ガスのある所見に目をつけました．この患者さんは，朝と比べると呼吸回数が上昇しているにもかかわらず，血液ガスで$PaCO_2$は変化していないのです．なぜこのようなことが起こるのでしょうか？　この時点での分時換気量は

　　　分時換気量＝400 mL×30回/分
　　　　　　　＝12,000 mL/分＝12L/分

と，今朝と比べると明らかに増えています．分時換気量が増えているにもかかわらず，$PaCO_2$が変化していないことから，死腔換気が増えているか，CO_2産生が増えているかのどちらかになります（p.171「もっと知りたい人へ：死腔と換気量」参照）．ここでは発熱や，経管栄養の増量などのCO_2産生を増やすような原因はありませんでした．
　となると，残るは死腔換気の増大になります．低酸素血症を起こす原因のなかで，胸部X線で明らかな所見がなく，気道抵抗やコンプライアンスに変化がなく，死腔換気を増やすものというと何を考えますか？　肺塞栓ですね．外傷患者では肺塞栓が起こるリスクが高くなるので，いっそう可能性が高くなります．肺塞栓で血流が閉ざされると，その部分の肺胞は死腔となり，換気をしてもガス交換が行われなくなります．$\dot{V}/\dot{Q}=\infty$の状態です．分時換気量が増えても有効に利用されていないため，$PaCO_2$が下がらないのです（⇒「第3章17. 換気/血流比」参照）．

Case Study

5. 著明な努力呼吸がみられる喘息重積発作

症例

気管支喘息の既往のある25歳男性（身長174cm，体重80kg）が，喘息重積発作のため救急車で救急室に運ばれてきた．見るからに努力呼吸が著明である．血圧測定では吸気時と呼気時の収縮期血圧に15 mmHg以上の差がある．胸部聴診では吸気音，呼気音ともに減弱しており喘鳴は聴取できない．マスクで酸素5L/分投与して，血液ガスはpH 7.36，$PaCO_2$ 44 mmHg，PaO_2 95 mmHg，HCO_3^- 25 mEq/L であった．

治療には何を行うか？

かなり重症な感じの症例ですね．ちょっと慌てながらも，落ち着いて順に見てみましょう．

1）搬送時の所見

まずは救急搬送されたときの所見ですが，呼吸音が減弱して聞こえないというのはよくない兆候ですね．「喘鳴がないから喘息ではない」と考えてはいけません．気道狭窄の程度が強すぎて空気の流れる量が減ると，喘鳴もなくなります．喘鳴のなくなった喘息は**呼吸停止が近い**ことを意味します．次に，吸気時と呼気時の収縮期血圧に差がありますね．これは**奇脈**（pulsus paradoxus）とよばれる兆候です．心タンポナーデや収縮性心膜炎といった心疾患だけでなく，気管支喘息やCOPDなどの閉塞性疾患でも起こります．奇脈がないからといって重度の喘息発作がないとは言えませんが，逆に喘息発作に奇脈がある場合には重症であると考える必要があります．

2）血液ガス

　続いて血液ガスを見てみましょう．割と酸素化も換気も保たれている感じですね．しかし，「重症そうに見えたけど，割とたいしたことないな」などと悠長に構えてはいけません．喘息発作中は頻呼吸になるので**$PaCO_2$は低下しているはず**なのです．喘息発作の患者で$PaCO_2$が正常であれば，気道狭窄の程度が強くて，呼吸筋が疲れてきていることを示します．したがって即座に人工呼吸を考慮します．$PaCO_2$が上昇しているような喘息発作ではさらに急がなければなりません．酸素化も割と保たれていますが，これは閉塞性肺疾患の特徴です．気管支喘息でもCOPDでも，肺炎や肺塞栓などほかに低酸素血症を起こす疾患が合併していないかぎり，酸素化は比較的保たれますので，SpO_2だけで重症度を判断するのは危険です．喘息やCOPDのような下気道の疾患とは別に，アナフィラキシーや急性喉頭蓋炎などの**上気道閉塞**でも呼吸停止の直前まで酸素化が保たれるので，こちらもSpO_2だけで重症度を判断できない病態です．

　この患者さんはかなり重症なことがわかりますね．治療には$β_2$刺激薬の吸入，ステロイド静注といった内科的治療を即座に開始すると同時に，呼吸を助けるために人工呼吸器を準備します．

> **ポイント**
> ● 喘鳴の聞こえない喘息発作は良くない
> ● $PaCO_2$が正常の喘息発作は良くない
> ● SpO_2だけで気道疾患の重症度は判断できない

人工呼吸の適応は何か？

　人工呼吸器が必要だと言いましたが，適応は何でしょうか？ 血液ガスはあまり悪くないのですが，それだけを根拠に「人工呼吸は必要ない」とは言えませんね．この症例では，重度の気道狭窄があるため息を吸うのに必要な**呼吸仕事量が増大**しています．このままでは呼吸筋疲労から呼吸停止に至る危険性が高いので，人工呼吸を開始して呼吸仕事量を軽減します．

緊急に気管挿管して人工呼吸を開始した．人工呼吸器の初期設定を従量式A/C，1回換気量 800 mL，呼吸回数 25回/分，F_IO_2 1.0，PEEP 5 cmH$_2$O，吸気流量 30 L/分とした．人工呼吸開始後より血圧低下と頻脈が出現し，しだいに悪化．人工呼吸器装着から5分後には脈が触れなくなったため心肺蘇生を開始した．心電図モニターでは洞性頻脈となっている．脈が触れなくなった原因として何が考えられるか？ また通常の心肺蘇生に加えて行うべきことは何か？

　人工呼吸器装着後に心停止に至っていますが，心電図で洞性頻脈ということはpulseless electrical activity（PEA）だったわけですね．原因は何でしょうか？ 閉塞性肺疾患では息を吐くのに時間がかかることは説明しました．吐ききれない息が肺に残る（air trapping）ことで胸腔内圧が上昇し（auto-PEEP），静脈還流が妨げられます（⇒「第4章 22. auto-PEEP 1」参照）．結果として血圧が低下し，重度の場合はこの症例のように心停止に至ることもあります．そのほかに考えられる原因として緊張性気胸があります．緊張性気胸によって胸腔内圧が上昇すると，同じように心停止を起こしえます．**閉塞性肺疾患では気胸のリスクが高い**ので忘れてはいけません．

　原因のメドがついたところでどのように対処しますか？ まずは，吐き出されずに肺に残っている空気を緊急に出さなければなりませんので，気管チューブをいったん人工呼吸器回路から外します．胸腔内圧の上昇が低血圧/心停止の原因であれば，肺から空気が出て行くにつれて血圧は上昇します．1分間くらいそのまま待つこともあります．逆にしてはいけないのは，一生懸命バッグを押して過換気にすることです．air trapping と auto-PEEP が悪化します．

　血圧が改善すれば陽圧換気を再開しますが，バッグ換気をするのであれ人工呼吸器を使うのであれ，呼吸回数は低めにします．**閉塞性肺疾患の呼吸管理では，息を吐ききるために呼気時間を十分に確保する**ことが重要です．

気管チューブを人工呼吸器回路から外したところ，脈が触れるようになり，血圧が次第に上昇した．胸部X線では気胸はなかった．再度人工呼吸器に接続することにしたが，設定をどのようにすべきか？

1）設定変更の方針

　仕切り直してもう一度人工呼吸器の設定をやり直してみます．この症例では，呼吸仕事量の肩代わりをすることが人工呼吸の目的なのでした．人工呼吸器が陽圧で肺へ空気を送り込んでくれるので，患者さんは息を吸うために一生懸命に努力する必要がなくなります．ところで，人工呼吸器は呼気も助けましたか？自発呼吸でも人工呼吸でも，呼気は受動的に行われるのでしたね（⇒「第4章6．人工呼吸での呼気」参照）．ふくらんだ風船が自然に縮むのと同じ要領です．このように呼気は人工呼吸器で調節できないのですが，閉塞性肺疾患では気道狭窄のせいで息を吐くのに時間がかかるので，息を吐ききれていることを確認しなければなりません．息を吐ききるには呼気時間を長く確保する必要があります．息を吐ききれていないのに次の呼吸が入ってくると，先のような合併症が起こります．

ポイント ● 閉塞性肺疾患の人工呼吸器設定では，呼気時間を長くして息を吐ききれるようにする

　息を吐き切れていないことはどのように見つけられるでしょうか？人工呼吸器のグラフィックを利用するのでしたね．流量波形で**呼気**に注目します．呼気波形が0に戻っていなければ，息を吐き終わる前に次の吸気が始まっていることがわかります（図1）．**呼気ポーズ**という操作でauto-PEEPを測定することもできるのでしたね（⇒「第4章23．auto-PEEP 2」参照）．

ポイント ● 息が吐き切れているかどうかは，流量波形で呼気が0に戻っているかどうかで評価する

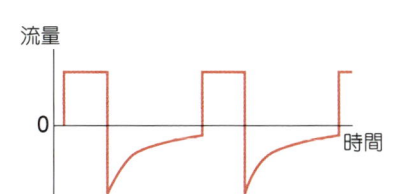

図1● 息が吐ききれていないときの流量波形

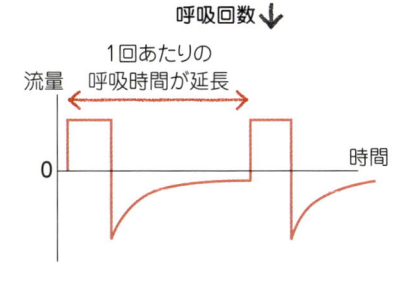

図2● 呼吸回数を下げた際の流量波形

2）実際の設定

では、1つずつ設定を見てみましょう。まずは呼吸回数です。呼吸回数を少なくすれば、それだけ1回あたりの呼吸時間が長くなります。吸気にかかる時間が同じであれば、長くなった呼吸時間はすべて呼気に使えることになります。ここでは呼吸回数を10回/分に設定することにしました。呼吸回数が20回/分だと1回あたりの呼吸時間は3秒ですが、10回/分にすれば6秒になり3秒間延びます（図2）。

次に、1回換気量です。この患者さんは男性なので、理想体重は

$$理想体重 = 50 + 0.91 \times (身長\,cm - 152.4)$$
$$= 50 + 0.91 \times (174 - 152.4)$$
$$= 69.7\,kg$$

なので、およそ70 kgですね（⇒「第4章7．人工呼吸とガス交換1」参照）。ということは最初の設定の800 mLは大き過ぎでした。気管支喘息やCOPDなどの閉塞性肺疾患がある場合、1回換気量は小さめの6〜8 mL/kgにします。1回換気量を小さく設定することで、吸気にかかる時間が短くなり、結果的に呼気時間を長く確保することができます。また1回換気量を小さくすれば吐き出す息の量も減るので、息を吐き切りやすくなります。ここでは500 mLに設定してみましょう（図3）。

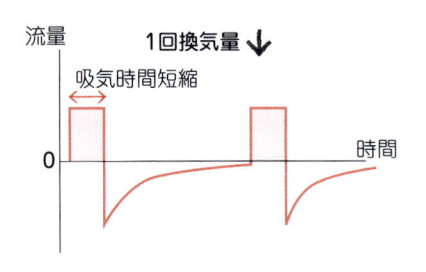

図3 ● 1回換気量を減らした際の流量波形（色の付いた部分の面積が1回換気量）

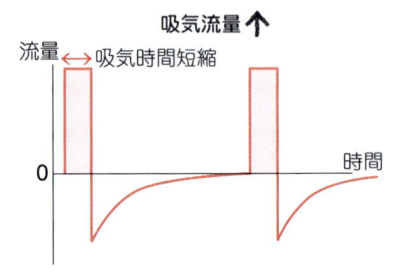

図4 ● 吸気流量を上げた際の流量波形（色の付いた部分の面積が1回換気量）

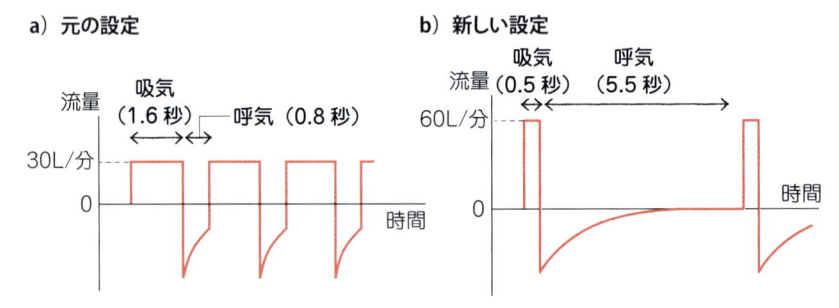

a) 元の設定

b) 新しい設定

図5 ● 設定変更前後の流量波形

　吸気流量の設定を見てみましょう．矩形波で30 L/分（＝0.5 L/秒）だと500 mLを吸うのに1秒かかります．先ほど呼吸回数を10回/分に設定したので，1回あたりの呼吸時間は6秒です．となると呼気に6－1＝5秒かけられる計算になります．ここで吸気流量を60 L/分（＝1 L/秒）に上げた場合を考えると，吸気時間は0.5秒になるので，呼気時間は5.5秒に延びることになります．最終的な設定は，1回換気量500 mL，呼吸回数10回/分，吸気流量60 L/分となりました（図4）．
　最初の設定での呼気時間はどうだったのでしょうか？ 呼吸回数が25回/分なので1回あたりの呼吸時間は2.4秒です．1回換気量800 mLで吸気流量が30 L/分（＝0.5 L/秒）でしたので，吸気時間は800÷500＝1.6秒で，呼気時間は2.4－1.6＝0.8秒でした（図5）．かなり違いますね．人工呼吸器では呼気を直接手助けすることはできませんが，十分な呼気時間を確保することで間接的に呼気を助け，air trapping

とauto-PEEPを起こさないようにすることができます（⇒「第4章24. auto-PEEP 3」参照）．

酸素化に関する設定はどうでしょうか？閉塞性肺疾患単独であれば重度の低酸素血症になることはありませんので，SpO_2を見ながらどんどんF_IO_2を下げてもらって結構です．ここではF_IO_2を0.4まで下げることができました．PEEPは特に調整する必要はなさそうなので，このまま5cmH$_2$Oにしておきます．もし**閉塞性肺疾患に重度の低酸素血症がある場合には，肺炎や肺塞栓など他の疾患の合併を考慮します．**

> **ポイント**
> ● 呼気時間を長くするための人工呼吸器設定
> ・呼吸回数を下げる
> ・1回換気量減らす
> ・吸気流量上げる
> ・矩形波を選択する

新たな人工呼吸器設定A/C（従量式），1回換気量500 mL，呼吸回数10回/分，F_IO_2 0.4，PEEP 5cmH$_2$O，吸気流量60 L/分で血液ガスを測定したところ，pH 7.3，$PaCO_2$ 55 mmHg，PaO_2 100 mmHg，HCO_3^- 27 mEq/L，SaO_2 98％という結果であった．設定を変更すべきか？

「呼吸回数と1回換気量を下げれば呼気時間が長くなることはわかったけど，それでは$PaCO_2$が上がってしまうのじゃないの？」と疑問に思った方もいらっしゃるかもしれませんね．案の定，$PaCO_2$は正常よりも高くなっています．だからといって「換気量を減らしたからやっぱり$PaCO_2$が上がってしまった．もっと換気量を増やさないといけない」と脊髄反射的に考えないようにしてください．換気量を上げようとして，1回換気量または呼吸回数を増やすと，また息を吐ききれなくなってair trappingとauto-PEEPが生じます．そうなるとまた呼吸と循環への悪影響を及ぼすことになります．ここでは高二酸化炭素血症によるリスクと，人工呼吸器で高二酸化炭素血症を無理に補正しようとして合併症を起こすリスクを天秤にかけて，高二酸化炭素血症を

許容すると考えます．これを**高二酸化炭素許容人工換気法**（permissive hypercapnia）と呼ぶのでした（「Case Study 3」参照）．

人工呼吸をしている場合は，**血液ガスを正常に保つことが目標ではありません**．原因疾患の治療が進むまでの間，酸素化と換気を生命を維持できる程度に保てばよいのです．人工呼吸は原因疾患を良くしてくれるわけではなく，あくまでも**時間稼ぎ**のための手段です．

---

permissive hypercapniaを考えて人工呼吸器設定をあえて変更しなかったのだが，夜間に血液ガスを見た当直医が$PaCO_2$の値を心配して，1回換気量を600 mL，呼吸回数を20回へ変更した．案の定，血圧が低下し始めたのみならず，新しい設定で血液ガスをとったところ$PaCO_2$はむしろ高くなった．分時換気量を増やしたにもかかわらず$PaCO_2$が上昇する理由は？

本書をここまで読んだ方は，肺はただ単に空気が出入りするための袋じゃないことはおわかりだと思います．肺胞と肺毛細血管との間でガス交換が行われ，血液に取り込まれた酸素が末梢組織へ運ばれて，はじめて呼吸が完結するのでした．

無理矢理に肺へ空気を送り込んだときに問題になるのは，肺胞と血管の関係です．息を吐き切れていないときに，肺へどんどん空気を送り込むと肺は過膨張になり，肺胞の中の圧は上昇します．肺胞の中の圧が肺動脈圧を上回るようになると，ガス交換のための血液が流れなくなります．この肺胞には血流がないのですから，空気だけが無駄に出入りしていることになりますね．これを**死腔**（dead space）と呼ぶのでした（図6）．見た目の換気量だけを増やしたとしても，このように死腔が増えて肺胞換気量が低下してしまっては，$PaCO_2$は下がりません（p.171「もっと知りたい人へ：死腔と換気量」参照）．

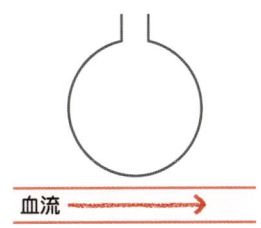

a) 正常　　　　b) 肺過膨張

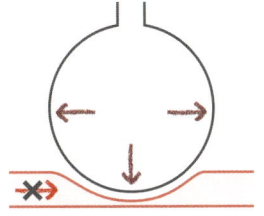

血流 →　　　血流がとざされる
$\dot{V}/\dot{Q}=\infty$（死腔）

図6 ● 肺の過膨張による死腔の増大

Side Note　喘息発作で奇脈が起こるメカニズム

　正常でも収縮期血圧は吸気で低下します．吸気では胸腔内圧が低下するため，肺循環の容量が増えて左心へ流れる血流が減るのがその原因です．正常では吸気による収縮期血圧の低下は10 mmHg以下です．
　気管支喘息やCOPDの急性増悪時には，吸気努力が増大するために吸気時に胸腔内圧がさらに下がります．逆に，呼気では息を吐ききれないために胸腔内圧が通常より上昇します．正常でも起こる呼吸による胸腔内圧の変動が，閉塞性肺疾患ではさらに大きくなるために奇脈が起こります．

Case Study

6. COPD急性増悪による呼吸困難

症例

COPDの既往のある65歳男性が，2日前から咳嗽，膿性痰を発症．昨夜から熱っぽく，今朝から呼吸困難が出現したため，家族に連れられて救急室を受診．呼吸回数30回/分，酸素投与なしでSpO₂は80％であった．血液ガスは室内気でpH 7.35，PaCO₂ 51 mmHg，PaO₂ 45 mmHg，HCO₃⁻ 28 mEq/Lという結果であった．

COPD急性増悪が疑われる症例である．呼吸不全が起こるメカニズムは？

　急性期医療に携わる人にとって，COPD急性増悪というのはよく見る疾患です．吸入β₂刺激薬，吸入抗コリン薬，静注または経口ステロイド，抗菌薬とすらすら治療をあげられる人も多いでしょう．ここでは呼吸生理の本らしく，COPD急性増悪のメカニズムを見てみます．

　COPDでは気道狭窄が起こるのは知っていますね．スパイロメーターでは呼気に時間がかかり，フローボリューム曲線では，呼気流量の低下を反映して呼気がえぐれたような形になるのでした．気道狭窄の改善のために，上にあげたような治療を行うのですよね（⇒「第2章8．閉塞性障害」「第2章9．フローボリューム曲線」参照）．

1）COPD急性増悪のメカニズム

　しかし，COPDはただ気道が狭くなるだけの疾患ではありません．気道狭窄によって息を吐き出しにくくなるため，本来なら肺が縮まろうとする力と，胸壁が広がろうとする力が釣り合う機能的残気量（FRC）のところまで息を吐くはずが，途中で止まってしまいます．そのため

息を吐き終わった後でも，肺は本来のFRCより大きなままになります．このように，肺に余分な空気が残ることを，air trappingと呼ぶのでした（⇒「第4章22.auto-PEEP 1」参照）．air trappingを起こした肺は**過膨張**しています．過膨張した肺は，圧-容量曲線で右端の方にある状態なので，非常に広がりにくくなります．すなわち**コンプライアンスが低下**するわけです（p.222図2参照）．

気道狭窄があるときにコンプライアンスを低下させるのは，必ずしも悪いことばかりではありません．というのは，広がりにくい肺は同時に縮みやすくもあるので，息を吐くのを容易にし，呼気時間を短縮させます（⇒p.167「Side Note：時定数」参照）．息を吐くということだけを考えると理にかなっています．

しかし，これには多大な代償が伴います．まず，過膨張によってコンプライアンスが低下した肺を広げるためには，より大きな呼吸仕事量が必要になります．次に，増大した呼吸仕事量を補うべき吸気筋のなかで，中心的役割を担うべき横隔膜は肺の過膨張によって不利な状況におかれます．というのは，過膨張した肺のため**横隔膜は押し下げられ，平坦になります**（図1）．筋肉は伸びた状態から縮むときに力を発揮するのですが，押し下げられた横隔膜は息を吸う前から縮んだ状態になっているために本来の力を発揮できません．

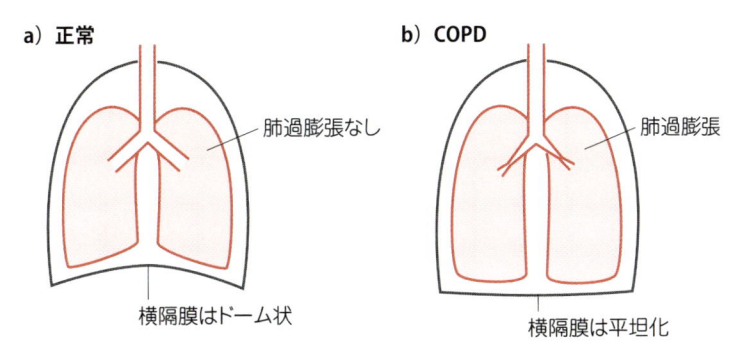

a）正常　　　　　　　　　　　b）COPD

肺過膨張なし　　　　　　　　肺過膨張

横隔膜はドーム状　　　　　　横隔膜は平坦化

図1 ● 肺が過膨張した際の横隔膜

2）COPD急性増悪とauto-PEEP

　COPDの影響はこれだけではありません．air trappingがあるということは，auto-PEEPが起こっています．人工呼吸器を装着した状態でのauto-PEEPについては第4章22～25で説明しましたが，人工呼吸器がついていなくても，息が吐ききれなければauto-PEEPが生じます．人工呼吸器を装着している場合では，トリガーしにくくなるという説明をしましたが，人工呼吸器がない場合でも**息を吸いにくくなります**．メカニズムは人工呼吸器があるときと同様です．自発呼吸では胸腔を広げて肺の中を陰圧にすることによって，気道の入り口と肺の中に圧較差をつくって空気を肺の中に流すのでした（⇒「第4章4．人工呼吸の歴史」参照）．auto-PEEPがある場合だと，肺の中を陰圧にする前に，auto-PEEPの分だけ余計に吸気努力をしなければならないため，吸気に要する呼吸仕事量が増大します（⇒「第4章25.auto-PEEP 4」参照）．

　まとめると，COPDではair trappingとauto-PEEPによって必要な呼吸仕事量が増大するにもかかわらず，それを補うべき横隔膜が平坦化することにより呼吸筋力が低下します．呼吸は，呼吸筋力と呼吸仕事量の

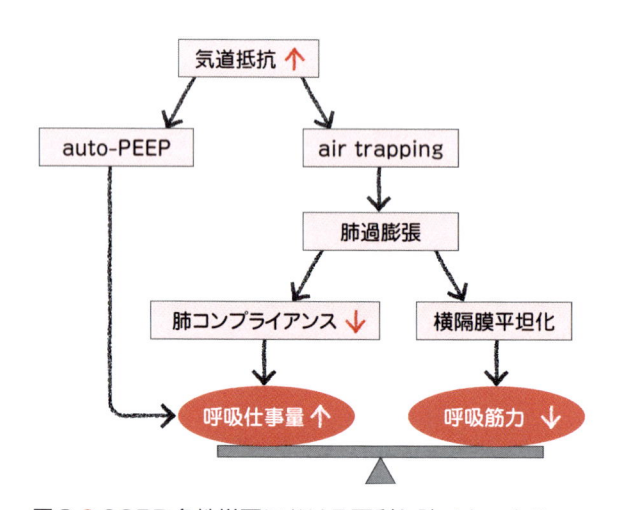

図2 ● COPD急性増悪における不利な肺メカニクス
p.222「第4章22.auto-PEEP 1」図3の左側をさらに詳しくした図

バランスで成り立っているのでしたね．COPDの患者さんは，このバランスが崩れているために息が吸えず，呼吸不全をきたします（図2）．さらに，**不利な状態で呼吸をすることで呼吸筋が疲労して，必要な換気を維持できなくなるので$PaCO_2$が上昇します．**

> 低酸素血症に対して，すぐに酸素投与を開始しようと思ったが，「高二酸化炭素血症があるときに酸素を投与すると，息が止まって死ぬ」と誰かに言われた気もする．$PaCO_2$が高いときには酸素投与を控えるべきか？

　結論から言うと，**$PaCO_2$が高くても低酸素血症がある限りは酸素投与を行うべきです．**低酸素血症の治療は高二酸化炭素血症の治療に優先します．

　しかし，「$PaCO_2$が高いときには，高二酸化炭素血症に対する呼吸中枢の反応が鈍くなっていて低酸素血症に呼吸刺激を頼っているので，酸素を投与して低酸素血症が改善するともっと$PaCO_2$が上がってしまう」というような話をどこかで聞いたことがあります．かまわずにおもいっきり酸素を投与してよいでしょうか？確かにCOPDなどで$PaCO_2$が高くなっている人に，高濃度酸素を投与すると$PaCO_2$が上がるという現象が起こります．しかし，そのメカニズムは上に書いたような単純な話ではなく，複数の要因が絡んでいます．

1）$PaCO_2$が上昇する原因1

　まず，低酸素血症が改善することで換気量が減ります．「第1章4．化学受容体」で見たように，PaO_2の低下は末梢化学受容体を介して呼吸中枢を刺激して換気量を増やすので，酸素投与によってPaO_2が改善すれば換気量は低下します．

　「やっぱり，どこかで聞いた話の通りじゃん！」と思われるかもしれませんが，呼吸中枢による換気量低下よりも大きな要因があります．
　では次の原因をみてみましょう．

2）$PaCO_2$が上昇する原因2

　　ガス交換のところで**低酸素性肺血管収縮**というメカニズムがあったのを覚えていますか？ 酸素が少ない肺胞を通る血流量を減らすことで，低酸素血症から体を守る仕組みでした（⇒「第3章16．低酸素性肺血管収縮」参照）．COPDでは気道狭窄の程度が一様ではありません．狭窄の強いところほど換気量が低下し，$\dot{V}/\dot{Q}$は低下しています．換気が低下した肺胞からは血液はあまり酸素を受け取ることができません．そこで，$\dot{V}/\dot{Q}$ミスマッチによる低酸素血症を改善するため低酸素性肺血管収縮が起こり，換気が低い肺胞を流れる血流を減らすわけです．理にかなった仕組みですね．

　　さて，ここで高濃度酸素を投与します．そうすると，気道狭窄があって換気量が減っている肺胞にもそれなりに酸素が来るようになります．酸素分圧が上昇すると低酸素性肺血管収縮は解除されて，血流量が増加します．結果として，換気量があまり多くない部分への血流量が増えることになります．換気量が多くない肺胞からはなかなか二酸化炭素が排出されないので，血中の二酸化炭素分圧は上昇します．COPD患者に酸素投与することで$PaCO_2$が上昇する原因のうち，これが最も大きな要因です．

3）$PaCO_2$が上昇する原因3

　　$PaCO_2$上昇にはもう1つ原因があります．これは**Haldane effect**と呼ばれるものです．Haldane effectを説明する前に，ヘモグロビンについておさらいしてみます．**二酸化炭素が多い環境では，ヘモグロビンの酸素解離曲線が右方移動する**のを覚えていますか？ 酸素需要の増えている末梢組織では，酸素解離曲線が右方移動して酸素がヘモグロビンから離れやすくなることで，より多くの酸素を供給するのに役立つのでした（⇒「第3章7．酸素解離曲線」参照）．二酸化炭素もヘモグロビンに結合しますが，逆のことが起こります．すなわち，**酸素が多い環境では二酸化炭素はヘモグロビンから離れやすくなる**のです．これはどこで起こると都合がよいですか？ 肺ですね．ヘモグロビンが肺胞からの酸素を受け取ると同時に，二酸化炭素を放せばガス交換がよ

り効率的になります．このように，酸素分圧が増えたときにヘモグロビンが二酸化炭素を放しやすくなることをHaldane effectと呼びます．ヘモグロビンと結合していた二酸化炭素が血中に放出されるので，$PaCO_2$が上昇します．

以上から，COPDの患者に酸素を投与したときに，$PaCO_2$が上昇する原因には3つあることがわかりました（$PaCO_2$に対する影響の大きい順）．
① 低酸素性肺血管収縮の解除による$\dot{V}/\dot{Q}$ミスマッチの悪化
② Haldane effect
③ 呼吸中枢による換気量の減少

呼吸中枢だけが$PaCO_2$上昇の原因でないことがわかったので，安心して力いっぱい高濃度酸素を投与してもよいでしょうか？　それも間違いです．臨床研究では，**酸素飽和度を見ながら最低限の酸素投与をすることで，高濃度酸素を投与するよりも治療成績がよくなる**という結果が出ています．したがって，酸素投与は大事ですが，やみくもに投与することは避けます．

> **ポイント**
> - 高二酸化炭素血症があっても，低酸素血症には酸素投与をする
> - 酸素投与量は酸素飽和度を見ながら調節し，むやみに高濃度酸素を与えない

呼吸困難は次第に悪化し，努力呼吸が著明である．意識レベルは来院時よりも低下しているが，呼びかけにより開眼する．酸素3L/分投与でモニター上，酸素飽和度は93％．血液ガスはpH 7.31，$PaCO_2$ 60 mmHg, PaO_2 65 mmHg, HCO_3^- 30 mEq/Lであった．この時点で考えるべき治療は？

見るからに呼吸に疲れている感じですね．呼吸筋が必要な呼吸仕事量をまかなえないので，人工呼吸が必要になります．呼吸筋疲労による$PaCO_2$上昇も人工呼吸器で治療できます．酸素飽和度は酸素3L/分

のみでそれなりに保たれていますが，それだけで人工呼吸の適応が決まるわけではありません．

人工呼吸が必要なことはわかりましたが，この患者さんには気管挿管は必要でしょうか？ $PaCO_2$ 上昇によると思われる傾眠がありますが，上気道閉塞もなく気道分泌物の問題もなければ，必ずしも「即座に挿管！」ではなさそうです．

気管挿管を行わない人工呼吸があったのを覚えていますか？ NPPV（non-invasive positive pressure ventilation）でしたね．**COPD急性増悪はNPPVの非常によい適応**になります．ここでは，Bi-level PAPの方を使います．Bi-level PAPではIPAPとEPAPという2つの圧を設定します．ちょうど「PEEPの役割その2」（p.230 もっと知りたい人へ）のように，EPAPがauto-PEEPによる息の吸いにくさを軽減します．IPAPとEPAPの差が，プレッシャーサポートに相当するのでした．過膨張による肺コンプライアンスの低下と，横隔膜平坦化による呼吸筋力低下をこれで補うことができます（⇒「第4章28.NPPV」参照）．

◆ おわりに ◆

　最後までおつきあいいただき，ありがとうございました．呼吸生理の世界を堪能できたでしょうか？

　この本は，自分がこれまで診療をしてきた際に疑問に思ったことをまとめたものです．何を隠そう，私自身研修医の頃は「呼吸器内科って，結局ベネネブ（ベネトリンネブライザー）とステロイドじゃん！」という程度の薄っぺらな理解しかしていませんでした．そのような勘違いを，ときに優しく，主に厳しく正してくれたのが，これまでに診させてもらった患者さんたちです．感謝の気持ちを込めて，この本にはさまざまな患者さんとの出会いを通じて学んだことをふんだんに盛り込んでいます．

　私が呼吸を診るときに常に頭においてきたのは，「なぜ？」と問いかけることです．「なぜ，この患者さんには低酸素血症があるのだろう？」「なぜ，こんなに息が苦しそうなんだろう？」などの問いに対して，答えに導いてくれるのが呼吸生理です．この本がみなさんの「なぜ？」の答えを見つける手助けとなり，「呼吸って意外と面白いね」とか，「人工呼吸器ってそんなに訳のわからないことをしているんじゃないんだ」というような感想をもってもらえれば，これ以上の幸せはありません．

　羊土社編集部の秋本佳子さんと森悠美さんに感謝を捧げます．お二人の献身的なサポートと，適切な助言がなければこの本を出版することはできませんでした．

　最後に，この本の最初の読者かつ批評家である妻と，イラストのアイディアを提供してくれた子供たちに感謝します．

　では，またみなさんと熱く呼吸の話ができる日まで，さようなら．

　　　　　　　　　　　　　　　　　　　　　　　　　　　　田中竜馬

索 引

数 字

1回換気量 ········· 47, 50, 169, 248
1回換気量下限アラーム ········· 216
2次性多血症 ········· 99
2次性肺高血圧症 ········· 136

欧 文

A・B

A-aDO$_2$ ········· 28, 117
A/C ········· 192
acute respiratory distress syndrome（ARDS）
 ········· 78, 93, 131, 151, 170, 215, 248
air trapping ········· 221, 267, 275
ALI ········· 248
ALS ········· 45, 55
alveolar-arterial oxygen difference（A-aDO$_2$）
 ········· 28, 117
apneusis ········· 29
ARDS ········· 78, 93, 131, 151, 170, 215, 248
ARDSネットワーク ········· 249
ARMA ········· 179, 249
arteriovenous malformation（AVM）········· 131
ASD ········· 131

assist 呼吸 ········· 193
atelectrauma ········· 254
atrial septal defect（ASD）········· 131
auto-PEEP ········· 221, 223, 267
AVM ········· 131
barotrauma ········· 170, 179, 222, 253
Bi-level PAP ········· 237, 280
biot 呼吸 ········· 29

C・D

CCHS ········· 21
Cheyne-Stokes 呼吸 ········· 29
chronic obstructive pulmonary disease（COPD）
 ········· 24, 266
CMV ········· 195
CO-Hb ········· 106
congenital central hypoventilation syndrome（CCHS）········· 21
control 呼吸 ········· 193
COPD ········· 24, 266
COPD急性増悪 ········· 238
cor pulmonale ········· 136
CPAP ········· 198, 237
dead space ········· 139, 171, 272
deep vein thrombosis（DVT）········· 89
diffusing capacity ········· 126
diffusing capacity of the lungs for CO（DLCO）
 ········· 127
distention ········· 88, 135
DLCO ········· 127
DVT ········· 89

E～I

EPAP ········· 238, 280
equal pressure point ········· 65

expiratory positive airway pressure（EPAP）
 ········· 238, 280
forced vital capacity（FVC）········· 39, 52, 241
FRC ········· 33, 50, 175, 220, 242, 274
functional residual capacity（FRC）
 ········· 33, 50, 175, 220, 242, 274
FVC ········· 39, 52, 241
Haldane effect ········· 278
hypoxic pulmonary vasoconstriction ········· 134
inspiratory positive airway pressure（IPAP）
 ········· 238, 280
IPAP ········· 238, 280
iron lung ········· 158

K～O

kussmaul 呼吸 ········· 29
maximal inspiratory pressure（MIP）········· 74, 242
mechanical students ········· 160
MIP ········· 74, 242
non-invasive positive pressure ventilation（NPPV）········· 93, 200, 237, 280
NPPV ········· 93, 200, 237, 280
orthopnea ········· 45

P

PaO$_2$/F$_I$O$_2$比（P/F比）
 ········· 177, 249
patent foramen ovale（PFO）········· 131
PCV ········· 211
PEA ········· 267
PEEP ········· 174, 250

Index

permissive hypercapnia 256, 272
PFO 131
P/F比 177, 249
physiologic shunt 117, 130
polycythemia vera 99
pressure-controlled ventilation 210
pressure support (PS) 217
PS 217
pulseless electrical activity (PEA) 267
pulsus paradoxus 265

R〜T

RDS 78
recruitment 88, 135
respiratory distress syndrome (RDS) 78
SBT 198, 232
septic embolism 133
SIMV 196
spontaneous breathing trial (SBT) 198, 232
synchronized intermittent mandatory ventilation 196
Thebesian静脈 116
TPP 34, 185
transmural pressure 200
transpulmonary pressure (TPP) 34, 185
Tピース 233

V

VALI 179, 180
VAP 237
VC 39
VCV 208

ventricular septal defect (VSD) 131
VILI 180
vital capacity (VC) 39
volume-controlled ventilation 208
volutrauma 170, 179, 222, 253
V/Qミスマッチ 120, 140, 147, 245
VSD 131

和文

あ〜お

圧規定 210
圧損傷 170, 179, 222, 253
圧トリガー 202, 229
圧-容量曲線 210
アナフィラキシー 155, 266
意識障害 155
一酸化炭素 105, 127
一酸化炭素中毒 105
陰圧呼吸 42, 158
うっ血性心不全 90, 237
右方移動 100
延髄 18
延髄斬り 18
横隔神経麻痺 55
横隔膜 43
オートPEEP 221
オートトリガー 203
オームの法則 41, 85
オピオイド系薬剤 26
オンディーヌの呪い 21

か

外呼吸 94
外肋間筋 44
化学受容体 20, 23, 245
拡散 123
拡散能 126
拡散能低下 120, 147, 245
ガス交換 247
ガス交換系 13, 80
過膨張 190, 223, 275
カルボキシヘモグロビン 106
換気/血流比 138
換気量 138
間質性肺疾患 38
患者-人工呼吸器非同調 179, 204
関節リウマチ 73

き

奇異呼吸 247, 257
機械的受容体 20
気管支喘息 24, 56, 151
気管支動脈 83, 115
気管支動脈造影 83
気管支攣縮 190, 262
気管挿管 155
気胸 33, 190, 215, 262
起坐呼吸 45
気道抵抗 152, 166, 187, 262
気道内圧上限アラーム 216
気道分泌物 190, 262
機能的残気量 (FRC) 33, 50, 175, 220, 242, 274
奇脈 265
吸気圧 182, 213
吸気筋 47
吸気筋の働き 43

283

吸気時間 …………… 213	呼吸窮迫症候群（RDS）‥ 78	心原性肺水腫 …………… 90
吸気ポーズ‥ 184, 188, 253	呼吸仕事量 ……… 152, 247	人工呼吸器関連肺炎 …… 237
吸気流量 …………… 205	呼吸商 …………………… 109	人工呼吸器関連肺傷害
急性喉頭蓋炎	呼吸中枢 ………………… 16	………………… 179, 253
……… 155, 198, 235, 266	呼吸不全 ………………… 12	心室中隔欠損症 ……… 131
急性呼吸窮迫症候群（ARDS）	呼吸補助筋 ……………… 44	真性多血症 ……………… 99
‥ 78, 93, 131, 151, 170,	固定性閉塞 ……………… 72	心停止 …………… 222, 267
215, 248	コントロール系 …… 13, 80	浸透圧 ……………… 91, 93
急性肺傷害（ALI）…… 248	コンプライアンス	深部静脈血栓症（DVT）
吸入酸素濃度 …… 173, 250	‥ 38, 152, 165, 187, 262	…………………………… 89
胸腔外 …………………… 71	**さ・し**	心不全 …………… 29, 248
胸腔内 …………………… 71	サーファクタント … 60, 77	心房中隔欠損症 ……… 131
胸腔内圧 ………………… 34	最高気道内圧 ………… 181	**す〜そ**
胸水 …………………… 215	最大吸気圧（MIP）	随意調節 ………………… 21
強制呼気 ………………… 48	………………… 74, 242	水道の術 …………… 75, 242
ギラン・バレー症候群	最大吸気量 ……………… 51	スターリンの平衡 ……… 90
…… 44, 54, 74, 151, 157	在宅酸素療法 ………… 101	静水圧 ……………… 91, 93
筋萎縮性側索硬化症（ALS）	左方移動 ………… 100, 106	生理学的シャント
………………… 45, 55	酸-塩基平衡異常 ……… 23	………… 117, 130, 139
緊張性気胸 ……………… 267	残気量 …………………… 50	漸減波 ………………… 207
く〜こ	酸素運搬量 ……………… 96	喘息 …………………… 266
矩形波 ………………… 207	酸素解離曲線 ………… 100	先天性中枢性低換気症候群
クスマウル呼吸 ………… 29	酸素含有量 ……………… 95	…………………………… 28
駆動系 …………… 13, 32, 80	酸素飽和度 ……………… 95	先天性中枢性肺胞低換気症
グラフィック ………… 181	死腔 …………… 139, 171, 272	候群（CCHS）…… 21
頸動脈小体 ………… 23, 245	持続性吸息 ……………… 29	全肺気量 ………………… 50
頸動脈小体切除術 ……… 24	時定数 ………………… 167	前負荷 ………………… 200
頸動脈内膜切除術 ……… 24	自発呼吸トライアル	挿管困難 ………………… 73
血管透過性 ……………… 93	………………… 198, 232	**た〜と**
血流量 ………………… 138	シャント	大気圧 …………………… 37
高圧酸素療法 …… 106, 112	…… 115, 120, 139, 143,	体血管抵抗 ……………… 85
拘束性障害 …… 54, 68, 241	147, 174, 245, 251	体循環 …………………… 83
後側弯症 …………… 39, 54	従圧式 ………………… 210	大動脈小体 ………… 23, 245
高二酸化炭素許容人工換	重症筋無力症	大量喀血 ………………… 82
気法 …………… 256, 272	…… 45, 54, 151, 157	多血症 …………………… 98
高二酸化炭素血症 …… 151	従量式 …………… 208, 210	ダムの理論 …………… 231
後負荷 ………………… 200	上気道閉塞	チアノーゼ性心疾患 …… 99
呼気筋 …………………… 47	‥ 70, 72, 155, 198, 235,	チェイン・ストークス呼吸
呼気終末陽圧 ………… 174	266	…………………………… 29
呼気ポーズ ……… 224, 268	神経筋疾患	中枢化学受容体 …… 23, 245
呼吸回数 ……… 22, 170, 249	…… 45, 54, 151, 157	

Index

中枢性低換気 …………… 26
調節呼吸 ……………… 193
低換気 ………………… 26
低酸素血症 ‥ 142, 147, 151
低酸素性肺血管収縮
　………………… 134, 278
鉄の肺 ………………… 158
等圧点 ………………… 65
同期式間欠的強制換気
　……………………… 196
動静脈奇形 …………… 131
動脈血二酸化炭素分圧
　……………………… 168
努力肺活量（FVC）
　……………… 39, 52, 241

な～の

内呼吸 ………………… 94
内肋間筋 ……………… 48
粘液水腫 ……………… 27

は

脳死判定 ……………… 17
肺炎 ……… 190, 215, 262
肺活量（VC）………… 39
肺活量検査 …………… 49
肺気腫 …………… 38, 127
肺血管抵抗 …………… 85
敗血症性塞栓 ………… 133
肺高血圧 ………… 125, 128
肺循環 ………………… 83
肺水腫 … 90, 190, 215, 262
肺性心 ………………… 136
肺線維症 … 38, 52, 54, 124,
　　　　　　　127, 242
肺塞栓 … 84, 133, 139, 264
肺内外圧差（TPP）
　………………… 34, 185
肺胞気式 ………… 110, 114
肺胞気−動脈血酸素分圧較
　差（A–aDO$_2$）… 28, 117
肺胞出血 ………… 129, 190

肺胞低換気
　……… 26, 147, 241, 244
肺保護戦略 …………… 253
肺モデル ……………… 161
肺リクルートメント
　………………… 176, 252

ひ

ピーク圧 ……………… 181
ピークフロー ………… 67
ビオー呼吸 …………… 29
非心原性肺水腫 ……… 90
非侵襲的陽圧換気（NPPV）
　……… 93, 200, 237, 280
ピックウィック症候群 … 27
肥満 ………… 39, 54, 190
肥満−低換気症候群 …… 27
表面張力 ……………… 76
貧血 ……………… 97, 129

ふ～ほ

フィードバック ……… 20
腹部コンパートメント症候群
　………………… 185, 190, 215
不随意調節 …………… 21
腹筋 …………………… 48
プラトー圧 ……… 184, 253
プレチスモグラフィ …… 53
プレッシャーサポート
　……………………… 217
フロー ………………… 205
フロートリガー …… 202, 229
フローボリューム曲線 … 58
分時換気量 …………… 168
閉塞性障害 …………… 57
閉塞性睡眠時無呼吸症候群
　………………… 27, 98
閉塞性肺疾患 ……… 69, 170
ヘモグロビンA ……… 107
ヘモグロビンF ……… 107
ベンゾジアゼピン系薬剤
　……………………… 26

補助呼吸 ……………… 193
補助・調節呼吸（A/C）
　……………………… 194
ポリオ …………… 54, 157

ま

末梢化学受容体 …… 23, 245
慢性閉塞性肺疾患（COPD）
　…………………… 24, 266
ミストリガー …… 203, 227
無呼吸テスト ………… 17
メタコリン誘発試験 … 61
モード ………………… 248

や

薬物中毒 ……………… 151
陽圧呼吸 ………… 42, 161
容量損傷
　………… 170, 179, 222, 253
予備呼気量 …………… 50

ら

ラプラスの法則 ……… 76
卵円孔開存症 ………… 131
理想体重 ………… 169, 248
量規定 …………… 208, 210

285

●著者プロフィール

田中竜馬（Ryoma Tanaka）

現職
LDS Hospital 呼吸器内科・集中治療科
Intensive Care Unit メディカルディレクター
Rapid response team/Code blue team メディカルディレクター
その他，「集中治療クラブ」の主任講師として，集中治療・人工呼吸の教育にも従事している．

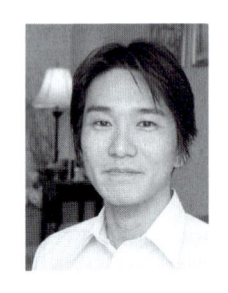

略歴
1997 年	京都大学医学部卒
1997 〜 1999 年	沖縄県立中部病院にて初期研修
1999 〜 2002 年	St. Luke's-Roosevelt Hospital Center にて内科レジデント
2002 〜 2005 年	University of Utah Health Sciences Center にて呼吸器内科・集中治療科フェロー
2005 〜 2007 年	亀田総合病院にて呼吸器内科および集中治療科勤務，集中治療室室長
2007 年〜	現職

資格
米国内科専門医，米国呼吸器内科専門医，米国集中治療科専門医

謹告

本書に記載されている診断法・治療法に関しては，発行時点における最新の情報に基づき，正確を期するよう，著者ならびに出版社はそれぞれ最善の努力を払っております．しかし，医学，医療の進歩により，記載された内容が正確かつ完全ではなくなる場合もございます．

したがって，実際の診断法・治療法で，熟知していない，あるいは汎用されていない新薬をはじめとする医薬品の使用，検査の実施および判読にあたっては，まず医薬品添付文書や機器および試薬の説明書で確認され，また診療技術に関しては十分考慮されたうえで，常に細心の注意を払われるようお願いいたします．

本書記載の診断法・治療法・医薬品・検査法・疾患への適応などが，その後の医学研究ならびに医療の進歩により本書発行後に変更された場合，その診断法・治療法・医薬品・検査法・疾患への適応などによる不測の事故に対して，著者ならびに出版社はその責を負いかねますのでご了承ください．

人工呼吸に活かす！呼吸生理がわかる、好きになる
臨床現場でのモヤモヤも解決！

2013年 4月 5日　第1刷発行	著　者	田中竜馬
2023年 4月 5日　第7刷発行	発行人	一戸裕子
	発行所	株式会社 羊土社
		〒101-0052
		東京都千代田区神田小川町2-5-1
		TEL　　03 (5282) 1211
		FAX　　03 (5282) 1212
		E-mail　eigyo@yodosha.co.jp
		URL　　www.yodosha.co.jp/
© YODOSHA CO., LTD. 2013	装　幀	ペドロ山下
Printed in Japan	印刷所	日経印刷株式会社
ISBN978-4-7581-1734-0		

本書に掲載する著作物の複製権，上映権，譲渡権，公衆送信権（送信可能化権を含む）は（株）羊土社が保有します．
本書を無断で複製する行為（コピー，スキャン，デジタルデータ化など）は，著作権法上での限られた例外（「私的使用のための複製」など）を除き禁じられています．研究活動，診療を含み業務上使用する目的で上記の行為を行うことは大学，病院，企業などにおける内部的な利用であっても，私的使用には該当せず，違法です．また私的使用のためであっても，代行業者等の第三者に依頼して上記の行為を行うことは違法となります．

JCOPY <(社) 出版者著作権管理機構 委託出版物>
本書の無断複写は著作権法上での例外を除き禁じられています．複写される場合は，そのつど事前に，(社) 出版者著作権管理機構（TEL 03-5244-5088, FAX 03-5244-5089, e-mail : info@jcopy.or.jp）の許諾を得てください．

乱丁，落丁，印刷の不具合はお取り替えいたします．小社までご連絡ください．

羊土社 ハンディ版ベストセラー厳選入門書

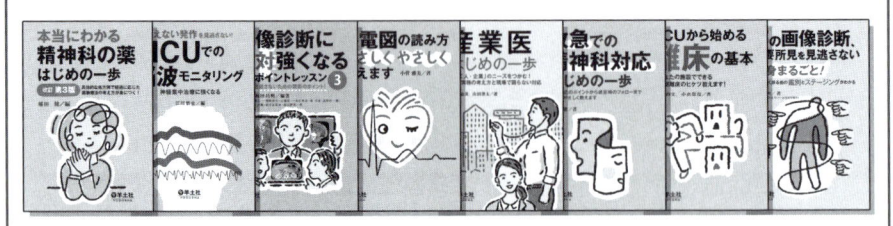

本当にわかる
精神科の薬はじめの一歩 改訂第3版
稲田 健／編
- 定価 3,850円（本体 3,500円＋税10%）　■ A5判
- 320頁　■ ISBN 978-4-7581-2401-0

見えない発作を見逃さない！
ICUでの脳波モニタリング
江川悟史／編
- 定価 4,950円（本体 4,500円＋税10%）　■ A5判
- 269頁　■ ISBN 978-4-7581-1892-7

画像診断に絶対強くなる
ワンポイントレッスン3
扇 和之，堀田昌利／編
- 定価 4,400円（本体 4,000円＋税10%）　■ A5判
- 197頁　■ ISBN 978-4-7581-1194-2

心電図の読み方
やさしくやさしく教えます
小菅雅美／著
- 定価 3,960円（本体 3,600円＋税10%）　■ A5判
- 214頁　■ ISBN 978-4-7581-0765-5

産業医はじめの一歩
川島恵美，山田洋太／著
- 定価 3,960円（本体 3,600円＋税10%）　■ A5判
- 207頁　■ ISBN 978-4-7581-1864-4

救急での精神科対応
はじめの一歩
北元 健／著
- 定価 3,960円（本体 3,600円＋税10%）　■ A5判
- 171頁　■ ISBN 978-4-7581-1858-3

ICUから始める
離床の基本
劉 啓文，小倉崇以／著
- 定価 3,850円（本体 3,500円＋税10%）　■ A5判
- 224頁　■ ISBN 978-4-7581-1853-8

癌の画像診断、
重要所見を見逃さない
堀田昌利／著
- 定価 4,400円（本体 4,000円＋税10%）　■ A5判
- 187頁　■ ISBN 978-4-7581-1189-8

スッキリわかる！
臨床統計はじめの一歩 改訂版
能登 洋／著
- 定価 3,080円（本体 2,800円＋税10%）　■ A5判
- 229頁　■ ISBN 978-4-7581-1833-0

いびき!?眠気!?
睡眠時無呼吸症を疑ったら
宮崎泰成，秀島雅之／編
- 定価 4,620円（本体 4,200円＋税10%）　■ A5判
- 269頁　■ ISBN 978-4-7581-1834-7

画像診断に絶対強くなる
ツボをおさえる！
扇 和之，東條慎次郎／著
- 定価 3,960円（本体 3,600円＋税10%）　■ A5判
- 159頁　■ ISBN 978-4-7581-1187-4

MRIに強くなるための
原理の基本やさしく、深く教えます
山下康行／著
- 定価 3,850円（本体 3,500円＋税10%）　■ A5判
- 166頁　■ ISBN 978-4-7581-1186-7

発行　羊土社 YODOSHA
〒101-0052 東京都千代田区神田小川町2-5-1　TEL 03(5282)1211　FAX 03(5282)1212
E-mail：eigyo@yodosha.co.jp
URL：www.yodosha.co.jp

ご注文は最寄りの書店、または小社営業部まで